国家卫生健康委员会"十四五"规划教材

全国中等卫生职业教育教材

供口腔修复工艺专业用　　第4版

口腔疾病概要

主　编　葛秋云　杨利伟

副主编　杜秋红　王　冰　刘玉峰

编　者（以姓氏笔画为序）

王　冰（吉林省四平卫生学校）

刘玉峰（南宁市卫生学校）

杜秋红（开封大学医学部）

李　娜（河南护理职业学院）（兼编写秘书）

杨利伟（黄冈职业技术学院）

张翠翠（北京卫生职业学院）

姚　丹（本溪市卫生学校）

徐晓东（上海健康医学院）

葛秋云（河南护理职业学院）

熊均平（漯河医学高等专科学校）

人民卫生出版社

·北京·

图书在版编目（CIP）数据

口腔疾病概要 / 葛秋云，杨利伟主编. —4 版. —
北京：人民卫生出版社，2022.6（2025.11重印）
ISBN 978-7-117-32980-4

Ⅰ. ①口… Ⅱ. ①葛…②杨… Ⅲ. ①口腔疾病－医
学院校－教材 Ⅳ. ①R781

中国版本图书馆 CIP 数据核字（2022）第 046916 号

人卫智网	www.ipmph.com	医学教育、学术、考试、健康，购书智慧智能综合服务平台
人卫官网	www.pmph.com	人卫官方资讯发布平台

口腔疾病概要
Kouqiang Jibing Gaiyao
第 4 版

主　　编：葛秋云　杨利伟
出版发行：人民卫生出版社（中继线 010-59780011）
地　　址：北京市朝阳区潘家园南里 19 号
邮　　编：100021
E - mail: pmph @ pmph.com
购书热线：010-59787592　010-59787584　010-65264830
印　　刷：三河市君旺印务有限公司
经　　销：新华书店
开　　本：850×1168　1/16　印张：13　插页：2
字　　数：277 千字
版　　次：2002 年 7 月第 1 版　　2022 年 6 月第 4 版
印　　次：2025 年 11 月第 8 次印刷
标准书号：ISBN 978-7-117-32980-4
定　　价：42.00 元
打击盗版举报电话：010-59787491　E-mail: WQ @ pmph.com
质量问题联系电话：010-59787234　E-mail: zhiliang @ pmph.com
数字融合服务电话：4001118166　E-mail: zengzhi @ pmph.com

为全面贯彻党的十九大和十九届历次全会精神,依据中共中央办公厅、国务院办公厅《关于推动现代职业教育高质量发展的意见》的要求,更好地服务于现代卫生职业教育高质量发展的需求,适应党和国家对口腔修复工艺技术职业人才的需求,贯彻《"党的领导"相关内容进大中小学课程教材指南》文件精神,全面贯彻习近平总书记关于学生近视问题的重要指示批示精神,全面落实国家标准《儿童青少年学习用品近视防控卫生要求》(GB 40070—2021)要求,人民卫生出版社在教育部、国家卫生健康委员会的指导和支持下,启动全国中等职业学校口腔修复工艺专业第四轮规划教材修订工作。

本轮教材全面按照新国家标准《儿童青少年学习用品近视防控卫生要求》(GB 40070—2021)进行排版和印刷:正文排版用字从上版的 5 号宋体字调整为小 4 号宋体字,行空从2.0mm 调整为 3.0mm;内文纸张采用定量 $70.0g/m^2$ 的胶版纸和 $80.0g/m^2$ 的铜版纸,高于新国标要求;其他指标如纸张亮度、印刷实地密度、套印误差均达到新国标要求,更利于学生健康用眼、健康学习。

本轮口腔修复工艺专业规划教材修订工作于 2021 年底启动。全套教材品种、每本教材章节保持不变。人民卫生出版社依照最新学术出版规范,对部分科技名词、表格形式、参考文献著录格式等进行了修正,并且根据主编调研意见进行了其他修改完善。

本次修订时间较短,限于水平,还存在疏漏之处,恳请广大读者多提宝贵意见。

口腔修复工艺专业第三轮规划教材编写说明

2015 年，教育部正式公布《中等职业学校口腔修复工艺专业教学标准》（以下简称《标准》），目标是面向医疗卫生机构口腔科、口腔专科医院（门诊）、义齿加工机构、口腔医疗设备与材料销售企业等，培养从事义齿修复、加工，矫治器制作及相关产品销售与管理等工作，德智体美劳全面发展的高素质劳动者和技能型人才。为了进一步适应卫生职业教育改革，符合人才培养的需要，并与《标准》匹配，推动我国口腔修复工艺职业教育规范、全面、创新性发展，不断汲取各院校教学实践中的成功经验，体现教学改革成果，在国家卫生和计划生育委员会以及全国卫生职业教育教学指导委员会指导下，人民卫生出版社经过一年多广泛的调研论证，规划并启动了全国中等职业学校口腔修复工艺专业第三轮规划教材修订工作。

本轮口腔修复工艺专业规划教材与《标准》课程结构对应，设置专业核心课。专业核心课程教材与《标准》一致，共 10 种，包括《口腔解剖与牙雕刻技术》《口腔生理学基础》《口腔组织及病理学基础》《口腔疾病概要》《口腔工艺材料应用》《口腔工艺设备使用与养护》《口腔医学美学基础》《口腔固定修复工艺技术》《可摘义齿修复工艺技术》《口腔正畸工艺技术》。编写得到了广大口腔专业中高职院校的支持，涵盖了 28 个省、自治区、直辖市，30 所院校及企业，共约 90 位专家、教师参与编写，充分体现了教材覆盖范围的广泛性，以及校企结合、工学结合的理念。

本套教材编写力求贯彻以学生为中心、适应岗位需求、服务于实践的理念，尽可能贴近实际工作流程进行编写，教材中设置了学习目标、病例 / 案例、小结、练习题、实训 / 实验指导等模块。同时，为适应教学信息化发展趋势，本套教材增加了网络增值服务。中高职衔接的相关内容列入小知识中，以达到做中学、学以致用的目的。同时为方便学生复习考试，部分教材增加考点提示，以提高学生的复习效率和考试能力。

第3版前言

根据"全国中等卫生职业教育口腔修复工艺专业国家卫生与计划生育委员会'十二五'规划教材主编人会议"精神和《中等职业学校口腔修复工艺专业教学标准》，全国高等医药教材建设研究会、人民卫生出版社组织了本教材的编写。本教材适用于中等职业学校口腔修复工艺专业学生学习以及义齿加工企业员工培训。

本教材的编写结合了中职学生的心理和知识结构特点，力争在保持教材原有特色的基础上对上版教材进行修订。教材坚持"三基""五性""三特定"的基本原则，并注重中高职衔接与贯通的职教改革思路，突出了口腔修复工艺专业的特点。为了提高中职学生的学习兴趣，在编写过程中尽量避免了大段的描述，注重条理性。同时设立了学习目标、病例、小知识、练习题等模块，书后提供了参考文献。此外，首次增加了网络增值服务内容，以便学生随时随地进行学习。本教材从口腔修复工艺专业学生的角度出发，将口腔常见疾病与口腔修复工艺技术有机结合，凸显了《口腔疾病概要》的课程特色，增强了教材的可读性。

全书共分为12章，简明扼要地介绍了与专业密切相关的口腔内科和口腔颌面外科常见病、多发病。随着口腔治疗技术和口腔材料的不断更新，有些治疗方法、材料已经被淘汰，而有些新技术、新器械、新材料已在临床上广泛应用。在保留第2版教材特色和优势的前提下，本次修订教材对课程内容进行了必要的增减，如增加了热牙胶充填技术、镍钛器械、机用根扩等新技术，艾滋病的口腔表现，牙周病的分类等；删除了干髓术等逐渐淘汰的治疗技术，以及与其他教材重复的牙种植术；简化了颌面部间隙感染、颌骨骨折等内容。

本教材建议课时为72学时，其中理论课52学时，实验课20学时。本书在编写过程中得到了相关编写单位的大力支持与协助，在此表示衷心的感谢。各编者在时间紧、任务重的情况下，表现出了精诚团结、通力合作的团队精神，严谨求实、高度负责的工作作风，高质量如期完成了本教材的编写任务。在此，谨向他们致以崇高的敬意！

由于编写时间紧迫，加上编者水平有限，本教材难免会有不完善之处，敬请各校师生在教学使用过程中提出宝贵意见！

葛秋云　杨利伟

2015年7月

5

目 录

第一章 口腔检查

学习目标

1. 熟悉：口腔检查前的准备；口腔检查方法；牙位记录。
2. 了解：口腔门诊病历记录项目。

正确的治疗离不开正确的诊断，而准确的诊断离不开细致的口腔检查，因此，口腔检查是诊断和治疗口腔疾病的基础。

第一节 口腔检查前的准备

口腔检查前的准备涵盖了口腔诊室环境准备、医护人员准备、器械准备和椅位准备等。

（一）口腔诊室环境准备

诊室应整洁明亮、空气流通、安静舒适、室温适宜。应定期使用紫外线或 0.5% 过氧乙酸等消毒。诊室地面要防滑，可摆放绿色植物。墙面颜色要柔和，可张贴科学宣传画。有条件的可播放舒缓的音乐，使患者在平和的心境中接受诊疗。

（二）医护人员准备

医护人员在口腔检查前应有良好的精神面貌，保证工作精力充沛，思想集中，态度要和蔼可亲，修剪指甲，规范洗手，穿好工作服，戴好工作帽、口罩和消毒手套。

（三）器械准备

口腔检查的基本器械有口镜、镊子和探针（图 1-1）。使用前应常规消毒，并与未消毒器械分开放置，防止交叉感染。目前提倡使用一次性口腔检查器械。

1. 口镜　由口镜头与口镜柄组成。主要用途：反射并聚集光线至被检查处，以增加欲检查部位的亮度；牵拉或推压软组织；在上颌前牙舌侧等部位可用于反映被检查部位的影像。

2. 镊子　形如反角，尖端闭合严密。主要用途：夹

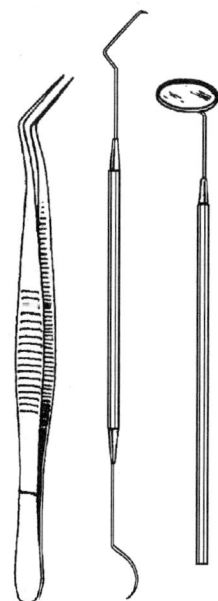

图 1-1　口腔检查的基本器械

1

取棉球、敷料；夹持棉球拭净被检查处；夹持药物涂擦患处；夹取污物和异物；夹住牙齿测定其松动度；柄端也可用于叩诊。

3. 探针　有尖头和钝头两种。尖头探针两端有不同的弯曲，均有锐尖。主要用途：探测牙面点隙、沟裂和龋洞；探测牙本质暴露区的敏感性；探测充填体有无悬突、与牙体的密合度；探测穿髓点、根管口、牙石分布等。钝头探针带有刻度，主要用来探测牙周袋的位置和深度。

（四）椅位准备

为了便于口腔检查，使医生和患者都处于舒适体位，要调整好椅位。一般要将患者的头、颈、背调节在一条直线上。检查下颌牙时，椅背应稍向后仰，使患者下颌咬合平面在张口时与地面基本平行，患者头部与医生肘部平齐。检查上颌牙时，椅背应后仰得更多一些，使患者上颌𬌗平面与地面成45°角，患者头部与医生肩部平齐。调节诊疗椅灯光时，应避免强光照射到患者眼睛，以免引起患者不适。

第二节　口腔检查方法

口腔检查包括一般检查和特殊检查两类。一般检查是用常规检查器械便可进行的检查。特殊检查需要借助一些特殊的仪器设备和方法才能进行。

一、一般检查法

（一）问诊

问诊是医生向患者或患者有关人员询问病情，以了解疾病的发生、发展和诊疗情况的过程。问诊时要态度亲切，语言通俗，条理清楚，切忌用带有暗示性或诱导性的语言。问诊内容包括主诉、现病史、既往史和家族史。

1. 主诉　是患者最明显、最痛苦的症状和体征，也是患者本次就诊的主要原因，包括发病部位、主要症状及发生时间，如：左上后牙食物嵌塞痛1周。

2. 现病史　是问诊的主要内容，包括疾病从发病到就诊时的整个发生、发展过程及其诊疗经过和效果。其内容包括：起病时间、缓急，可能的病因或诱因，主要症状出现的时间、部位、性质、程度及其演变过程，发病以来曾在何处做过何种诊疗，疗效如何等。

3. 既往史　是患者本次发病以前的健康及疾病情况（特别是与现患疾病有密切关系的疾病）。其内容包括：既往健康状况，生活习惯，其他疾病患病史、手术史，过敏史，女性还包括月经和妊娠等情况。

4. 家族史　询问家族中有无相同或类似的疾病发生。

（二）视诊

视诊是医生通过视觉对患者进行系统诊察的方法。视诊范围包括颌面部、牙体、牙周、口腔黏膜等。应首先检查主诉部位，然后再依次检查其他部位。

1. 颌面部　观察面部发育是否正常，左右是否对称，有无肿胀、畸形、瘢痕、窦道、皮肤颜色改变等。

2．牙体　牙体的检查主要包括以下几个方面。

（1）颜色及透明度：某些疾病牙体颜色及透明度的改变可为正确诊断提供依据，如：死髓牙颜色灰暗；氟牙症有白垩色或黄褐色斑纹。

（2）形态：畸形中央尖、畸形舌侧窝、先天性梅毒牙、过大牙、过小牙、融合牙等都会伴发牙体形态的改变。

（3）质地：主要检查牙体组织是否变软，表面是否粗糙。如轻度牙釉质发育不全和平滑面浅龋均可表现为牙体表面白垩色改变，但牙釉质发育不全表面硬而光滑，而平滑面浅龋表面粗糙，硬度减小。

（4）排列和接触关系：牙齿排列是否整齐，有无错位、扭转、倾斜、深覆𬌗、深覆盖或反𬌗等。

（5）缺损：检查有无牙体缺损，缺损部位深浅，有无露髓。

（6）牙石、软垢等。

3．牙周组织　观察牙龈的形态、色泽及坚韧度，注意有无炎症、肿胀、溃烂、坏死、增生、萎缩、溢脓、窦道，是否易出血，是否有牙石、盲袋。

4．口腔黏膜　观察口腔黏膜色泽、外形，注意有无溃疡、糜烂、疱疹、瘢痕、肿胀或肿物等，有无特殊的白色斑块或线状损害。

5．舌　观察舌的大小、形态、颜色，注意有无硬结、溃疡、角化等，舌背有无裂纹，舌乳头及舌体运动是否正常。

（三）探诊

探诊是利用探查器械（探针）进行检查，目的是了解龋齿、牙周袋等病变的部位、范围和反应情况。探诊时手部必须有支点，动作要轻柔，以防刺伤软组织或引起不必要的疼痛。

使用尖头探针可检查牙体缺损部位、范围、深浅、质地软硬、敏感程度及露髓与否，也可检查充填体边缘密合程度、有无继发龋、充填体悬突、牙面的敏感点及皮肤或黏膜的感觉等。

使用钝头探针可检查牙周袋的部位、深浅、范围及牙石的部位和数量。

（四）叩诊

叩诊是用镊子或口镜柄末端叩击牙齿，以了解根尖周组织或牙周膜的反应。叩诊时需注意：

1．叩诊力量　宜先轻后重，一般以叩诊正常牙不引起疼痛的力量为适宜力量。

2．叩击方向　叩诊包括水平叩诊和垂直叩诊。水平叩诊时叩击牙齿的唇（颊）舌（腭）侧，主要检查牙周组织有无炎症。垂直叩诊时叩击牙齿的切端或𬌗面，主要检查牙齿根尖部有无炎症。

3．选择对照　应先叩正常牙（一般首选健康的对侧同名牙或邻牙），后逐渐过渡到患牙。按患牙对叩诊的反应与正常牙反应的比较，叩诊记录如下：

（1）叩痛（-）：用适宜力量叩诊反应同正常牙。

（2）叩痛（±）：用适宜力量叩诊引起不适。

（3）叩痛（+）：重叩引起轻痛。

（4）叩痛（++）：叩痛反应介于（+）和（+++）之间。

（5）叩痛（+++）：轻叩引起剧烈疼痛。

（五）扪诊

扪诊又称触诊，是用手指或器械触压，以了解病变的形状、质地、范围、动度及有无波动感或压痛。多用单指（示指），也可双指（拇指、示指）或双手。扪诊应戴指套（或手套），动作要轻柔。扪诊范围主要包括：

1. 颌面部　检查颌面部有无肿胀或包块，肿胀的部位、范围、硬度、波动感、动度及有无触痛等。

2. 颞下颌关节

（1）关节运动的检查：医师面对患者，双手示指或中指指腹分别放在患者两侧耳屏前区，嘱患者作开闭口运动，观察两侧动度是否协调，有无轨迹异常，关节运动中有无弹响或杂音。

（2）开口度的检查：开口度是指患者大张口时，上下中切牙近中切角之间的垂直距离，正常开口度平均为3.7cm，小于3.7cm为张口受限，大于5.0cm为开口过大。通常以能放入自己的手指数作为参照，正常人的开口度约为三指，即大张口时，能竖着伸进三个手指（示指、中指和无名指）至上下切牙间，若小于三指，则称为张口受限（表1-1）。

表1-1　张口受限程度的检查记录方法和临床意义

能放入手指数	检查记录	张口受限程度
3	正常	张口不受限（张口度正常）
2	Ⅰ度张口受限	轻度张口受限
1	Ⅱ度张口受限	中度张口受限
1以下	Ⅲ度张口受限	重度张口受限

3. 淋巴结　检查时让患者头微偏向检查侧并放松，检查者一手固定患者头部，一手触诊相关部位的淋巴结。淋巴结的检查对某些疾病有辅助诊断意义。

4. 牙周组织　检查者手指置于检查牙的牙颈和牙龈交界处，嘱患者作咬合运动，手指震颤感较大时说明存在殆创伤。

（六）咬诊

咬诊是通过咬合检查牙的动度及有无咬合痛、早接触的诊断方法。空咬法可观察牙齿动度和牙龈颜色的改变。咬实物法（棉签或棉球）可检查是否有咬合疼痛及明确患牙部位。咬合纸法或咬蜡片法可根据留在牙面上印记的深浅或蜡片的厚薄确定早接触部位。

（七）嗅诊

嗅诊可感知有无口臭及异味，协助诊断。

（八）松动度

用镊子夹住前牙切端或闭合的镊子尖端抵住后牙𬌗面窝沟，摇动牙齿，观察其松动情况。常用的牙松动度评价依据有两种：

1. 根据牙齿松动幅度评价

Ⅰ度松动：牙松动幅度在 1.0mm 以内。

Ⅱ度松动：牙松动幅度在 1.0～2.0mm。

Ⅲ度松动：牙松动幅度大于 2.0mm。

2. 根据牙齿松动方向评价

Ⅰ度松动：仅有颊（唇）舌（腭）方向松动。

Ⅱ度松动：颊（唇）舌（腭）方向松动，伴有近远中方向松动。

Ⅲ度松动：颊（唇）舌（腭）方向松动，伴有近远中方向松动和垂直方向松动。

二、特殊检查法

（一）牙髓活力测试

正常牙髓对温度和电流刺激有一定的耐受量。当牙髓病变时，对外界刺激的耐受阈值可发生改变，产生不同程度的感觉变化。因此，利用温度或电流刺激检查牙髓的反应，可帮助诊断牙髓病变性质和确定患牙部位。临床常用温度测试法。

1. 温度测试法 正常牙髓对温度有一定的耐受范围，20～50℃的刺激不引起牙痛，10～20℃和 50～60℃的刺激很少引起牙痛，故以低于 10℃为冷刺激，高于 60℃为热刺激，前者为冷诊，后者为热诊。

（1）刺激源：冷刺激源有冷水、冰棒或无水乙醇、氯乙烷等，热刺激源有加热的牙胶或金属器械。

（2）测试部位：测试时将冷、热刺激物置于测试牙的唇（颊）面颈 1/3 区，此处牙体硬组织较薄，易将刺激传入牙髓引起反应。几秒钟后，观察患者反应并与对照牙（对侧同名牙或邻牙）对比。

（3）测试结果：

1）冷热诊有反应，与对照牙相同，提示牙髓活力正常。

2）冷热诊激发痛，刺激去除后疼痛即刻消失，提示牙髓充血。

3）冷刺激引起剧痛，并持续一段时间，提示处于牙髓炎浆液期。

4）热刺激引起疼痛，冷刺激反可缓解疼痛（热痛冷缓解），提示为化脓性牙髓炎。

5）冷热诊感觉迟钝，牙髓反应降低，表示牙髓变性或部分坏死。

6）冷热诊无感觉，提示牙髓坏死。

温度测试结果不能简单用（+）、（-）表示，应记录为：冷热诊反应正常、冷热诊无反应、冷热诊激发痛、热痛冷缓解、冷热诊反应迟钝等。

2. 电活力测试法 利用不同强度的电流，通过牙体硬组织刺激牙髓诱发反应，根据患者的感觉和电流强度显示,来判断牙髓活力。

(二)X线检查

X线检查是利用X线的穿透性使机体内部结构在X线胶片上或荧光屏上显示影像,来确定有无病变,病变的性质、范围和程度的方法。常用的有根尖片、全口牙位曲面体层片、咬合片、颞下颌关节侧斜位片等。

X线检查在口腔颌面部的应用:

1. 龋病 尤其用于难以发现的邻面龋、根面龋、隐匿性龋、继发龋等,可协助发现和确定龋病的部位、程度和范围。

2. 牙髓病及根尖周病 了解髓腔的形态、髓角位置、有无穿髓孔,检查有无髓石、牙髓钙化、牙内吸收。了解牙根的长度、弯曲度、根管情况、根尖周破坏情况等。

3. 牙周病 了解牙槽骨吸收程度和类型。

4. 颌面外科疾病 检查根折牙,阻生牙,埋伏牙,先天性缺牙,颌骨炎症、囊肿、肿瘤,颌骨骨折,颞下颌关节疾病等。

(三)局部麻醉检查

局部麻醉检查是通过麻醉的方法来判定疼痛的患牙。当其他诊断方法对两颗可疑患牙不能作出最后鉴别,且两颗牙分别位于上、下颌或均在上颌但不相邻时,采用局部麻醉可判定引起疼痛的患牙。前者应对上颌牙进行有效麻醉(包括腭侧麻醉),若疼痛消失,则该上颌牙为患牙;反之,则表明下颌可疑牙为患牙。后者应麻醉位置相对靠前的可疑牙,原因是支配后牙腭根的神经由后向前行走。

(四)实验室检查

实验室检查包括活体组织检查、口腔微生物涂片和培养、脱落细胞学检查、血液检查等,应根据病情选择使用。

第三节 病 历 书 写

病历是临床医疗工作的档案,是疾病检查、诊断和治疗过程的完整记录。它既是检查医疗质量的依据,也是分析、研究疾病规律的原始资料,同时又是判断处理医疗纠纷的重要证据,具有法律意义。因此,病历书写应认真、严肃对待,应做到客观、真实、准确、及时、完整,同时要做到字迹清晰、文字工整、语句通顺、表述准确。

病历书写包括门诊病历和住院病历两类,本节主要介绍口腔门诊病历记录。

一、病历记录项目

(一)一般资料

一般记录在病历封面或首页上,包括姓名、性别、年龄、民族、职业、药物过敏史、联系方式等,应认真填写,不可遗漏。

（二）主诉

用一句话记述患者本次就诊的主要原因，包括患病部位、主要症状、发病时间。

（三）现病史

围绕主诉，按症状出现的先后，详细记录疾病从发病到就诊时的整个发生、发展过程及其诊疗经过和效果。要求文字简洁，有逻辑性。

（四）既往史和家族史

记录与现有口腔疾病有关的既往史和家族史。在口腔科应特别注意记录药物过敏史、传染病病史、出血及止血情况。如果没有，此项也可以省略。

（五）口腔检查

重点记录与主诉和现病史有关的体征检查，然后按顺序全面记录口腔检查结果。记录顺序为先颌面，后口腔；先牙体、牙周，后口腔黏膜。有意义的阴性体征也应记录。

（六）诊断

首先对主诉相关疾病作出诊断，然后对其他检查结果按疾病严重程度分别作出诊断，诊断结果记录在病历右下方。不可把患者的主诉或症状，如牙痛、牙石、出血等作为诊断名称记录。

（七）治疗计划

明确诊断后，根据病情的轻重缓急，制订较全面的治疗计划。应先解决主诉问题，后解决其他问题；先解决疼痛问题，后解决功能和美观问题。

（八）治疗过程记录

每次治疗后都应记录日期，部位，上次治疗的反应、病情变化及各种检查结果，本次治疗措施、所用的药物和剂量，下次复诊的时间及准备施行的治疗方法等。

（九）医生签名

签名写在病历最后的右下方，上方划一条斜线，以便上级医师审阅、修改后签名。

二、牙位记录

在病历记录中，牙位记录要使用统一符号，分乳牙、恒牙标明牙齿所在部位。以下简要介绍两种常用的牙位记录法。

（一）符号法

1. 乳牙

右上	V	Ⅳ	Ⅲ	Ⅱ	Ⅰ	Ⅰ	Ⅱ	Ⅲ	Ⅳ	V	左上
右下	V	Ⅳ	Ⅲ	Ⅱ	Ⅰ	Ⅰ	Ⅱ	Ⅲ	Ⅳ	V	左下

2. 恒牙

右上	8	7	6	5	4	3	2	1	1	2	3	4	5	6	7	8	左上
右下	8	7	6	5	4	3	2	1	1	2	3	4	5	6	7	8	左下

（二）FDI法

1. 乳牙

右上	55	54	53	52	51	61	62	63	64	65	左上
右下	85	84	83	82	81	71	72	73	74	75	左下

2. 恒牙

右上	18	17	16	15	14	13	12	11	21	22	23	24	25	26	27	28	左上
右下	48	47	46	45	44	43	42	41	31	32	33	34	35	36	37	38	左下

例如：左上第一乳磨牙记录为64；右下第一恒磨牙记录为46，读作"四六"，而不读"四十六"。

练习题

选择题

1. 下列不属于探针用途的是

　　A. 可用于叩诊　　　　　　　　B. 探查充填体有无悬突

　　C. 探测穿髓点，根管口　　　　D. 探查牙石的位置

　　E. 探查牙本质敏感部位

2. 检查上颌牙时，正确的椅位调整要求是

　　A. 上颌𬌗平面与地面平行，患者头部与医生肩部同高

　　B. 上颌𬌗平面与地面成45°，患者头部与医生肩部同高

　　C. 上颌𬌗平面与地面平行，患者头部与医生肘部同高

　　D. 上颌𬌗平面与地面成45°，患者头部与医生肘部同高

　　E. 上颌𬌗平面与地面成90°，患者头部与医生肘部同高

3. 牙髓温度测试，若冷热诊均无反应，则表示

　　A. 牙髓活力正常　　　　　　　B. 牙髓充血

　　C. 牙髓坏死　　　　　　　　　D. 不可复性牙髓炎

　　E. 深龋

4. 问诊的内容应包括

　　A. 主诉、疾病发生情况、治疗史　　B. 现病史、既往史、疾病发生过程

　　C. 主诉、现病史、既往史、家族史　D. 主诉、治疗史、既往史、家族史

　　E. 疾病发生的部位、症状、时间

5. 临床上不易诊查出的继发龋可用下列方法帮助诊断的是

　　A. 探诊　　　　　　B. 温度测验法　　　　　　C. X线检查

　　D. 染色法　　　　　E. 局部麻醉法

6. 口镜的作用是

    A. 反映被检查部位的影像   B. 牵拉唇颊舌软组织

    C. 聚集光线至被检查部位   D. 金属口镜柄可用于叩诊

    E. 以上各项均是

7. 按照牙位FDI记录法,左下第一磨牙正确的牙位记录为

    A. 16   B. 26   C. 36

    D. 46   E. 56

8. 某患者后牙剧烈疼痛前来就诊,疼痛不能准确定位,检查时右侧上下后牙均有多个龋坏和冷热诊敏感的患牙。鉴别该患者主诉牙是在上颌或下颌应采取的方法是

    A. 探诊   B. 温度测验   C. X线检查

    D. 染色法   E. 局部麻醉法

9. 叩诊时重叩引起轻痛,则正确的记录方法为

    A. 叩痛(-)   B. 叩痛(±)   C. 叩痛(+)

    D. 叩痛(++)   E. 叩痛(+++)

10. 温度测试时,刺激物应放置于测试牙的

    A. 𬌗面   B. 唇(颊)面颈1/3   C. 唇(颊)面𬌗1/3

    D. 舌(腭)面颈1/3   E. 舌(腭)面𬌗1/3

(李　娜)

第二章 龋 病

📋 **病例**

患者，男，25岁。进食冷热食物时出现右上后牙疼痛近1周，无夜间痛史。检查：37远中邻面龋洞深达牙本质浅层，探诊有酸痛感，叩痛（-），冷热诊反应同对照牙，牙龈未见异常，其余牙未见异常。

请问：1. 该患者最可能的诊断是什么？

2. 治疗方法是什么？

第一节 概 述

一、龋病的定义和特征

龋病是在以细菌为主的多种因素作用下，牙体硬组织发生的慢性进行性破坏性疾病，使牙体硬组织发生色、形、质三方面的变化。其特点是发病率高，分布广，是口腔主要的常见病。20世纪70年代世界卫生组织已将其列为继心血管疾病和肿瘤后危害人类健康的第三大疾病。

龋病继续发展可引起牙髓病、根尖周病、颌骨炎症等，严重影响全身健康。龋病及其继发病造成牙齿丧失后，破坏咀嚼器官的完整性，不仅影响消化功能，在儿童时期还可影响牙颌系统的生长发育。此外，龋病及其继发病作为口腔病灶，可引起远隔脏器的疾患。因此，大力开展龋病防治工作是非常必要的。

二、龋病的流行病学

（一）流行情况

龋病在世界范围内波及的人群十分广泛。2005年第三次全国口腔健康流行病学调查结果显示,我国平均患龋率为 50% 左右。儿童患龋率高于成人,尤以 5～8 岁为最高峰,患龋率达 66.8%。以后由于乳恒牙交替,乳牙逐渐脱落,患龋率有所下降。随着年龄增长,恒牙患龋率逐年上升,约在 25 岁左右趋于稳定。中年以后患龋率又逐年上升,60 岁以上的老人患龋率达 78.75%,其原因与年龄增长导致牙龈萎缩、邻面磨损而致食物嵌塞有关。

龋病的患龋率还有明显的地区差异。城市高于农村,沿海高于内地。另外,患龋率还存在一定的性别差异。学龄前儿童男性稍高于女性,到青少年阶段以后,则女性高于男性。

(二)好发部位及好发牙位

1. 好发牙位

(1)恒牙列患龋率顺序为:下颌第一磨牙 > 下颌第二磨牙 > 上颌第一磨牙 > 上颌第二磨牙 > 上、下颌前磨牙 > 上、下颌第三磨牙 > 上颌前牙 > 下颌前牙。

(2)乳牙列患龋率顺序为:下颌第二乳磨牙 > 上颌第二乳磨牙 > 上、下颌第一乳磨牙 > 上颌乳前牙 > 下颌乳前牙。

2. 好发部位 龋病的好发部位依次为咬合面、邻面和颊面。这些部位不易清洁,细菌、食物残屑易于滞留,菌斑积聚较多,容易导致龋病的发生。

第二节 龋病的发病因素

20 世纪 70 年代以来,公认龋病的发病因素为细菌、食物、宿主和时间四联因素(图 2-1)。其基本论点是:当致龋性食物进入口腔后,在牙齿表面菌斑内经致龋性细菌的作用发酵产酸,这些酸在牙菌斑内达到一定浓度并维持一段时间后,即可从牙面结构薄弱的地方开始腐蚀,使牙齿无机质脱矿,有机质崩解,导致龋病发生。

一、细菌因素

细菌是龋病发生的必要条件。人类口腔中细菌种类繁多,目前已知至少 50 种不同的种属,但并非所有细菌都致龋。最主要的致龋菌有变异链球菌、乳杆菌和放线菌。这些细菌的致龋特性是基于它们对牙体的黏附能力、利用糖类的产酸能力和其自身的耐酸能力。

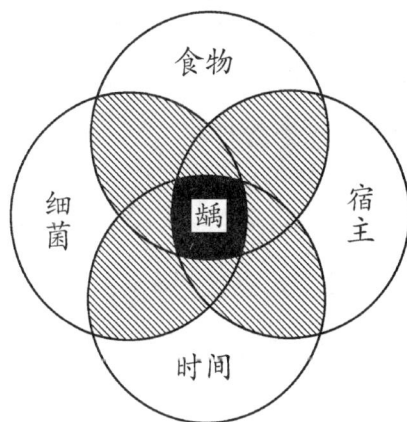

图 2-1 龋病的四联因素

牙菌斑

牙菌斑是一种致密的、非钙化的、胶质样的膜状细菌团,是附在牙面菌斑的总称。

1. 牙菌斑的形成 牙菌斑的形成是一个复杂的动态过程,大致分为三个阶段:获得性膜的形成和初期凝聚;细菌迅速生长繁殖;菌斑成熟。这三个阶段呈连续性,很难截然分开。

（1）获得性膜的形成和初期凝聚：菌斑形成最早期是来自唾液中的唾液蛋白或糖蛋白在牙面上形成的一层薄膜，此膜即获得性膜。

（2）细菌附着：获得性膜形成后，一些细菌吸附其上，并在其中生长、繁殖，形成小菌落；另一些细菌通过细菌间的相互黏附而吸附到牙面上共同组成牙菌斑。

（3）菌斑成熟：细菌吸附到获得性膜上后开始生长、繁殖，细菌数量越来越多，密度越来越大。从最初获得性膜的形成，经过 5～6 天菌斑发育进入成熟阶段。成熟菌斑结构致密，通透性低，菌斑深处呈厌氧状态。

2. 牙菌斑的组成　牙菌斑由基质和细菌组成。基质由唾液、食物和细菌的代谢产物构成。细菌是牙菌斑的主要成分，约占菌斑容量的 2/3，其中最常见的细菌是链球菌、放线菌、棒状杆菌、韦荣球菌等。

3. 牙菌斑的致龋性　牙菌斑内致龋性细菌的产酸代谢活动是产生龋病损害的直接原因，一般认为牙菌斑 pH 降至 5.5 以下时，才能导致牙釉质脱矿，使牙发生龋坏。

牙菌斑多位于点隙、沟裂、邻接面和牙颈部等不易清洁的部位，而且较紧密地附着于牙面上，不易被唾液冲洗掉，也不易在咀嚼时被去除。口腔卫生不良，常吃黏性食物、蔗糖食物者，菌斑形成较快。

二、食物因素

致龋性食物是龋病发生的物质基础。致龋性食物主要是糖类，其与菌斑基质的形成有关，也是菌斑中细菌的主要能源。致龋菌能利用糖类（尤其是蔗糖）代谢产酸，并能合成细胞外多糖和细胞内多糖，所产的有机酸有利于产酸耐酸菌的生长，也易使牙体硬组织脱矿，多糖能促进细菌在牙面的黏附和积聚，并在外源性糖缺乏时提供能量。

食物的致龋性主要与以下因素有关：

1. 食物的种类　人们从饮食中获取的营养物质主要有：碳水化合物、蛋白质、脂类、维生素、无机盐、膳食纤维和水。碳水化合物就是通常说的糖类，与龋病的发生关系密切。通常含糖多的食物致龋力强，含纤维素、维生素和矿物质多的食物致龋力弱。糖的致龋作用与糖的种类有关，在众多的糖中，蔗糖的致龋力最强。糖的致龋能力由强至弱依次为：蔗糖＞葡萄糖＞麦芽糖＞乳糖＞果糖＞山梨醇＞木糖醇。

2. 食物的物理性能　食物的物理性能包括食物的硬度、黏稠性、附着性及粗糙度等，与食物在口腔中的溶解度、滞留时间及在牙面的附着有关，并且能影响唾液的分泌速度。软而黏稠的精细食物易附着于牙面，在牙面和口腔中滞留时间长，致龋力强；反之，粗制的食物不易附着于牙面，且对牙面有不同程度的磨擦、清洁作用，同时粗制食物使咀嚼活动增加，刺激唾液分泌，有利于牙面清洁，因此有一定的抗龋能力。

3. 进食频率与时间　同样的食物进食频率不同，致龋力亦不同。少吃多餐或爱吃零食的人比定时有规律进食者易患龋病。日间进食后食物残渣易被清除或吞咽。夜间进食后，食物残渣易附着在牙面上，进而形成菌斑，增大了对牙齿的危害。

三、宿主因素

影响龋病发病的宿主因素主要是牙、唾液及全身状况。

1. 牙 牙齿的形态、结构与龋病发生有直接关系，如牙齿的窝沟处和矿化不良的牙较易患龋，而矿化程度较好、组织内含氟量适当的牙抗龋力较强。另外，牙齿的排列、咬合关系和发育程度等都与龋病的发生有密切关系。

2. 唾液 唾液的流量、流速及其组成也是龋病发生中的重要环节。如唾液的流量、流速及其组成发生变化，宿主的易感性增加。

3. 全身状况 宿主的全身状况与龋病的发生有一定关系，而全身状况又受到营养、内分泌、遗传、机体免疫状态和环境等因素的影响。全身健康状况可影响牙齿发育和矿化，以及唾液的质和量，从而增加牙对龋病的易感性。

四、时间因素

足够的时间是龋病发生的重要条件。虽然任何疾病的发生发展都含有时间因素，但在龋病中尤其具有特殊意义。因龋病的发生是一个较长的过程，从初期龋到临床形成龋洞一般至少需要 1 年的时间，因此即使致龋细菌、致龋食物和易感宿主同时存在，龋病也不会立即发生，只有上述三个因素同时存在相当长的时间，才可能发生龋坏。

第三节 龋病的分类和临床表现

龋病临床分类的形式多样，为了便于诊断和治疗，根据不同的依据和目的有不同的分类。

一、按病变严重程度分类

此分类主要是从龋病治疗的措施来考虑的，对治疗方法的选择有重要意义，临床上常用这一分类法。病变程度临床上可见龋齿有色、形、质的变化，而以质变为主，色、形变化是质变的结果，随着病程的发展，病变由牙釉质进入牙本质，牙体组织不断破坏、崩解而逐渐形成龋洞，临床上常根据龋坏程度分为浅龋、中龋、深龋三个阶段（图 2-2）。

1. 浅龋 牙冠部浅龋病变范围仅限于牙釉质层。牙颈部及根部浅龋病变范围仅限于牙骨质层。

（1）症状：一般无主观症状。

（2）检查：浅龋呈白垩色、褐色或黄褐色斑点改变或窝沟边缘呈黑色或棕褐色。探诊

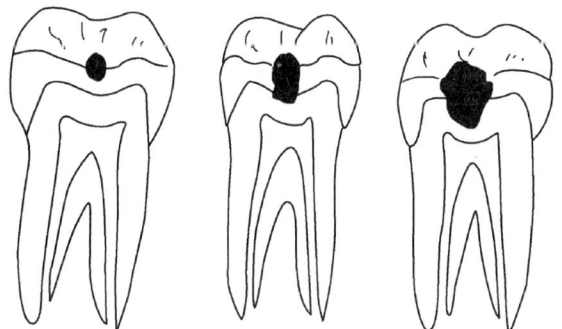

图 2-2 龋病的病变程度

检查时可有粗糙感,窝沟探诊时有卡住针尖的感觉。牙髓活力测试反应正常。

2．中龋　龋坏发展到牙本质浅层。

（1）症状：进食冷热、酸甜食物时会产生酸痛或不适感,对甜酸刺激反应比对冷热刺激反应更敏感。

（2）检查：有可见龋洞,病变达牙本质浅层。探针进入龋洞探查可有酸痛或不适感。牙髓活力测试一般反应正常。

3．深龋　龋坏达牙本质深层,接近髓腔。

（1）症状：患者有明显的冷热酸甜刺激敏感症状。食物嵌塞引起短暂疼痛,但无自发痛。

（2）检查：一般可见明显的龋洞。探诊时敏感,无露髓。牙髓活力测试一般反应正常。

二、按病变发展速度分类

1．慢性龋　病变进展缓慢,龋坏组织着色深,呈棕色或黑褐色,质地较干而软龋较少,不易挖除,挖除时呈粉状。此类患者有较长的修复过程,可形成较多的透明牙本质和修复性牙本质。成年人和老年人患龋多属此种类型。

由于局部致龋因素被消除,导致龋坏进展非常缓慢或完全停止,称为静止龋。

2．急性龋　病变进展较快,龋坏组织着色浅,呈浅棕色,质地湿润而软龋较多,容易挖除,挖除时呈片状。此类患者的修复过程较短,透明牙本质和修复性牙本质形成较少。多见于儿童、青少年、孕妇或健康状况不佳者。

某些系统性疾病患者,如佝偻病、甲状腺功能减退症、口干症及颌面部放射治疗之后,多数牙甚至全口牙发生进展很快的龋损,称为猛性龋。

三、按龋损发生的部位分类

按龋损发生的部位,分为窝沟龋、平滑面龋。

四、按龋损发生与治疗的关系分类

按龋损发生与治疗的关系,分为原发龋、继发龋。其中,继发龋的概念在临床上较为常用,是指龋病治疗后,由于充填物的边缘或窝洞周围的牙体组织部分折裂,或修复材料与牙体之间不密合,或治疗时未将病变组织除净而发生的龋病。

第四节　龋病的诊断与鉴别诊断

一、诊断方法

龋病诊断主要根据其临床特点,即好发部位,牙体组织的色、形、质改变和患者的自觉症状,采用常规的检查方法（问诊、视诊、探诊、牙髓活力测试、X线检查）进行诊断,必要时辅以一些特殊的检查（如光纤透照法、激光荧光法等）明确诊断。

二、诊断要点

临床上常按病变程度，即浅龋、中龋、深龋结合发生部位进行诊断。诊断要点是：

1. 浅龋 浅龋病变范围仅限于牙釉质层或牙骨质层。

（1）问诊：一般无主观症状。牙颈部牙骨质龋，遇冷热或酸甜等刺激有轻微酸软或不适感。

（2）视诊：浅龋呈白垩色、褐色或黄褐色斑点改变或窝沟边缘呈黑色或棕褐色。

（3）探诊：探诊检查时可有粗糙感，窝沟探诊时有卡住针尖的感觉。

（4）牙髓活力测试：牙髓活力反应正常。

2. 中龋 龋坏发展到牙本质浅层。

（1）问诊：进食冷热、酸甜时会产生酸痛或不适感，对甜酸刺激反应比对冷热刺激反应更敏感。

（2）视诊：有可见龋洞，病变达牙本质浅层。

（3）探诊：探针进入龋洞探查可有酸痛或不适感。

（4）拍 X 线片：X 线检查发现龋损部位密度减低，龋坏达牙本质浅层。

（5）牙髓活力测试：牙髓活力一般反应正常。

3. 深龋 龋坏达牙本质深层，接近髓腔。

（1）问诊：患者有明显的冷热酸甜的敏感症状。食物嵌塞引起短暂疼痛，但无自发痛。

（2）视诊：一般可见明显的龋洞。

（3）探诊：探诊时敏感，无露髓。

（4）拍 X 线片：龋损达牙本质深层，接近髓腔。

（5）牙髓活力测试：牙髓活力一般反应正常。

深龋的临床检查以判断牙髓健康状况最为重要，还必须根据患者的主观症状、体征认真检查，必要时拍 X 线片和其他辅助检查予以确诊，但应注意与可复性牙髓炎和慢性牙髓炎相鉴别。

三、鉴别诊断

1. 窝沟龋与正常窝沟 窝沟龋与正常窝沟均可呈黑褐色，但窝沟龋呈墨浸状，即色素弥散，探针有时可探入。

2. 平滑面浅龋与牙釉质钙化不全 牙釉质钙化不全也有白垩色改变，但其表面光洁，可出现在牙面的任何部位，而平滑面浅龋有一定的好发部位。

3. 平滑面浅龋与牙釉质发育不全 牙釉质发育不全是牙在发育过程中，成釉器的某一部分受到损害所致，可造成牙釉质表面不同程度的实质性缺陷，甚至牙冠缺损。缺损部位也有变黄或变褐的情况，探诊时局部硬而光滑。但平滑面浅龋探诊时硬度减小，不光滑，可有龋洞形成。另外，牙釉质发育不全往往发生在同一时期萌出的牙齿上，两侧对称。

4. 平滑面浅龋与氟牙症　氟牙症是地方性水氟含量过高引起的特殊性牙釉质发育不全，常在同一时期发育的牙上对称发生，多见于恒牙。受损牙面呈白垩色或黄褐色的斑点或条纹，严重者全口牙都呈黄褐色，且伴有牙釉质缺损，但探诊光滑而坚硬。

5. 深龋与急、慢性牙髓炎　详见本书第四章。

第五节　龋病的治疗

龋病治疗的目的在于终止病变过程，保护牙髓活力，恢复牙齿的固有形态和功能，并维持与邻近软硬组织的正常生理解剖关系。由于牙齿结构特殊，虽有再矿化能力，但对实质性缺损无自身修复能力。除早期牙釉质龋可采用保守治疗（药物疗法、再矿化疗法）外，均需采用修复性治疗（充填治疗、嵌体或冠修复）。以下仅介绍充填治疗的基本方法。

一、充填治疗

充填治疗是采用手术的方法去除龋坏组织，制备成一定的洞形，然后选用合适的人工修复材料填充洞形，以恢复缺损部分，恢复牙的形态和功能。充填治疗包括制备洞形、隔湿、消毒、垫底和充填。

（一）制备洞形

用牙体外科手术的方法将龋坏组织去净，并按一定要求形成特定形状的洞，用以支持和容纳修复材料，这一过程叫制备洞形（简称制洞或备洞）。

1. 洞形的分类　目前世界范围内广泛采用 G.V.Black 分类法，根据龋洞所在部位，将制备出的洞形分成五类：

Ⅰ类洞：任何牙面上点隙、沟、裂龋损所制备的洞形。

Ⅱ类洞：后牙邻面龋损所制备的洞形。

Ⅲ类洞：前牙邻面龋损未破坏切角时所制备的洞形。

Ⅳ类洞：前牙邻面龋损已累及切角时所制备的洞形。

Ⅴ类洞：所有牙的唇（颊）舌（腭）面颈 1/3 处的龋损所制备的洞形。

由于龋损部位的多样化，Black 分类法未能将临床上所有龋损都包括进去。临床上也常用一些简单的方法进行分类，如根据洞形所在的牙面分类。在咬合面的洞形称为𬌗面洞。在颊面的洞形称为颊面洞。包括邻面和𬌗面的洞形称邻𬌗洞等。还可根据洞形所涉及的牙面数分类，涉及一个牙面的洞形叫单面洞，包括两个牙面以上的洞形称为复面洞。

2. 洞形的结构　洞形由洞壁、洞角及洞缘三部分构成（图 2-3）。

（1）洞壁：是洞形的内壁。按其所在牙面部位命名，如近中壁、远中壁、颊壁、舌壁、龈壁、髓壁等。

（2）洞角：洞壁相交形成洞角。洞角分线角和点角，两壁相交构成线角，三壁相交构成点角。线角及点角均以构成它们的各洞壁名称联合命名，如颊轴线角、轴髓线角、颊龈轴点角、舌龈轴点角等。

（3）洞缘：洞壁与牙面的相交线称为洞缘，也称洞面角。

3. 窝洞制备的器械 窝洞制备所用的器械有机动器械和手用器械两类。

（1）机动器械：目前临床上使用的为气涡轮机，依靠空气压缩机产生的高速气流推动钻牙机内的钻针转动，转速可达20万～50万 r/min，切割效率高，震动轻，扭转力小，并有喷水冷却装置。常用的钻针有裂钻、球钻、倒锥钻等（图2-4）。

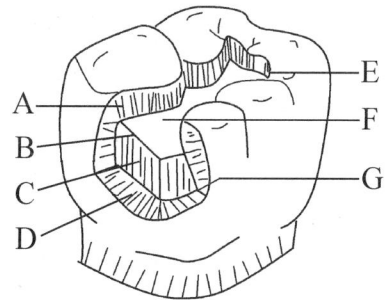

图2-3 洞形的结构和名称
A. 舌壁；B. 轴髓线角；
C. 轴壁；D. 龈壁；E. 洞缘；
F. 髓壁；G. 颊龈轴点角。

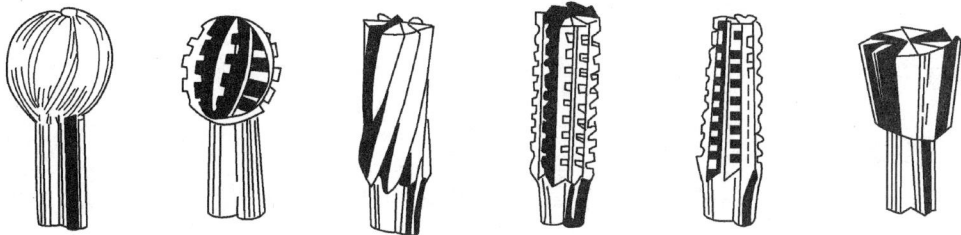

图2-4 各型钻针

（2）手动器械：常用的是挖匙。

4. 制洞原则

（1）去净龋坏组织：为了消除感染及刺激物，终止龋病发展，使窝洞建立在健康的牙体组织上，防止发生继发龋，原则上必须去净龋坏组织。临床上一般是根据牙本质的硬度和颜色两个标准判断龋坏组织是否去除干净。

（2）保护牙髓组织：窝洞制备过程中尽可能减少对牙髓的刺激，应选用锋利器械，间断操作，勿向髓腔方向加压，对牙体组织结构、髓腔解剖形态及增龄变化必须有清楚的了解，以防止意外穿髓。

（3）尽量保存健康牙体组织：窝洞做最小程度的扩展，特别是在颊舌径和牙髓方向，窝洞的边缘只扩展到健康牙体组织，尽量不做预防性扩展。

（4）正确制备洞形：包括轮廓外形、抗力形和固位形。

轮廓外形是洞缘线在牙体表面的形状，要求总体外观应为圆缓曲线（图2-5）。

抗力形是使充填体和余留牙体组织能够承受咬合力而不致破裂的形状。在制备抗力形时，应使应力均匀地分布于充填体和牙体组织上，尽量减少应力集中。一般常用的抗力形为盒状洞形。

固位形是使充填体能长期保留于洞内，在承受咬合力后不移位、不松动、不脱落的形状。固位形通常有侧壁固位、倒凹固位和鸠尾固位三种形式(图2-6～图2-8)。

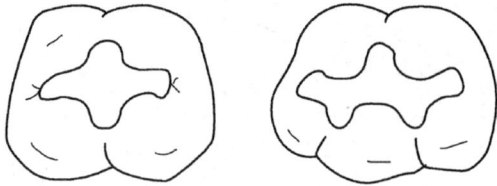

图 2-5 洞外形的圆缓曲线

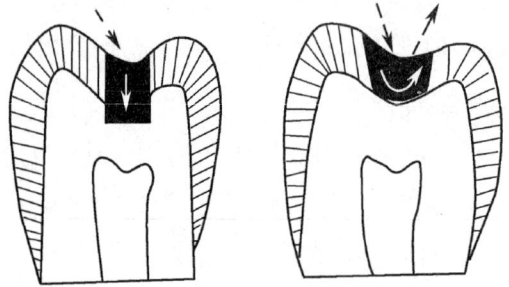

图 2-6 侧壁固位

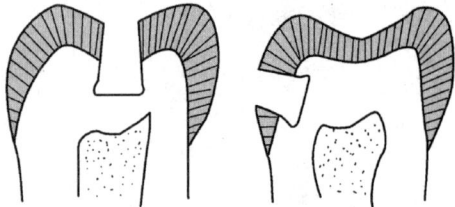

图 2-7 倒凹固位

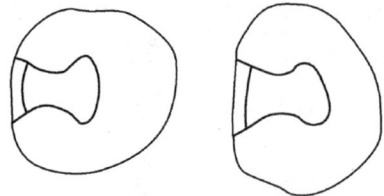

图 2-8 鸠尾固位

5. 制洞步骤

(1)开扩洞口:为了查清病变程度,去净龋坏组织,故应先将洞口扩大,去除表层的无基牙釉质,建立进入龋洞的通道。邻面龋往往不能直接从龋洞口进入,需根据具体情况寻找入口。对于未损坏接触点区域的邻面龋,后牙可从颊侧或腭侧进入,以保存较多的健康牙体组织,前牙可从舌侧进入,以保持唇面的完整和美观。

(2)去净龋坏组织:用钻针或挖器将龋坏组织去净。但深龋时如彻底去净软龋有可能导致牙髓暴露,可保留少许软化牙本质,并进一步处理。对已变色但质地坚硬的牙本质,后牙可不去净,前牙为了美观多应去净。

(3)制备洞形:上述步骤完成后,已基本形成了洞形的轮廓外形,再根据充填材料的种类,制备出适宜的抗力形和固位形。

(4)清理完成:将窝洞清洗干净,再仔细检查龋坏是否去净、洞形是否适当、有无意外穿髓孔等,如无不妥,即完成了洞形的制备。

6. 各类洞形制备要点 根据 G.V.Black 的洞形分类,结合目前对龋病的认识和临床实际,简单介绍银汞合金洞形的制备要点。

(1)Ⅰ类洞:是由窝沟、点隙龋制成的洞形。前磨牙为单面洞。磨牙可为单面洞,也可为复面洞(图2-9)。

1)洞形的大小应以龋坏为基准,去净龋坏组织和无基釉后适当扩展,洞应利于材料充填,深度1.5～2mm。

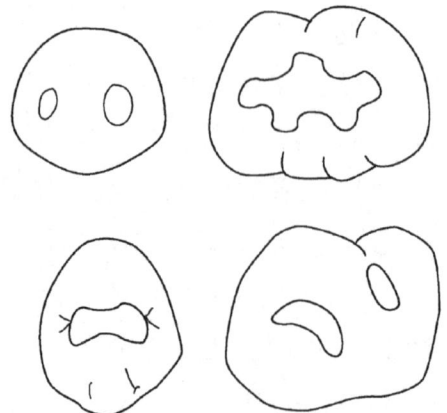

图 2-9 Ⅰ类洞外形

2）应制成标准的盒形洞，点、线角清楚圆钝，洞底应平，侧壁应直。

3）保护牙髓组织，龋坏过深时洞底可不做成平面，在去净龋坏后垫底形成平面。一般洞底应与牙合面平行，在磨牙则基本平行于水平面，在下颌第一前磨牙则为一颊高舌低的斜平面。

4）洞缘线圆缓，避让尖嵴，洞面角应成直角。

5）必要时做倒凹或鸠尾加强固位。

（2）Ⅱ类洞：是后牙邻面龋制成的洞形（图2-10）。可根据龋坏情况制成单面洞或复面洞。当龋坏邻面的邻牙缺失，或龋损未破坏邻面接触点而器械容易进入时，可制成单面洞或邻颊、邻舌洞，以保护接触点，否则都应制成邻牙合洞，即典型的Ⅱ类洞，其制备要点是：

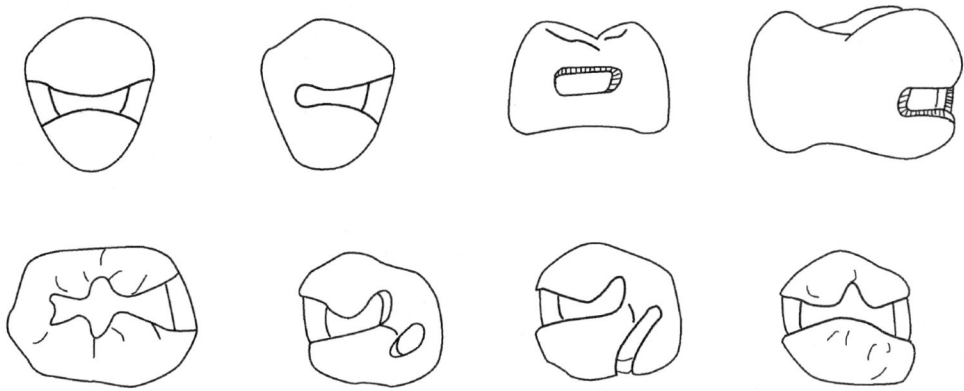

图2-10　Ⅱ类洞外形

1）邻面部分：制备龈壁、轴壁、颊壁与舌壁。龈壁与牙合面平行，深1~1.5mm，若超过2mm应在轴壁上垫底。轴壁与邻面弧度一致，与髓壁成直角，轴髓线角圆钝。颊、舌壁应越过接触点到达自洁区，稍向外敞开，使颊、舌壁间距的龈方略宽于牙合方形成梯形，利于固位。

2）牙合面部分：制备髓壁、鸠尾和鸠尾峡。应沿点、隙、裂沟扩展洞形，避让牙尖和嵴，并注意适当预防性扩展。前磨牙越过中线。上颌磨牙尽量勿破坏斜嵴，在斜嵴一侧制备鸠尾。下颌磨牙鸠尾做到中央窝。鸠尾峡应做在髓壁上方，其宽度约为颊舌二牙尖间距的1/4~1/3，外形曲线圆缓。余同牙合面Ⅰ类洞。

（3）Ⅲ类洞：根据病变范围制成单面洞或复面洞，以后者居多（图2-11）。

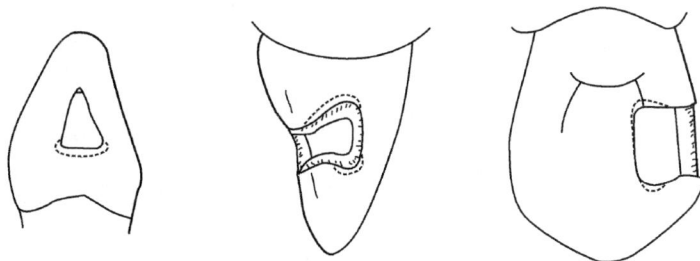

图2-11　Ⅲ类洞外形

1）邻面单面洞可制成圆三角形盒形洞,在洞底三个点角处制备倒凹。

2）邻舌复面洞在邻面制成唇侧大于舌侧的梯形,并在龈轴线角和切轴线角处制备固位沟。

（4）Ⅳ类洞:前牙邻面龋损波及切角,不易制备抗力形和固位形,充填后又需负担较大的咀嚼力,配合粘接技术完成修复,也可用烤瓷全冠修复。

（5）Ⅴ类洞:多在颊面,不需扩大洞形。前磨牙和磨牙制成肾形,前牙制成半圆形。

Ⅴ类洞制备以固位形为主。凸面向着牙颈部,凸缘距牙颈线1mm处,近远中壁与釉柱方向一致略向外敞开,在轴线角与龈轴线角制备倒凹,洞深1～1.5mm,轴壁与相应牙面弧度一致（图2-12）。

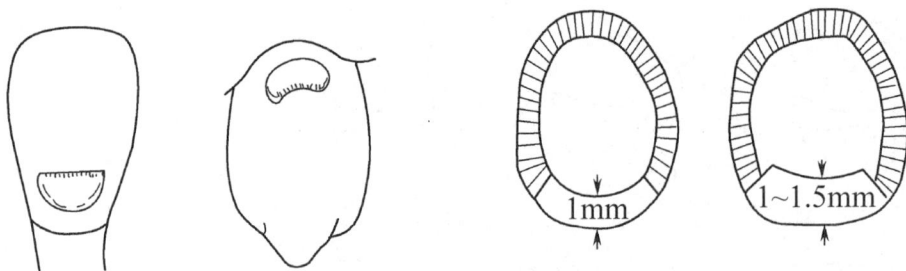

图 2-12　Ⅴ类洞外形

（二）术区隔离、窝洞消毒和干燥

1. 术区隔离　窝洞制备完成后,必须将预充填的牙齿与口腔环境隔离开来,防止唾液进入窝洞,污染洞壁及影响充填材料的性能。在条件允许的情况下,整个过程都应进行术区隔离,保证视野清晰,手术不受其他因素的干扰。常用的术区隔湿方法有以下几种:

（1）棉卷隔湿法:目前国内临床上常用吸水棉卷隔湿。将消毒棉卷置于患牙颊（唇）侧前庭处和舌侧口底,吸去术区附近的唾液,从而达到隔湿目的。此方法简便易行,不需特殊设备,但隔湿维持时间短,术中要注意随时更换棉卷。

（2）橡皮障隔湿法:橡皮障是用一块弹性良好的方形橡皮膜,按需要隔离的牙齿位置打孔后套入患牙,利用橡皮的弹性紧箍于牙颈部,使患牙牙冠暴露,而与口腔完全隔离。

该法需使用橡皮障打孔器、橡皮障夹、橡皮障夹钳和橡皮障支架等器材,操作较为烦琐,且需四手操作,但隔湿效果最好。同时,还可防止手术过程中对牙龈、口腔黏膜和舌的损伤,防止手术器械、修复材料及牙体组织碎屑误入食管、气管,尤其是可有效减少医源性交叉感染,防止肝炎、艾滋病等传播。

（3）吸唾器:是利用负压吸出口腔内的唾液。使用时将吸唾管置于患者口底,注意勿紧贴黏膜,以免损伤黏膜和使管口封闭。吸唾器常与棉卷隔湿或橡皮障隔湿配合使用。

2. 消毒窝洞　消毒的目的是进一步消除剩余感染。应选用消毒力强、刺激性小、无毒性、不损害牙髓活力、不使牙体组织变色、不影响充填材料性能的消毒药物。临床上常用的消毒药物有:麝香草酚酒精溶液、樟脑酚溶液、70%～75%酒精等。

3. 干燥窝洞　充填前，窝洞必须干燥，以防残余水分影响充填材料与牙体之间的密合性。干燥窝洞可用牙科综合治疗台上气枪吹干窝洞。

（三）窝洞封闭、衬洞及垫底

洞形制备完成后，由于窝洞深浅不一，深洞洞底往往不平，而且一些修复材料对牙髓有刺激性，因此，在充填前应根据窝洞的深度和修复材料的性质对窝洞适当处理。其目的是隔绝外界和充填材料的刺激，保护牙髓，并垫平洞底，形成充填窝洞。可采用窝洞封闭、衬洞及垫底等方法。

1. 窝洞封闭　在洞壁上涂一层封闭剂，以封闭牙本质小管，阻止细菌侵入，隔绝来自充填材料的化学刺激，以及有效减少充填体边缘的微渗漏。常用的封闭剂是树脂粘接剂。

2. 衬洞　在洞底上衬一层能隔绝化学刺激，还可阻断一定的温度刺激，且有治疗作用的洞衬剂，称为衬洞，其厚度一般小于 0.5mm。

常用的洞衬剂有氢氧化钙及其制剂、玻璃离子粘固剂和氧化锌丁香油酚粘固剂。

3. 垫底　是在洞底的髓壁（或轴壁）上垫一层无刺激性材料（厚度 >0.5mm），以隔绝物理、化学因素对牙髓的刺激，同时具有垫平洞底、形成充填洞形，承受充填压力和咀嚼压力的作用。

常用的垫底材料有氧化锌丁香油酚粘固剂、磷酸锌粘固剂、聚羧酸锌粘固剂及玻璃离子粘固剂。

（1）浅的窝洞：洞底距髓腔的牙本质厚度大于 1.5，不需垫底。

（2）中等深度的窝洞：洞底距髓腔的牙本质厚度大于 1mm，一般只需用磷酸锌粘固剂、聚羧酸锌粘固剂及玻璃离子粘固剂做单层垫底。

（3）深的窝洞：洞底距髓腔的牙本质厚度小于 1mm，应做双层垫底。第一层垫氧化锌丁香油酚粘固剂或氢氧化钙，如用复合树脂充填则不能垫氧化锌丁香油酚粘固剂。第二层用磷酸锌粘固剂、聚羧酸锌粘固剂或玻璃离子粘固剂。

垫底后要求底平壁净，并留出足够的深度（1.5～2mm），以保证充填体有足够的抗力和固位。

> **小知识**
>
> 　　牙体缺损常见的修复方式有嵌体、部分冠、全冠、桩冠等。这些修复体的完成过程是：首先按设计要求将患牙预备出一定的间隙和外形，然后制作出一个与预备后的患牙表面完全密合的修复体，再以粘固剂将其粘着在预备后的牙体上，从而恢复患牙正常的解剖外形、咬合、邻接关系和功能。

（四）充填

充填就是用适当的材料填入洞形内，以恢复牙体的外形和生理功能。不同的材料具有不同的性能和使用方法。以下简要介绍银汞合金、复合树脂和玻璃离子粘固剂充填术。

1. 银汞合金充填术 银汞合金是历史悠久的一种充填材料。

（1）性能特点：银汞合金是汞与银合金粉调和后在常温下形成的汞齐化合物。固化后的银汞合金对人体无毒，但汞有剧毒，故在调和过程中要注意汞中毒的防护。

银汞合金的优点：有可塑性，能成形，便于操作；有较好的抗压强度和硬度（充填后24小时可达最大硬度的80%），能承担咀嚼压力，不易磨损；硬固后有轻微的体积膨胀，与洞壁密合。

银汞合金的缺点：无粘接性；色泽与牙不协调；会腐蚀变色；为良导体；抗弯强度和抗冲强度差。

（2）适应证：承受力的Ⅰ、Ⅱ类洞和后牙Ⅴ类洞，特别是可摘义齿的基牙修复；大面积龋损时配合附加固位钉的修复和冠修复前的牙体充填。

（3）洞形特点：窝洞必须有足够的深度和宽度，以使充填体承受咬合力时不致折断，尤其注意𬌗面鸠尾峡部的制备（图2-13）。窝洞应制备为典型的盒状洞形，底平、壁直、点线角清楚圆钝，具有良好的固位形。洞缘应成直角，去净洞缘的无基釉，不能在洞缘做短斜面。

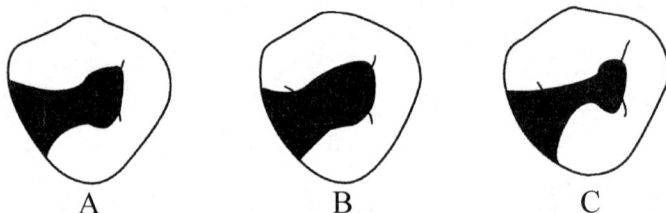

图 2-13 鸠尾峡的宽度
A. 正确 B. 过宽 C. 过窄

（4）银汞合金的调制：目前多使用银汞合金胶囊，用银汞合金调拌机调制。这种调制方法使用简便，调拌出来的银汞合金质量好，且能节约时间，减少汞污染。汞和银合金粉按合适比例装入同一胶囊内，中间借一层薄膜隔开，临用时将胶囊放入电动调拌器内振荡，膜被振破后汞与银合金粉混合起来。调拌时间不得长于40秒。

（5）银汞合金充填：充填器械有银汞合金输送器、充填器、刻形器、磨光器、成形片、成形片夹等（图2-14，图2-15）。

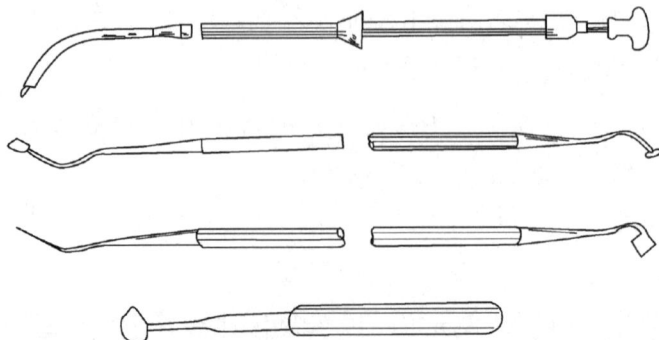

图 2-14 银汞合金充填用器械

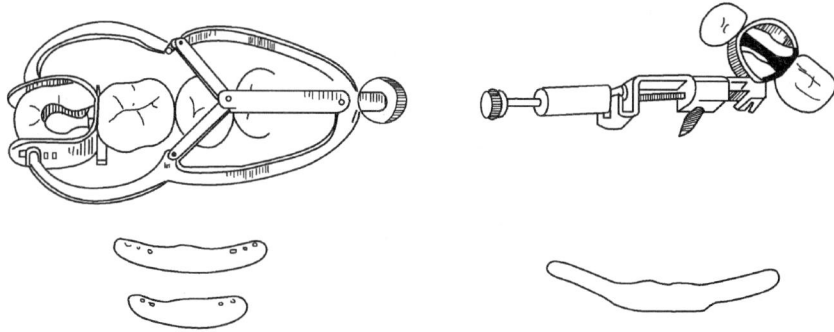

图 2-15　成形片与成形片夹的使用

充填方法：用银汞合金输送器将调制好的银汞合金送入窝洞进行填压。填压时应分次少量从洞底的倒凹和点、线角开始，层层压紧。填压时有多余的汞溢出时应及时除去。完成充填时，银汞合金应略高于洞缘。缺少洞壁的复面洞需用成形片代替洞壁。

完成充填后用刻形器雕刻外形，调整咬合，术后 24 小时之内嘱患者勿用患侧咀嚼。嘱患者 24 小时后复诊，进行打磨、抛光。

2. 复合树脂充填术　复合树脂是在丙烯酸酯基础上发展起来的一种新型修复材料，主要由树脂基质和无机填料组成，被认为是目前较为理想的牙色修复材料。具有美观、磨除牙体组织少、绝缘、固位良好等优点。

（1）性能特点：复合树脂一般由树脂基质、无机填料、交联剂等组成，按固化方式分化学固化和可见光固化两类，现临床常用后者。其按用途分前牙用、后牙用和通用型三类。

复合树脂的优点：颜色与牙色相似；抗压强度较高，仅次于银汞合金；抗弯和抗冲强度略高于银汞合金；不溶于唾液；为不良导体。

复合树脂的缺点：对牙髓有刺激性；可变色；硬度较低不耐磨；有固化收缩。

（2）适应证：前牙 I、III、IV 类洞修复；各牙 V 类洞修复；受力小的后牙 I、II 类洞修复；形态或色泽异常牙的美容修复；冠修复前的牙体充填和暂时性修复体等。

（3）洞形特点：点、线角圆钝，倒凹呈圆弧形，以利于材料充填和洞壁密合；洞形制备较银汞合金保守，勿彻底去净无基釉；洞缘应制备成短斜面，增大与牙釉质的接触面；I、II 类洞应尽量避免将洞缘置于咬合接触区。

（4）复合树脂的充填：①比色，根据邻牙颜色，在自然光下比色，选择合适色度的复合树脂；②清洗窝洞、隔湿；③保护牙髓，深达牙本质层的窝洞应进行衬洞和 / 或垫底；④粘接，用 30%～50% 磷酸处理洞缘牙釉质壁、牙釉质短斜面及垫底表面，用水彻底冲洗后，吹干牙面，可见牙面呈白垩色，涂布牙釉质粘接剂；⑤充填复合树脂，将材料分次填入窝洞，分层固化（每层 2～3mm），每次光照 40～60 秒，操作时应使光源尽量接近修复体，不同方向照射，最好采用斜向分层填入树脂；⑥修整外形、调整咬合，树脂完全固化后，用石尖或金刚砂针修整外形和调整咬合高点；⑦打磨抛光，依次用粗、细砂片打磨，橡皮轮或细绒轮蘸抛光膏抛光牙面。

3. 玻璃离子粘固剂充填术　玻璃离子粘固剂是 20 世纪 70 年代中期在聚羧酸锌粘固

剂基础上研制的一种新型口腔科粘固剂。随着其性能的不断改进和新型系列产品的出现,该材料的应用范围越来越广泛。

(1)性能特点:玻璃离子粘固剂由硅酸铝玻璃粉和聚丙烯酸液组成,固化方式有化学固化和可见光固化两类。

玻璃离子粘固剂的优点:对牙髓刺激性小;与牙体组织有化学性粘接;色泽性较好;固化后水溶解性低;固化后持续释放氟,具有抗龋性;为不良导体。

玻璃离子粘固剂的缺点:机械强度低于银汞合金和复合树脂;耐磨性和抛光性不及复合树脂。

(2)适应证:Ⅲ、Ⅴ类洞及后牙邻面单面洞等不承受𬌗力的洞;乳牙各类洞;根面龋的修复;垫底及粘固修复体等。

(3)洞型特点:不必做倒凹、鸠尾等固位结构,只需去除龋坏牙本质,不做扩展。仅在必要时做固位形,窝洞点、线角要圆钝,洞缘牙釉质不做斜面。

(4)操作步骤:①牙面处理,除洞底距牙髓不足 0.5mm 的深洞需先用氢氧化钙衬洞外,一般不需垫底;②涂布粘接剂,增加与牙面的粘接;③填充材料,采用树脂充填器充填材料,从洞侧壁填入洞内,水平移动加压使材料就位;④涂隔水剂,化学固化型玻璃离子粘固剂完全固化需 24 小时,为防止固化反应受唾液干扰和固化脱水产生龟裂,充填后表面需涂牙釉质粘接剂;⑤修整外形及打磨,化学固化型玻璃离子粘固剂应在 24 小时后进行,方法同复合树脂修复术。

二、深龋的治疗

深龋接近牙髓,细菌和代谢产物可通过牙本质小管进入,加上外界温度、理化刺激,牙髓常有一定的炎症反应。如能去除刺激,牙髓可恢复正常。因此,深龋治疗有其特殊性。

(一)深龋的治疗原则

1. 停止龋病发展,促进牙髓的防御性反应 去除龋坏组织,消除感染源是停止龋病发展的关键步骤。原则上应去净腐质,并尽量不穿通牙髓。根据不同年龄的髓腔解剖特点,结合洞底的颜色、硬度和患者的反应等具体情况进行处理。

2. 保护牙髓 术中必须保护牙髓,减少对牙髓的机械刺激和温度刺激。手术操作时勿向髓腔方向加压,保持视野清晰,垫底时材料要适当,一般采取双层垫底法。

3. 正确判断牙髓状况 是深龋治疗成功的基础。深龋时,牙髓受外界刺激而发生病变的可能性很大,故首先要对牙髓状况进行正确判断,才能制订出正确的治疗方案。临床应仔细询问病史,了解患者有无自发痛和激发痛,结合临床检查进行正确诊断,切勿将牙髓炎误诊为深龋。

(二)洞形制备特点

1. 深龋龋洞破坏较大,入口容易,深度已达牙本质深层,接近牙髓。注意除去洞缘的龋坏组织和无基釉,以便充分暴露洞内壁,前牙唇面允许保留无基釉。

2. 洞形呈盒状,具有抗力形和固位形,按洞型制备的原则进行。切忌将洞底磨平,以免意外穿髓。

3. 深龋的破坏较大,应对承受𬌗力的牙尖、嵴进行修整,适当降低咬合高度,减少𬌗力。

（三）治疗方法

1. 垫底充填　适用于无自发痛、激发痛不严重、能去净龋坏牙本质、牙髓基本正常的患牙。

2. 安抚治疗　适用于无自发痛,但有明显的激发痛,备洞过程中极其敏感的深龋。

3. 间接盖髓术　适用于软化牙本质不能一次去净,牙髓－牙本质反应能力下降,无明显主观症状的深龋。

临床上应综合考虑龋病的类型、患牙牙髓状况和龋坏组织去除的程度,正确选择治疗方案(表2-1)。

表2-1　深龋的治疗方案

龋病类型	软龋能否去净	牙髓状况	最佳治疗方案
急、慢性龋	能	正常	垫底充填
急、慢性龋	能	充血	安抚→垫底充填
急性龋	不能	正常	间接盖髓→垫底充填
急性龋	不能	充血	安抚→间接盖髓→垫底充填
慢性龋	不能	正常	间接盖髓→去净软龋、间接盖髓→垫底充填
慢性龋	不能	充血	安抚→间接盖髓→去净软龋、间接盖髓→垫底充填

小知识

间接盖髓术的可行性

在间接盖髓治疗中,因为外层感染的牙本质被去除,所以,龋损中绝大多数细菌被清除。保留在洞底的一薄层软化牙本质中的少量细菌,因盖髓剂覆盖,导致细菌产酸所需的底物被隔绝,数量会逐渐减少甚至消亡。同时,氢氧化钙能维持碱性环境,有利于形成修复性牙本质。间接盖髓术已被证明是非常成功的保护牙髓的治疗方法。

三、龋病治疗的并发症及处理

龋病治疗过程中对牙髓的状况判断失误或操作不当,可能造成治疗失败,甚至引起并发症。故应针对原因,加强预防。一旦发生,应妥善处理。

（一）意外穿髓

备洞中操作不当而露髓，称为意外穿髓。常见原因：

1. 对髓腔解剖不熟悉 年轻恒牙和乳牙髓腔大、髓角高，对髓腔解剖知识掌握不足，可致穿髓。

2. 对龋病类型不了解 急性龋软化牙本质多、修复性牙本质少，若操作粗疏、方法不当，可致穿髓。

3. 髓角变异、患者不合作等意外情况也可致穿髓。

处理：视患者年龄、患牙部位和穿髓孔大小，选择不同的牙髓治疗方法。

（二）充填后疼痛

1. 牙髓性疼痛 分激发痛和自发痛。

（1）激发痛：是与温度刺激密切相关的充填后近期疼痛。

常见原因：备洞时产热过多，激惹牙髓；深洞未垫底或垫底材料、方法选择不当，导致银汞合金传导温度至牙髓；深龋洞使用刺激性强的消毒药物刺激牙髓；对有异种金属修复体存在，与银汞合金之间产生流电作用刺激牙髓。

处理：因备洞产热或消毒药物刺激引起的疼痛，可观察，若疼痛不减轻，应去除充填物，安抚治疗后重新充填；对垫底不良者，应重新垫底充填；对流电作用者，可改用非金属材料充填或同种金属材料修复。

（2）自发痛：充填后无任何刺激即可出现阵发性疼痛，温度刺激可诱发或加重症状，去除刺激疼痛继续存在，尤以夜间发作明显者，为急性牙髓炎。

常见原因：对牙髓状况判断错误；意外穿髓未发现；引起激发痛的病因持续作用；充填材料的慢性刺激。

处理：按牙髓病的治疗方法治疗。

2. 牙周性疼痛 分咬合痛和自发痛。

（1）咬合痛：是在咀嚼、咬合时引起钝痛，与温度刺激无关。

原因：充填物过高，有早接触，引起牙周创伤。

处理：磨除高点，消除早接触部位。

（2）自发痛：是持续性自发性疼痛，可定位，与温度刺激无关，咀嚼可加重疼痛。

原因：充填物颈部悬突引起牙龈炎；邻面接触点恢复不良，造成食物嵌塞，引起牙龈炎；操作中器械、药物损伤牙龈，引起牙龈炎。

处理：去除充填物悬突；重新充填恢复邻面接触点；局部冲洗，上碘甘油。

（三）继发龋

充填后，在洞缘、洞底或邻面牙颈部等处发生的龋坏。

常见原因：原有龋坏组织未去净，充填后龋病继续发展；备洞时未去净无机釉，受力折裂出现边缘裂隙，利于菌斑沉积；洞缘在滞留区内或深窝沟处；充填材料与洞壁之间有微渗漏。

处理：去除充填体及继发龋，修整洞形后重新充填。

（四）充填体折裂或松脱

充填体在口内经过一段时间后发生折断或松动脱落。

常见原因：洞形制备不良，抗力形和固位形不够；充填材料调制不当使其性能下降；充填方法不当使材料性能下降；充填材料硬固前过早使用患牙咀嚼。

处理：去除残存充填物，正确备洞，正规充填，并嘱患者正确使用。

（五）牙体折裂

牙体组织抗力不足所致的部分或完全折裂。

常见原因：牙体缺损大，出现薄壁弱尖；磨除牙体组织过多使其抗力削弱；窝洞的点、线角太锐，导致应力集中；充填体过高、过陡，引起𬌗创伤；充填材料过度膨胀。

处理：根据折裂部分的大小选择重新充填或其他修复方式修复；完全折裂至髓室底者应予拔除。

练习题

选择题

1. 龋病按龋坏程度可分为

    A. 急性龋、慢性龋、静止性龋　　　B. 浅龋、中龋、深龋

    C. 窝沟龋、平滑面龋　　　D. 牙釉质龋、牙本质龋和牙骨质龋

    E. 干性龋、湿性龋

2. 龋病根据病变程度可分为

    A. 邻面龋　　　B. 继发龋　　　C. 急性龋

    D. 猛性龋　　　E. 中龋

3. 牙骨质龋属于

    A. 继发龋　　　B. 浅龋　　　C. 中龋

    D. 深龋　　　E. 慢性龋

4. 下列深龋临床表现的描述有误的是

    A. 龋损已至牙本质深层　　　B. 对甜酸食物较为敏感

    C. 大多数有冷热激发痛　　　D. 偶尔也会出现自发痛

    E. 龋洞嵌入食物有疼痛感

5. 下列各项中不是深龋临床表现的是

    A. 冷热刺激痛　　　B. 对酸甜食物敏感

    C. 自发痛　　　D. 食物嵌塞痛

    E. 牙髓活力测试正常

6. 浅龋的改变包括

    A. 微晶结构改变　　　　　　　B. 牙齿透明度改变

    C. 硬组织脱矿　　　　　　　　D. 牙釉质呈白垩色

    E. 以上变化均有

7. 中龋的临床表现为

    A. 龋洞形成,食物嵌入痛、夜间痛

    B. 龋洞形成,酸甜冷热刺激痛,刺激去除后症状立即消失

    C. 龋洞形成,冷热刺激疼、放射痛

    D. 龋洞形成,冷热刺激痛、自发痛

    E. 对外界冷热刺激没有明显反应

8. 下列不是急性龋特点的是

    A. 多见于儿童及青少年　　　　B. 病变组织颜色浅

    C. 病变进展快　　　　　　　　D. 质地软而湿

    E. 必须用钻针去除腐质

9. 检查继发龋的最佳方法是

    A. 叩诊　　　　　　B. 探诊　　　　　　C. 咬诊

    D. 拍根尖片　　　　E. 去除充填物

10. 浅龋与轻度牙釉质发育不全的鉴别要点不包括

    A. 好发牙位不同　　　　　　　B. 缺损部位光滑度不同

    C. 缺损部位质地不同　　　　　D. 好发部位不同

    E. 患牙牙体形态不同

(杜秋红)

第三章 牙体硬组织非龋性疾病

📖 学习目标

1. 熟悉：常见牙体硬组织非龋性疾病的主要临床表现及基本防治方法。
2. 了解：常见牙体硬组织非龋性疾病的病因。

牙体硬组织非龋性疾病是指发生在牙体硬组织上除龋病以外的牙体硬组织色、形、质的改变，包括牙发育异常、牙损伤和牙本质敏感症。

第一节 牙发育异常

牙齿发育异常是指牙在生长发育期间，受到某些全身性或局部性不利因素的影响，而使牙在结构、形态、数目和萌出方面发生异常。

以下仅介绍几种临床比较常见的牙结构与形态异常的疾病。

📕 病例 1

患者，女，21 岁。自幼门牙发黄，表面不平，有许多小坑和咖啡色小点，因不美观前来就诊。检查：牙齿排列整齐，11、13、16、21、23、26、31、32、33、36、41、42、43、46 牙齿颜色、外形、大小基本正常，牙釉质表面不光滑，牙冠唇面中 1/3 见许多点状、窝状凹陷，有些凹陷处呈淡黄色，有些呈褐色。余无异常。

请问：1. 该患者的临床诊断是什么？

2. 如何预防该疾病？

一、牙釉质发育不全

牙釉质发育不全是指牙齿在生长发育过程中，由于局部或全身因素的影响，导致牙釉质发育发生障碍所产生的牙釉质结构缺陷。

【病因】

1. 局部因素　常见于乳牙根尖周严重感染或外伤，影响其下方正在发育的继承恒牙引起牙釉质发育不全。这种牙釉质发育不全只涉及个别牙，一般不具有对称性，以前磨牙居多，又称特纳（Turner）牙。

2．严重营养障碍 维生素 A、C、D 以及钙磷的缺乏，均会使成釉细胞和成牙本质细胞的功能受到不同程度的影响。

3．内分泌因素 内分泌与身体的生长、发育和新陈代谢关系密切。如甲状旁腺与钙、磷有关，一旦功能失调，会降低钙盐的吸收和利用，影响牙釉质基质的矿化，造成牙釉质发育不全。

4．婴儿和母体的疾病 婴儿的一些高热性疾病，如肺炎、水痘、猩红热、麻疹等均可使成釉细胞发育发生障碍。孕妇患风疹、毒血症等也可使胎儿的乳牙和第一磨牙患牙釉质发育不全。

5．遗传因素 牙釉质发育不全偶可发生在一个家族几代成员中。这种牙釉质发育不全被认为是遗传性的，称为遗传性牙釉质发育不全。

【临床表现】

根据病损的程度分为轻症和重症。

1．轻症 患牙牙釉质表面无实质性缺损，仅有色泽和透明度的改变，呈白垩色，牙釉质渗透性增高，外源性色素沉着可使牙呈黄褐色。一般无自觉症状。

2．重症

（1）牙面有实质性缺陷，即在牙釉质表面出现窝状、带状或沟状的棕色凹陷。在同一时期牙釉质形成全部遭受障碍时，可使牙面上形成带状凹陷。带的宽窄可以反映障碍的时间长短，若障碍反复发生，牙面上则出现数条带状凹陷。严重者牙面可呈蜂窝状，前牙切缘变薄，后牙殆面牙尖向中央聚拢或消失，牙釉质呈多个不规则的结节和凹陷，如桑葚状。

（2）患牙易磨损、易患龋，发生龋病后进展较快。

（3）若发生在前牙则影响美观。

（4）如为特纳牙则表现为牙冠小，形状不规则，常呈灰褐色。

【诊断与鉴别诊断】

1．牙表面有白垩色或黄褐色的带状或圆形斑块。

2．牙表面有黄褐色的带状和窝状缺陷，缺陷处光滑、质地坚硬。

3．牙釉质发育不全常发生在同一时期发育和萌出的牙上，具有规律性和对称性。

4．可根据牙釉质发育不全发生的部位，推断致病因素作用的时间。例如 11、13、16、21、23、26、31、32、33、36、41、42、43、46 切缘或牙尖出现牙釉质发育不全，提示障碍发生在出生后 1 年以内；12、22 切缘受累时，可推断障碍发生在出生后第 2 年；如果只有 14、15、17、24、25、27、34、35、37、44、45、47 受累，表明致病因素出现在 2～3 岁（图 3-1）。

轻度牙釉质发育不全主要与平滑面浅龋相鉴别。

【防治】

1．预防牙釉质发育不全的关键是在孕妇和儿童时期，尤其在小儿出生第 1、2 年内，注意给予充分营养，加强全身性疾病的预防。

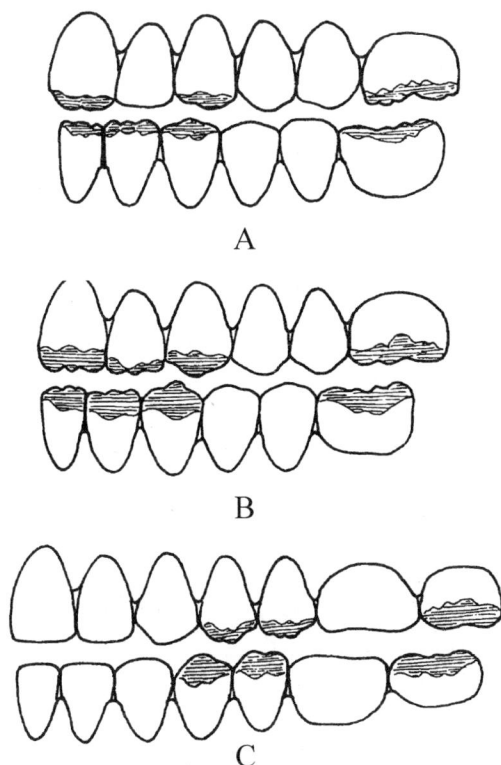

图 3-1　不同年龄牙釉质发育不全罹患牙位

A. 出生后第 1 年罹患牙位　B. 出生后第 1、2 年罹患牙位

C. 出生后第 3 年罹患牙位

2. 牙釉质发育不全是牙在颌骨内发育矿化期所产生的发育缺陷，而在萌出后发现，所以它不能代表现在的机体健康状况。因此，此时再补充维生素 A、C、D 及其他矿物质，已无任何作用。

3. 轻症牙釉质发育不全，可不作处理。牙面有缺陷者，可用氟化钠涂擦，防止龋病发生。后牙缺损严重并发龋病或可能会发生龋病者，可作充填治疗。

4. 由于牙釉质发育不全常伴有严重的牙本质发育缺陷，制备洞形时要注意洞的深度，避免意外露髓。

5. 前牙的牙面缺陷影响美观者，可用光固化复合树脂、成品树脂贴面或烤瓷贴面覆盖，也可用烤瓷冠进行修复。

二、氟牙症

氟牙症又称斑釉牙或氟斑牙，是指在牙发育时期摄入过量氟所引起的一种特殊型牙釉质发育不全。氟牙症是一种地方病，我国西北、西南、华北和东北部分地区水源中含氟量较高，以某些沿海地区和山区较为严重。

【病因】

在牙釉质发育阶段，过量的氟进入人体内损害牙釉质发育期的牙胚成釉细胞，从而引起牙釉质发育缺陷。

饮水中氟含量过高,是人体氟摄入量高的主要来源,但并不是引起氟牙症的唯一原因。有些地区主食和蔬菜中含氟量较高,也会影响牙的发育,发生氟牙症。另外,机体对氟化物的感受还存在个体差异,与当地年平均气温、水氟摄入的年龄、饮食习惯等有关。饮食中充足的维生素 A、D 和适量的钙、磷可减少氟对人体的毒害。

💡 **小知识**

> 氟牙症是地区性慢性氟中毒的一种突出表现,严重者同时患氟骨症。根据国内外氟牙症发病的调查报告,发现饮水中氟含量为 1mg/L 时,不出现中毒现象,并且牙具有较强的抗龋能力。低于此浓度越多患龋率越高。超过此浓度越高,氟牙症的发生率及其严重程度也随之升高。一个人若在六七岁之前长期居住在饮水含氟量过高的流行区,即使以后迁居到低氟地区,也难避免氟牙症的发生(第三磨牙例外)。相反,六七岁以后由低氟地区搬到高氟地区,则不出现氟牙症。

【临床表现】

1. 恒牙发病率高于乳牙,这与乳牙的发育分别在胚胎期和乳婴期有关,因胎盘对氟有一定的屏障作用。

2. 氟牙症临床表现的特征是,在同一时期萌出的牙釉质损害轻重程度各不相同,有从白垩色到褐色的斑块(彩图 3-2,见文末彩插),严重病例可并发实质缺损。临床上常分为白垩型(轻度)、着色型(中度)、缺损型(重度)3 种类型。

3. 患牙易磨损,但对酸的抵抗力增强。

【诊断与鉴别诊断】

根据氟牙症是地区流行病这一特点,详细询问患者在 6 岁前是否生活在高氟区。氟牙症为长期性的损伤,故牙表面白垩色至黑褐色斑块或线条呈散在的云雾状,边界不清楚,并与生长发育线不吻合。以上前牙唇面最明显,具有对称性。

与牙釉质发育不全的鉴别是牙釉质发育不全无高氟区的生活史,疾病发生在单个牙或一组牙上,病损边界清晰。

【防治】

氟牙症最根本的预防方法是改良水源,降低氟的摄入量。选择新的含氟量适宜的水源。也可用活性矾土或活性炭去除水源中过量的氟。

1. 轻症不需治疗。

2. 着色较深无实质性缺损的患者适用于磨除、酸蚀涂层法。

(1)均匀磨除染色层 0.1~0.2mm。

(2)隔湿、吹干牙面,35%磷酸酸蚀 3 分钟,冲洗、吹干牙面,注意不要触碰酸蚀过的牙面。

(3)涂釉质粘接剂,吹至薄层,用可见光固化灯照 40 秒固化。

（4）乙醇拭去表面厌氧层，治疗完毕。

3. 有实质性缺损的患牙采用修复性治疗，可用光固化复合树脂、烤瓷贴面、烤瓷冠等修复。

三、四环素牙

在牙发育矿化期间服用四环素族药物可引起牙着色，牙在萌出后呈现黄色、棕褐色或深灰色（彩图 3-3，见文末彩插）。

> **小知识**
>
> 四环素族药物包括四环素、去甲基金霉素、金霉素、土霉素、盐酸多西环素（强力霉素）等，1948 年开始用于临床。20 世纪 50 年代国外陆续报道四环素族药物对牙发育的影响，国内直至 20 世纪 70 年代中期才引起重视。目前，随着四环素类药物使用的减少，这类疾病的发病已逐渐减少。

【病因】

四环素族药物可被结合到发育矿化期的牙组织内，使牙着色，初呈黄色，阳光照射时呈明亮的黄色荧光，以后逐渐由黄色变成棕褐色或深灰色。牙着色程度与四环素的种类、用药的剂量和时间长短有关。

四环素可通过母体的胎盘屏障引起乳牙着色。

早期服用四环素可引起牙着色和牙釉质发育不全，8 岁后再用四环素类药物则一般不会引起牙着色。

【临床表现】

根据四环素牙形成阶段、着色程度、着色范围，可将四环素牙分为四度（表 3-1）。

表 3-1 四环素牙的分度与临床表现

分度	临床表现
轻度	整个牙面呈分布均匀的黄色或灰色
中度	牙表面着色表现为棕黄色至黑灰色
重度	牙表面着色表现为明显的带状着色，颜色呈黄-灰色或黑色
极重度	牙表面着色加深，严重者可呈灰褐色

【防治】

为防止四环素牙的发生，妊娠 4 个月到分娩前的孕妇和哺乳的母亲及 8 岁以下的儿童，禁止使用四环素类药物。对已经发生的四环素牙，轻者可用 30% 过氧化氢溶液进行外脱色或内脱色。重者可用光固化复合树脂覆盖、烤瓷贴面、烤瓷冠修复。

四、畸形中央尖

　　畸形中央尖（图3-4）多见于下颌前磨牙，尤以第二前磨牙最多见，偶见于上颌前磨牙，常对称发生。一般位于𬌗面中央窝，呈圆锥形突起，也可出现在颊嵴、舌嵴、近中窝和远中窝。

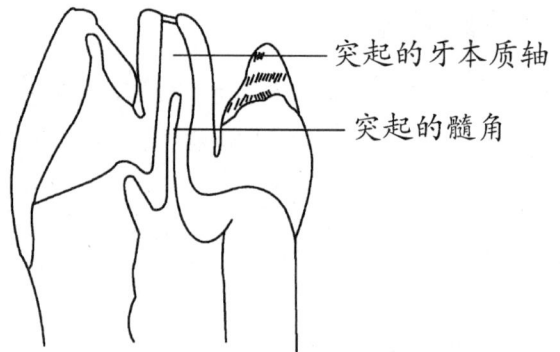

突起的牙本质轴
突起的髓角

图3-4　畸形中央尖

　　畸形中央尖是牙体发育畸形的一种，是在𬌗面中央窝或接近中央窝的颊尖三角嵴上伸出额外的牙尖样突起，其内有牙髓伸入，很易折断而继发牙髓病和根尖周病，多见于下颌第二前磨牙，偶见于上颌前磨牙。

【临床表现】

　　1. 畸形中央尖逐渐被磨损而形成修复性牙本质，或畸形中央尖无髓角伸入，牙髓均可保持正常活力，牙根可以继续发育，此时患者可无自觉症状。

　　2. 畸形中央尖折断导致露髓，引起牙髓炎或根尖周炎。如果在牙根发育完成之前折断，不仅可导致牙髓感染，还将影响根尖的继续发育。

【诊断】

　　根据临床表现很容易诊断，患牙就诊时往往已发生不同程度的牙髓病和根尖周病。视诊可见畸形中央尖为圆锥形、圆柱形或半球形，高度为1～3mm，多数中央尖有髓角深入。若畸形中央尖折断，其折断处可见圆形或椭圆形黑环。

【防治】

　　1. 观察　对圆钝或不妨碍正常咬合的畸形中央尖可不予处理。

　　2. 预防性治疗　刚萌出的患牙可在中央尖周围堆积树脂，加固牙尖，使树脂和畸形中央尖同步磨耗，磨耗的生理性刺激会使髓腔侧形成继发性牙本质，以降低髓角高度，预防因磨耗引起的牙髓暴露。

　　3. 选择性治疗　若已发生牙髓感染，根据牙根发育情况选择牙髓治疗方法。对牙根发育完成的牙齿，应进行常规根管治疗；牙根未发育完成的牙齿，应根据牙髓感染程度选择活髓切断术、根尖诱导成形术等进行治疗。

第二节 牙 损 伤

牙损伤包括各种物理、化学或外伤原因所致的牙急性损伤和牙慢性损伤。

病例2

患儿,男,13岁,因跌倒将上前牙及嘴唇摔伤就诊。检查:右上颌中切牙缺损自切端达牙冠的中1/3,探诊(+),松动Ⅰ度,叩诊(++),冷、热诊敏感,牙髓电活力测试反应敏感度增高,牙龈充血、水肿。

请问:1. 患者还需做哪些口腔辅助检查?

2. 如何诊断?如何选择修复治疗?

一、牙急性损伤

(一)牙震荡

牙震荡是由于较轻外力,如在进食时骤然咀嚼硬物所致牙周膜的轻度损伤,通常不伴牙体组织的缺损。

【临床表现】

患牙可有伸长不适感,轻微松动和叩痛,龈缘可有少量出血。若做牙髓活力测试,其反应不一。有些患牙在就诊时,牙髓活力测试无反应,但6~8周后可出现反应。

【治疗】

1~2周内不用患牙咀嚼。必要时降低咬合。牙松动明显者做松牙固定。受伤后1、3、6、12个月定期复查。若1年后牙髓活力测试反应正常,牙冠未变色,可不处理;若牙髓已坏死、牙冠变色,则行根管治疗术。必须指出年轻恒牙的牙髓活力可在受伤1年后才丧失。

(二)牙脱位

由于骤然的外力使牙根脱离牙槽窝称为牙脱位。牙脱位时,部分牙周膜撕裂、血管神经断裂,伴有部分牙槽骨骨折和牙釉质不全折断。

【临床表现】

由于作用力的大小与方向不同,牙脱位的表现和程度不一,主要表现为以下三种形式:

1. 部分牙脱位 患牙从牙槽窝内脱出一部分,牙冠较邻牙长,牙松动Ⅲ度,有疼痛、移位、龈缘出血等表现,牙伸长感明显。X线片见根尖牙周膜间隙明显增宽。

2. 嵌入性脱位 患牙嵌入牙槽窝中,临床牙冠明显变短,其𬌗面或切缘低于邻牙。龈缘可渗血,牙齿不松动,牢牢地轴向嵌锁到牙槽骨中。X线片见患牙根尖的牙周膜间隙消失。

3. 完全牙脱位 牙完全离体或仅有少许软组织相连,牙槽窝内完全空虚。

牙脱位后还可能发生各种并发症,如牙髓坏死,牙髓腔变窄或消失、牙根外吸收和边缘性牙槽突吸收等。

【治疗】

1. 复位

(1)部分牙脱位:局麻下复位,结扎固定4周,术后定期复诊,如发现牙髓坏死,应行根管治疗。

(2)嵌入性牙脱位:复位后2周做根管治疗,年轻恒牙不可强行拉出复位,任其自然萌出,定期复诊观察。

(3)完全牙脱位:牙脱位后,应立即放入原位。如牙已被污染,应就地用生理盐水或无菌水冲洗,然后放入原位。如不能即刻复位,可将脱位牙放置患者舌下或口腔前庭处,也可保存在生理盐水、牛奶或自来水中,切忌干藏,并尽快到医院就诊,行牙再植术。再植时间越早越好。脱位后半小时内再植,90%患牙牙根可避免牙根吸收。

2. 固定

(1)金属丝结扎固定。

(2)光固化树脂或牙釉质粘接剂固定。

(3)方丝弓结扎固定松动牙。

(三)牙折

牙折是指牙齿受到急剧的机械外力作用造成的牙齿折断。多见于上前牙,常伴有牙髓和牙周组织的损伤,严重者伴有牙槽突骨折。

【临床表现】

按牙的解剖部位,牙折分为冠折、根折、冠根联合折。按损伤与牙髓的关系又可分为露髓和未露髓两大类。

1. 冠折 前牙分为横折和斜折,后牙分为斜折和纵折。一般无症状,牙本质暴露者可对冷、热、酸、甜敏感,严重者牙髓暴露可出现自发痛。

2. 根折 可有牙齿松动、叩痛,如冠侧断端移位可有龈沟出血,根部黏膜触痛等。有的根折早期无明显症状,数日或数周后才逐渐出现症状。

3. 冠根折 以斜行冠根折多见,牙髓常暴露。

【治疗】

1. 冠折

(1)牙本质未暴露,缺损少的冠折,可将锐缘磨光。

(2)牙本质暴露,有轻度敏感者,行脱敏治疗。

(3)敏感较严重者,用临时树脂冠,内衬氧化锌丁香油粘固剂,待有足够修复性牙本质形成后(6~8周),再用复合树脂修复牙冠形态,修复前用氢氧化钙垫底。

（4）牙髓已暴露的前牙，对牙根发育完成者应先行牙髓摘除术，视缺损大小选择修复方式。

2. 根折

（1）根尖 1/3 折断：直接夹板固定，但当牙髓有坏死时应及时进行根管治疗。

（2）根中 1/3 折断：将牙冠断端复位后用夹板固定。每月复查 1 次，检查固定夹板是否松动、脱落，待 4～6 个月根折愈合后再去除夹板。复查期间同时还应测定牙髓活力，如发现牙髓坏死应及时行根管治疗。

（3）根颈 1/3 折断：如牙根长度足以进行桩冠修复，可用切龈术或牵引法，将牙根断端牵出暴露于龈上后，再行桩冠修复术。

3. 冠根折　尽可能保留，根管治疗后行桩冠修复。如无保留价值应拔除。

二、牙慢性损伤

（一）楔状缺损

楔状缺损是指牙唇、颊面颈部硬组织由于某些因素的长期作用，发生缓慢消耗而形成类似楔形的组织缺损。多见于成年人的前磨牙和尖牙。

【病因】

1. 不正确的刷牙方法　刷牙力量过大，使用硬质牙刷和横向刷牙法是导致楔状缺损的主要因素。临床上发现横刷法刷牙的患者，尤其是用力较大的患者，常发生典型的楔状缺损。发生楔状缺损的牙常伴有牙龈退缩。

2. 酸的作用　酸可使牙硬组织脱矿，受摩擦后造成缺损。酸来源主要为龈沟渗出液，其次为唾液腺的酸性分泌物、酸性食物、胃酸上逆等。

3. 牙颈部结构　釉牙骨质交界处，牙釉质和牙骨质覆盖量较薄，甚至先天缺如，容易被磨损。

4. 牙体组织疲劳　研究表明，颊侧牙颈部是应力集中区。长期的咀嚼力导致牙体组织疲劳，在应力集中区出现牙体损坏。

【临床表现】

1. 好发牙位　楔状缺损多发生在前磨牙和尖牙，相邻多个牙常同时发生不同程度的缺损。

2. 缺损形态　缺损部位，由 2 个半面相交而成，少数由 3 个平面构成。缺损表面光滑坚硬，边缘整齐，呈浅黄色或褐色。年龄愈大，缺损愈严重。楔状缺损开始很浅，逐渐加深（图 3-5）。

3. 临床症状　早期无自觉症状。缺损达牙本质者，可出现牙本质敏感症状。深达髓腔时，可并发牙髓病和根尖周病。严重缺损者，甚至发生牙冠折断。

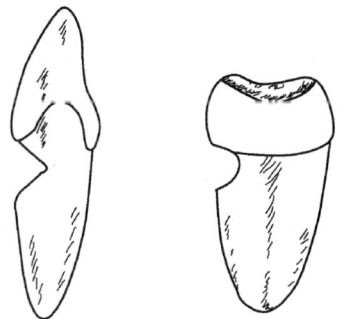

图 3-5　楔状缺损（侧面观）

【防治】

1．预防　消除病因,纠正不正确的刷牙方法,选用软毛牙刷和磨料较细的牙膏。

2．治疗

（1）缺损浅但有敏感症状者,可做脱敏治疗。

（2）缺损较大者,可做充填治疗。

（3）如已出现牙髓症状,则行牙髓治疗或根管治疗。

（二）牙隐裂

牙隐裂是指牙冠表面的非生理性细小裂纹。这种裂纹常深达牙本质,有些可直达髓腔,是引起牙痛的原因之一,也是导致成年人牙劈裂的主要原因,应给予足够的重视。

【病因】

1．牙体结构缺陷　牙结构的薄弱环节（如深的窝沟或较大的釉板）是牙隐裂形成的主要因素,当这些部位恰好位于正常咀嚼力应力集中部位时,更易发生牙隐裂。

2．牙尖斜度过大　牙尖斜度过大,产生的水平分力也大,容易导致牙隐裂。

3．温度　温度对牙隐裂的发生也有一定作用。由于牙釉质和牙本质膨胀系数不同,长期的冷热温度作用,可使牙釉质出现裂纹。多发生在咬合力较小的牙面上。

【临床表现】

1．好发牙位　牙隐裂好发于磨牙和前磨牙。以上颌第一磨牙最多见,其次是上颌第二磨牙、下颌磨牙、上颌前磨牙。

2．好发部位　隐裂线一般与𬌗面发育沟重叠并向一侧或两侧边缘嵴延伸。

（1）上颌磨牙隐裂线常与𬌗面远中舌沟重叠（图 3-6）。

（2）下颌磨牙隐裂线与𬌗面近远中发育沟重叠并超过边缘嵴（图 3-7）,偶见与颊舌沟重叠的颊舌向隐裂。

（3）前磨牙隐裂线呈近远中向。

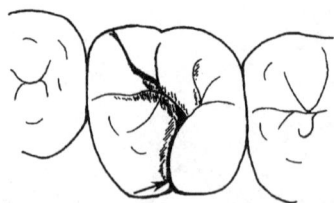

图 3-6　上颌第一磨牙牙隐裂　　　　图 3-7　下颌第一磨牙牙隐裂

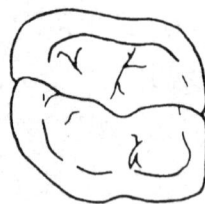

3．症状

（1）表浅的隐裂发生后常无明显症状。

（2）较深的隐裂患牙遇冷热出现酸痛,并有长期咀嚼不适或咬合痛,咀嚼食物时,咬到某一特定部位会引起撕裂样锐痛。

（3）隐裂线至髓腔者,还可出现各种牙髓症状。

4. 查找隐裂线 若遇有上述症状而未能发现深龋洞、深牙周袋或牙面上的敏感点时，应考虑可能存在牙隐裂，须仔细检查有无隐裂线。对于不明显的隐裂线，可将牙面擦干，在相应部位涂2%碘酊。若确有裂纹存在，碘液可渗入裂隙，使裂纹清晰可见；也可将小棉签置于可疑牙上，嘱患者咬合，若出现短暂的撕裂样锐痛，则提示该牙有隐裂存在。

【防治】

1. 预防 避免牙齿直接咬食硬物等。

2. 调𬌗 调整过陡的牙尖，减小侧向力。

3. 光固化粘接 隐裂仅达釉牙本质界着色浅而无继发龋损者，可用酸蚀法和牙釉质粘接剂光固化处理。

4. 牙髓治疗后行全冠修复 如隐裂伴有牙髓病或根尖周病，可进行牙髓治疗或根管治疗。为防止牙在治疗过程中劈裂，治疗前制作带环冠保护牙冠，洞形充填时，最好选用粘接性较好而受热后膨胀小的复合树脂充填，并及时行全冠修复。

（三）磨牙症

磨牙症指睡眠时有习惯性磨牙或白昼也有无意识磨牙习惯者。

【病因】

1. 压力大、长期生活不规律、过度疲劳等外源因素。

2. 神经紧张，焦虑、抑郁、愤怒等心理因素。

3. 胃肠道疾病、内分泌紊乱、缺乏微量元素等全身因素。

以上为磨牙症的常见病因，尚有多种其他因素本教材不做详细赘述。

【临床表现】

1. 睡眠时患者做磨牙或紧咬牙动作。牙齿磨动时常伴"吱吱"的声音，因多发生在夜间睡眠时，又称为"夜磨牙"，患者本人多不知晓，常被别人告知。

2. 白天注意力集中时不自觉地将牙咬紧，但没有上下牙磨动的现象。

3. 兼有夜磨牙和白天紧咬牙现象。

【防治】

1. 预防 缓解压力，放松心情，调整心态，睡前休息放松，避免精神过度兴奋或食用兴奋性食物。

2. 治疗

（1）肠道驱虫治疗。

（2）心理治疗。

（3）肌肉松弛疗法。

（4）调𬌗治疗。

（5）咬合板治疗。

第三节　牙本质敏感症

病例3

　　患者，女，48岁，1年来咀嚼食物时牙齿酸软感，特别是遇冷、热、酸、甜食物时出现剧烈酸痛感，另外，吃肉和蔬菜时塞牙严重，感到苦恼前来就诊。检查：16、17、26、27、36、37、46、47 殆面中度磨耗，牙本质暴露，探诊敏感，冷、热诊敏感。

　　请问：1. 该患者最可能的诊断是什么？
　　　　　2. 对该患者应进行何种治疗？

　　牙本质敏感症是指牙在受到外界刺激，如化学物质（酸、甜）、温度（冷、热）以及机械作用（摩擦或咬硬物）等刺激时，所引起的一过性酸痛症状，其特点为发作迅速、疼痛尖锐、时间短暂。牙本质敏感症不是一种独立的疾病，而是各种牙体病共有的症状。

【病因】

　　凡能使牙釉质完整性受到破坏、牙本质暴露的各种牙体疾病，均可引起牙本质敏感症。如龋病、磨耗、楔状缺损、牙折、牙釉质发育不全及牙龈萎缩等。但并不是所有牙本质暴露的牙都会出现牙本质敏感症状，这与牙本质暴露的时间、修复性牙本质形成的快慢有密切关系。

【临床表现】

　　1. 刺激痛　尤其对刷牙、咬硬物等机械性刺激最为敏感。其他如酸、甜、冷、热等刺激均可引起酸痛。刺激去除后，疼痛立即消失。

　　2. 过敏区　探诊是最常用的方法。用探针尖在牙面上轻轻划过敏感部位，如出现酸痛的感觉，该测试区即敏感区。一颗牙上常有多个敏感点。在牙面釉牙本质界和牙颈部釉牙骨质界处敏感更为明显。

　　3. 全身因素引起的牙本质敏感症　常以主观症状为主，在牙面上难以找到敏感点或敏感区。当身体状况恢复正常后，敏感症状亦自行消失。

　　4. 好发部位　牙釉质缺损牙本质暴露的部分，如：殆面釉牙本质界处、牙颈部釉牙骨质界处。

【诊断】

　　1. 探诊　是检查牙本质敏感症最简单常用的方法。用探针尖划过牙齿的可疑部位，根据患者反应判断敏感程度及部位。

　　2. 温度试验　一种是空气法，用三用气枪向待测牙的可疑部位吹气，患者会因冷气刺激到牙本质敏感部位而产生一过性酸痛感；另一种是通过仪器对牙齿的温度耐受性进行检测的方法，将患牙感觉不适的温度值与邻牙及同名牙对比后作出判断。

【防治】

1. 预防　正确的刷牙方法，适度用力的刷牙习惯；有缺损及时充填；避免食用过冷、过热、过硬的食物；避免"酸环境"对牙的损伤性影响等，均为预防牙本质敏感症发生的主要措施。

2. 药物治疗

(1) 氟化钠：隔湿、干燥牙面，用75%氟化钠甘油反复涂擦敏感区1～2分钟，重复2～3次。

(2) 氟化锶：用10%氟化锶牙膏，也可局部涂擦75%氟化锶甘油或25%氟化锶。

(3) 碘化银：隔湿，涂3%碘酊0.5分钟后，再用10%～30%硝酸银液涂擦，牙面上出现灰白色沉淀物，0.5分钟后，同法再涂擦过敏区1～2次即可。

(4) 树脂类脱敏剂：去除牙体表面食物残渣等，以清水冲洗过敏区后隔湿，轻轻吹干，用蘸有脱敏剂的小毛刷涂擦脱敏区，30秒后用气枪吹干表面液体，然后以大量流水冲洗。可反复进行，也可使用光固化灯进行照射。

3. 修复治疗　对反复药物脱敏无效，磨损较为严重接近牙髓者，可在牙髓治疗后行全冠修复。

练习题

选择题

1. 属于牙体慢性损伤的是

　　A. 牙折　　　　　　　　B. 牙脱位　　　　　　　C. 磨牙症

　　D. 畸形中央尖　　　　　E. 牙震荡

2. 如导致牙釉质发育不全的致病作用时间发生在出生后第2年，则受累的牙位是

　　A. 11　　　　　　　　　B. 12　　　　　　　　　C. 13

　　D. 14　　　　　　　　　E. 15

3. 仅有牙本质着色，没有牙体硬组织缺损的非龋性疾病是

　　A. 牙釉质发育不全　　　B. 氟牙症　　　　　　　C. 牙隐裂

　　D. 四环素牙　　　　　　E. 牙折

4. 检查牙隐裂临床常用最有效、最便捷的方法是

　　A. 相应部位涂2%碘酊　　　　　B. X线片

　　C. 实验室检查　　　　　　　　　D. 叩诊

　　E. 局部麻醉法

5. 楔状缺损常发生于牙体的

　　A. 舌侧　　　　　　　　B. 唇(颊)侧颈部　　　　C. 唇(颊)侧中1/3

　　D. 切缘　　　　　　　　E. 舌(腭)侧中1/3

6. 可通过母体的胎盘屏障引起乳牙着色的是
    A. 牙釉质发育不全   B. 氟牙症   C. 四环素牙
    D. 畸形中央尖   E. 牙隐裂

7. 楔状缺损的好发牙位是
    A. 切牙和尖牙   B. 前磨牙和尖牙   C. 上颌第一磨牙
    D. 前磨牙和磨牙   E. 磨牙

8. 畸形中央尖好发牙位是
    A. 上颌第一前磨牙   B. 上颌第二前磨牙   C. 下颌第一前磨牙
    D. 下颌第二前磨牙   E. 下颌第一磨牙

9. 牙隐裂的好发牙位是
    A. 切牙   B. 第一前磨牙   C. 第二前磨牙
    D. 第一磨牙   E. 第二磨牙

（张翠翠）

第四章 牙 髓 病

📝 **学习目标**

1. 熟悉：牙髓组织及髓腔解剖的临床应用；牙髓炎的病因；急性牙髓炎、慢性牙髓炎的临床表现及诊断；急性牙髓炎的治疗原则及应急治疗措施；盖髓术、牙髓切断术的方法和步骤。
2. 了解：残髓炎、逆行性牙髓炎及牙髓坏死的临床特征；儿童牙髓病的诊治特点。

📁 **病例**

患者，男，30 岁。右上后牙剧烈疼痛 3 天。3 天前右上后牙疼痛，呈自发性阵发性剧烈疼痛，夜间加剧、冷热刺激痛来就诊。检查：右上第一磨牙近中邻面龋，探痛明显，叩（-），冷热诊疼痛加剧。

请问：1. 该患者的临床诊断是什么？

2. 如何应急处理？

3. 应急处理后专科治疗采用什么方法？

牙髓病是指发生在牙髓组织上的疾病，包括牙髓炎、牙髓坏死、牙髓钙化和牙内吸收等，临床以牙髓炎最常见，牙髓炎的主要感染途径来自深龋，同时感染可以通过根尖孔扩散到根尖周组织，引起根尖周炎，甚至由此发展为颌面部炎症，影响全身健康。急性牙髓炎的主要表现为剧烈的牙痛，严重影响患者的生活质量。因此，早期防治龋病可以防止牙髓病的发生，及时治疗牙髓炎可以控制感染的扩散。

第一节 牙髓组织结构与髓腔解剖的临床应用

一、牙髓组织结构的临床应用

（一）牙髓组织的形态学特点及组织学特点

1. 形态学特点 牙髓组织是牙体组织中唯一的软组织，位于由牙本质围成的牙髓腔内，借狭窄的根尖孔与根尖周组织相连。一般情况下，牙髓组织不能被直视，只有偶然的牙外伤，牙髓才暴露于口腔内，检查可以发现，牙髓组织是一种坚实的、黏性的软组织。

2. 组织学特点　牙髓是一种疏松结缔组织，结构成分基本上与机体其他疏松结缔组织一样，由细胞和细胞间质组成。牙髓细胞包括成纤维细胞、成牙本质细胞、防御细胞和储备细胞。成纤维细胞是牙髓组织的主体细胞，分布于整个牙髓。成牙本质细胞具有形成牙本质的作用。牙髓具有形成、营养、感觉及防御功能。

（二）牙髓组织的增龄性变化

牙髓组织有明显的增龄性变化，随着年龄的增加，牙髓组织在体积、结构和功能上都发生变化（表4-1）。牙体组织的不良刺激均会加速牙髓的这种变化。

表4-1　牙髓组织的增龄性变化

比较项目	年轻人	老年人
髓腔	髓腔大，髓角高，根尖孔大，牙本质小管粗	髓腔小，髓角低，根尖孔小，牙本质小管细小
牙髓	牙髓细胞多，血管丰富，神经多，纤维少	牙髓细胞少，血管不丰富，神经少，纤维多
牙髓修复力	强	弱
治疗方法	保留患牙，尽可能保活髓	保留患牙

（三）牙髓组织特点与临床联系

当牙髓受到外界刺激时，牙本质细胞会发生反应，在受刺激的牙髓侧及在接近露髓或已露髓处，产生修复性牙本质或形成牙本质桥，以隔绝外界刺激，保护牙髓。未分化的间叶细胞和大单核细胞有组织修复功能，这是活髓保存疗法可能成功的组织学依据。牙髓的神经支配来自三叉神经的分支。牙髓对外界刺激不论是冷、热、触、压，还是化学物质等均不能分辨，其唯一的反应是疼痛，且缺乏定位能力，所以具有特征的疼痛症状是诊断牙髓炎的重要依据。

牙髓组织除狭窄的根尖孔与牙周组织相通外，均处于四壁坚硬的髓腔中，缺乏侧支循环，一旦发生炎症，没有缓冲余地，导致髓腔内压急剧增高，不但引起剧烈疼痛，而且使牙髓循环发生障碍。牙髓组织循环发生障碍，缺乏氧和营养的供给是导致牙髓坏死的原因。

二、髓腔解剖的临床应用

（一）髓腔形态与各部位的名称

髓腔是牙体内部容纳牙髓的腔，它的形态与牙体外形相似（图4-1）。在牙冠及牙颈部髓腔扩大呈室状，称为髓室。在牙根内的髓腔缩小呈管状，称为根管。根管在根尖的开口称为根尖孔。牙髓组织的血管、神经、淋巴管等均经根尖孔与牙周组织相通。

1. 髓室　单根牙髓室与根管无明显分界，多根牙髓室与根管分界明显，朝向牙根的一面称为髓室底，其上有从髓室进入根管的入口，呈漏斗状，称为根管口。髓室朝向殆面者称为髓室顶,约位于牙冠的颈 1/3 处,其上有与各牙尖相对应的突出部分,称为髓角,备洞时要注意避开髓角以免损伤牙髓。髓室其余四壁分别与牙冠的唇(颊)、舌(腭)、近中及远中面相对应。

2. 根管 通常一个外形较圆的根只有一个根管,而一个较扁的牙根内很可能有两个根管。根管在牙根表面的开口为根尖孔。根尖孔在牙体未发育完成前较大,通常在牙萌出后2~4年才缩小定形,可位于根尖端或根尖周围任何部位。

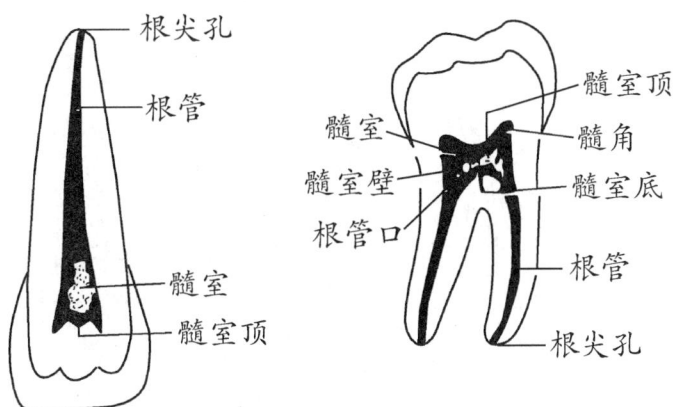

图 4-1 髓腔形态与各部位的名称

(二)各类牙髓腔的解剖特点与开髓方法

1. 上颌切牙

(1)髓腔解剖形态:髓腔大,髓腔的近远中径在近切端最宽,向根尖逐渐缩窄。其唇舌径在颈部最宽,向切端或根尖均逐渐缩窄。根管粗大,为单根管牙。

(2)开髓方法:首先用细裂钻在舌面中央钻入,起初牙钻与牙面垂直,钻至牙本质阻力明显减小,此时改变牙钻方向,使之与牙长轴方向一致,同时向近远中与颈部扩展,形成底端与切缘平行,顶端朝向颈部的圆三角形洞形,进入根管呈直线通道(图 4-2)。

2. 上颌尖牙

(1)髓腔解剖形态:髓腔在髓角处最小,逐渐向颈部扩大,并逐渐向根尖缩窄。

(2)开髓方法:基本同上颌切牙,外形为唇舌径大于近远中径的椭圆形(图 4-2)。

3. 上颌前磨牙

(1)髓腔解剖形态:髓室约为长方形,颊舌径大于近远中径,牙颈部显著缩窄,髓角突入颊尖和舌尖。上颌第一前磨牙常为双根,上颌第二前磨牙多为单根。

(2)开髓方法:用裂钻在𬌗面的中央,向颊舌方向移动,形成颊舌径较长的椭圆形。穿通髓室后,去除髓室顶,暴露双根管或单根管(图 4-3)。

4. 上颌磨牙

(1)髓腔解剖形态:上颌磨牙近中颊尖和舌尖较大,其下方的髓角也较为突出,颈部横断面有3~4个根管口,排列成颊舌径长、近远中径短的四边形或三角形,两颊根管口距离较近,与舌侧根管口距离较远。

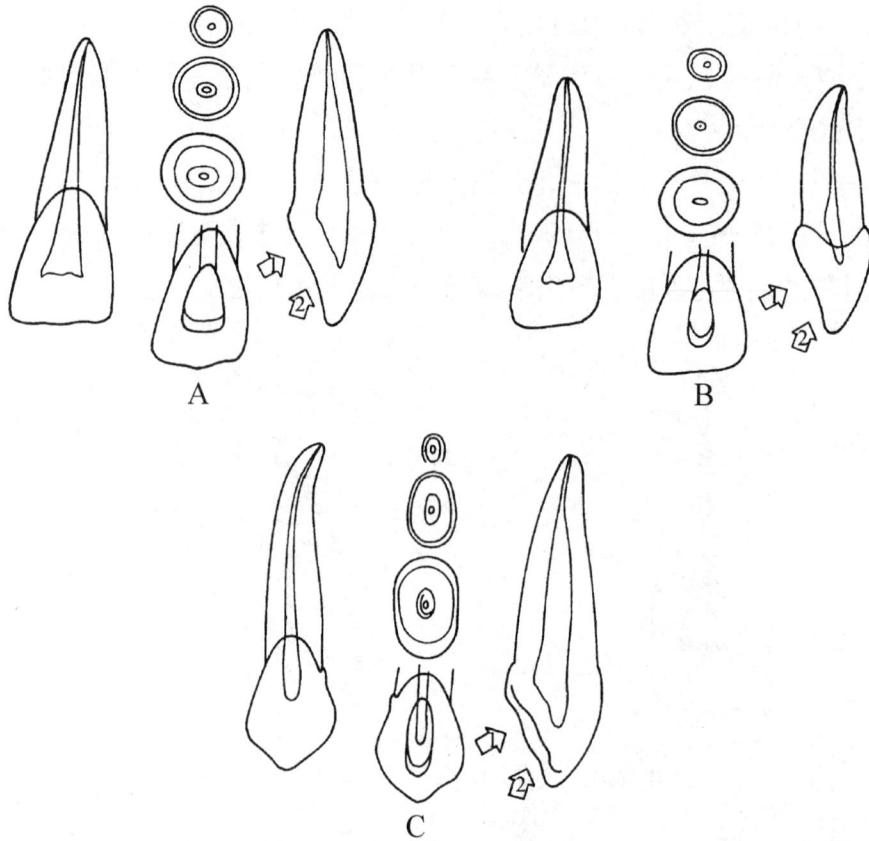

图 4-2　上颌前牙髓腔形态及髓腔入口部位（1、2表示开髓顺序）

A. 上颌中切牙　B. 上颌侧切牙　C. 上颌尖牙

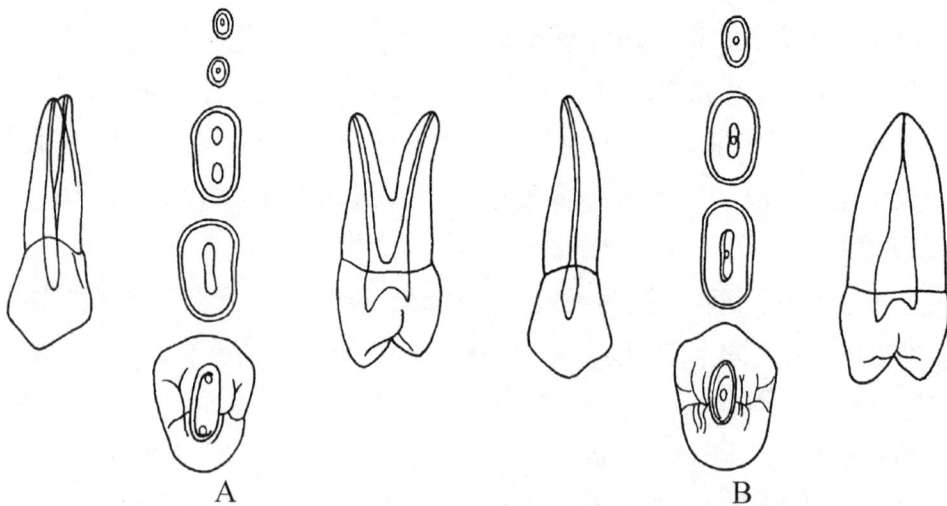

图 4-3　上颌前磨牙髓腔形态及髓腔入口部位

A. 上颌第一前磨牙　B. 上颌第二前磨牙

（2）开髓方法：用裂钻在𬌗面中央朝向近中舌尖穿通髓室，去除髓室顶，按髓室形态制成颊舌径长、近远中径短的圆三角形，略偏近中（图4-4）。

5. 下颌前牙

（1）髓腔解剖形态：下颌前牙体积小，故髓腔体积也小，唇舌径大于近远中径，单根，多为单根管,也可能出现双根管。

(2)开髓方法:裂钻应在舌面近切缘处,方向与舌面垂直,钻穿牙釉质后,可以感到阻力突然减小,逐渐改变牙钻方向,使之与牙长轴方向一致,以进入髓室,形成唇舌径长、近远中径短的椭圆形(图4-5)。

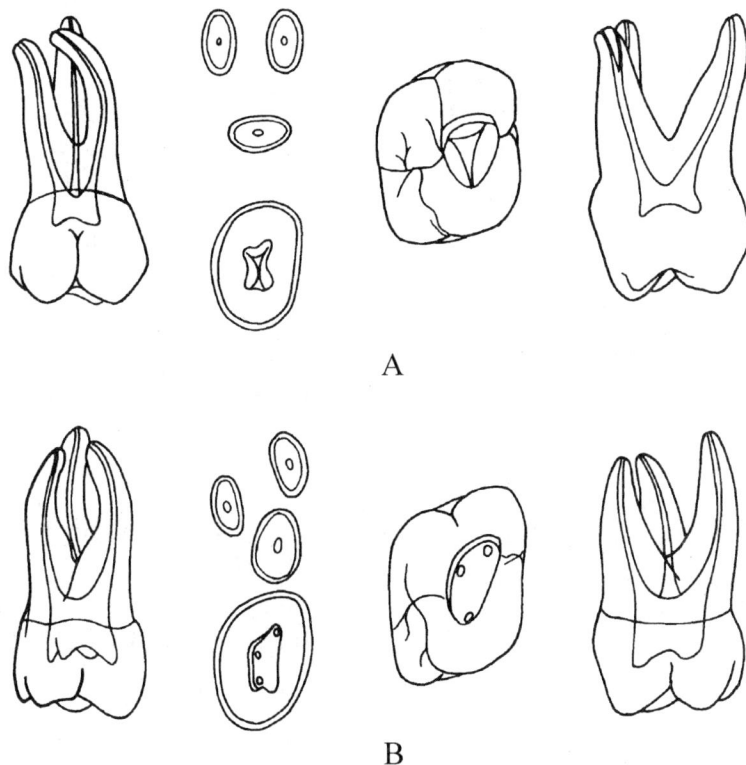

图4-4 上颌磨牙髓腔形态及髓腔入口部位

A. 上颌第一磨牙　B. 上颌第二磨牙

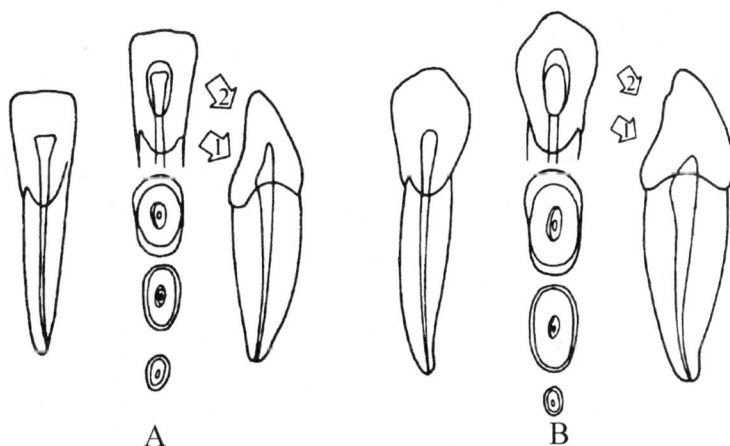

图4-5 下颌前牙髓腔形态及髓腔入口部位(1、2表示开髓顺序)

A. 下颌中切牙　B. 下颌尖牙

6. 下颌前磨牙

(1)髓腔解剖形态:牙冠向舌侧倾斜,𬌗面为方圆形,髓室为立方形,髓室不在𬌗面的正中央下方,而是偏向颊尖,单根,单根管,也可出现双根管。

(2)开髓方法:开髓应在𬌗面偏颊尖处进行,呈颊舌径稍长的短椭圆形(图4-6)。

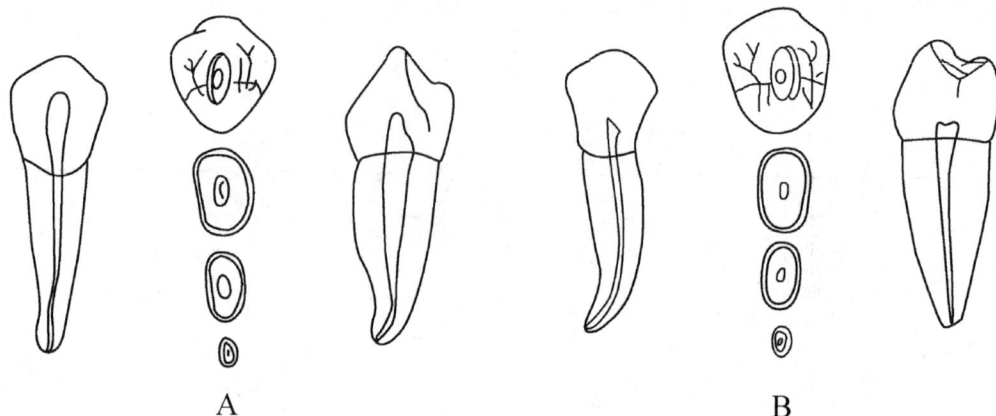

图 4-6 下颌前磨牙髓腔形态及髓腔入口部位

A. 下颌第一前磨牙 B. 下颌第二前磨牙

7. 下颌磨牙

(1)髓腔解剖形态:下颌第一磨牙𬌗面为长方形,下颌第二磨牙𬌗面为正方形。下颌磨牙的髓室较大,为长方形,近远中径大于颊舌径。

(2)开髓方法:下颌磨牙的牙冠向舌侧倾斜,开髓应在𬌗面偏向颊侧近颊尖顶处,窝洞的舌侧壁略超过中央窝。揭髓室顶时也应先进入近中颊侧髓角,以免造成髓腔舌侧穿孔(图4-7)。

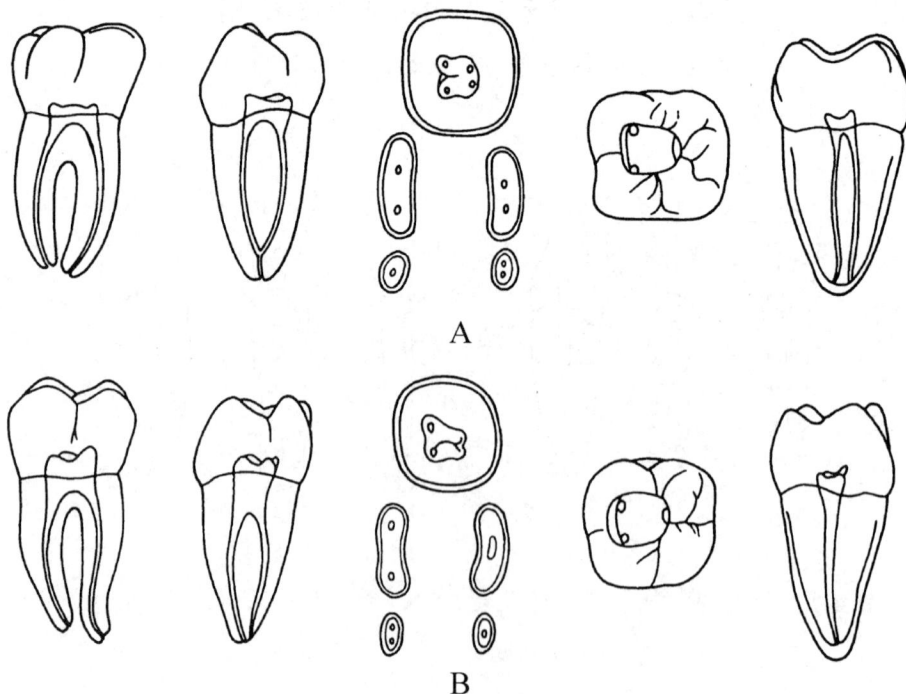

图 4-7 下颌磨牙髓腔形态及髓腔入口部位

A. 下颌第一磨牙 B. 下颌第二磨牙

第二节 牙髓病的病因

引起牙髓病的原因主要有细菌感染、物理和化学刺激等,其中细菌感染是最主要的原因。

一、感染因素

(一)致病微生物

微生物感染是牙髓炎的主要原因,其致病菌无明显的特异性,主要为兼性厌氧球菌和厌氧杆菌,如链球菌、放线菌、乳酸杆菌和革兰氏阴性杆菌等,一般为混合菌感染。微生物及其毒素作用于牙髓产生炎症反应。

(二)感染途径

1. 牙体途径 正常情况下牙髓受到牙体硬组织的保护,当龋病、磨损、创伤或医源性因素等破坏了牙釉质和牙骨质的完整性时,牙本质甚至牙髓暴露于口腔,细菌通过牙本质小管感染牙髓或者通过暴露的牙髓直接感染。深龋是牙髓感染最常见的途径。

2. 牙周途径 患牙有深牙周袋时,牙周袋的细菌可以通过根尖孔或根管侧支进入牙髓而引发感染。这种由于牙周途径导致的牙髓感染称为逆行性感染,所引起的牙髓炎称为逆行性牙髓炎。

3. 血源性感染 菌血症或脓毒血症时,细菌有可能随血液循环进入牙髓,引起牙髓感染。此种情况极为少见。

二、物理因素

(一)温度

牙髓对温度有一定的耐受范围,一般口腔黏膜能耐受的温度不会引起牙髓的病变。但过高、过低的温度刺激或温度骤然改变,都可能造成牙髓刺激,尤其是严重磨耗的牙齿。临床上异常的温度刺激主要为高速或持续钻磨牙齿且缺乏降温措施,以及金属充填材料修复未采取保护措施所引起的牙髓病变。

(二)电流

口腔内在相邻或对颌牙上采用两种不同的金属修复体,咬合时可产生电流,通过唾液传导刺激牙髓,长时间可引起牙髓炎。

三、化学因素

(一)垫底及充填材料刺激

某些垫底及充填材料的化学成分对牙髓有一定的毒害作用,能引起牙髓病变,如深龋洞用磷酸锌粘固剂直接垫底时,其在凝固之前所释放的游离酸可刺激牙髓;复合树脂对牙髓也有刺激性。

（二）消毒药物刺激

窝洞消毒药物选择不当，如用硝酸银、酚类等刺激性强的药物消毒窝洞时，会刺激牙髓，引起牙髓病变。

（三）酸蚀剂的刺激

用酸蚀剂处理洞壁，可增强修复材料的粘接和固位。如对窝洞行酸蚀处理，其中的酸对牙髓产生刺激，可导致牙髓损伤，引起牙髓的炎症反应。

四、创伤因素

创伤是否能引起牙髓病主要取决于创伤的程度和持续的时间。交通事故、运动竞技、暴力斗殴或突然咬到硬物等均可导致急性牙外伤。创伤性咬合、磨牙症等可引起慢性咬合创伤。这些创伤可造成根尖部血管挫伤或断裂，影响牙髓的血供，引起牙髓退变、发炎或坏死。医源性创伤多见于正畸治疗时加力过大，拔牙时误伤邻牙或对颌牙。

第三节 常见牙髓病的分类、临床表现和诊断

一、牙髓病的临床分类

根据牙髓病的临床表现和治疗预后将牙髓病分为：

（一）可复性牙髓炎

（二）不可复性牙髓炎

1. 急性牙髓炎

2. 慢性牙髓炎

3. 残髓炎

4. 逆行性牙髓炎

（三）牙髓坏死

（四）牙髓钙化

（五）牙内吸收

二、各型牙髓病的临床表现与诊断

（一）可复性牙髓炎

可复性牙髓炎是牙髓组织以血管扩张、充血为主要病理变化的早期炎症表现。如能彻底去除病原刺激因素，同时给予患牙适当的治疗，患牙牙髓可以恢复到正常状态；但如外界刺激持续存在，则患牙牙髓炎症会继续发展成为不可复性牙髓炎。

【临床表现】

1. 症状 当患牙受到冷、热温度刺激或甜、酸化学刺激时，立即出现瞬间的疼痛反

应,尤其对冷刺激敏感,无自发性疼痛。

2．检查

（1）患牙常见有接近髓腔的牙体硬组织病损,如深龋、楔状缺损。有时可查及患牙有深牙周袋。

（2）患牙对温度测验表现为一过性敏感,尤其对冷测验反应较强烈。当刺激去除后,症状仅持续数秒即缓解。

（3）叩诊无异常反应。

【诊断】

1．主诉对温度刺激一过性敏感,但无自发痛的病史。

2．常可找到能引起牙髓病的牙体组织及牙周组织损害等病因。

3．患牙对冷测的反应阈值降低,相同的刺激,患牙常可出现一过性敏感。

【鉴别诊断】

1．深龋 患有深龋的牙对温度刺激也敏感,但往往是当冷、热刺激进入深龋洞内才出现疼痛反应,而且刺激去除后症状不持续。

2．牙本质敏感症 患有牙本质敏感症的患牙通常对探、触等机械刺激和酸、甜等化学刺激更敏感,而可复性牙髓炎主要是对冷、热温度刺激一过性敏感。

3．不可复性牙髓炎 可复性牙髓炎与不可复性牙髓炎区别的关键是前者绝对无自发痛病史;后者一般有自发疼痛史,有时可有轻度叩痛。

（二）急性牙髓炎

急性牙髓炎的临床特点是发病急,疼痛剧烈。临床上有急性症状的大多数病例属于慢性牙髓炎急性发作。

【临床表现】

1．症状 急性牙髓炎的主要症状是剧烈疼痛,疼痛性质具有下列特点:

（1）自发性阵发性疼痛:在没有受到任何外界刺激的情况下,突然发生剧烈的自发性尖锐疼痛。这种疼痛呈阵发性,疼痛一段时间后自行缓解,间隔一段时间,疼痛又发作。炎症早期发作次数少,持续时间短,间歇时间长。炎症晚期发作频繁,持续时间长,间歇时间短,甚至没有疼痛间歇期。

（2）夜间痛:疼痛往往在夜间发作,或夜间疼痛较白天剧烈。患者常因牙痛而难以入眠,或从睡眠中痛醒,这可能是由于平卧时体位改变,牙髓腔内压力升高所致。

（3）温度刺激加剧疼痛:冷、热刺激可激发患牙的剧烈疼痛。如患牙正处于疼痛发作期内,温度刺激可使疼痛更为加剧。如果牙髓已化脓或部分坏死,则患牙可表现为热刺激加剧疼痛,冷刺激反而可缓解疼痛。这可能是因为牙髓的病变产物中有气体出现,受热膨胀后使髓腔内压力进一步增高,产生剧痛。反之,冷空气或凉水可使气体体积收缩,减小压力而缓解疼痛。临床上常见患者口含冷水以减轻痛苦。

（4）疼痛不能定位:患者不能明确指出患牙,疼痛呈放射性,常常沿三叉神经分布区放射至同侧上、下颌牙及头面部。但这种放射痛一般不会发生到患牙的对侧区域。

2．检查

（1）患牙可查到近髓腔的深龋或其他牙体硬组织疾患，或可查到患牙有深牙周袋。

（2）探诊常可引起剧烈疼痛。有时可探及微小穿髓孔，并可见有少许脓血流出。

（3）温度测验时，患牙有激发痛。刺激去除后，疼痛症状要持续一段时间。当患牙热刺激加剧疼痛，冷刺激缓解疼痛时，表明牙髓已经出现化脓或者部分坏死。

（4）牙髓的炎症处于早期阶段时，患牙无叩痛；处于晚期阶段时，因牙髓炎症已波及根尖部的牙周膜，患牙可出现垂直方向的叩诊不适。

【诊断】

1．典型的疼痛症状。

2．患牙可查到有引起牙髓病变的牙体损害或其他病变。

3．牙髓温度测验反应可帮助定位患牙。对患牙的定位是诊断急性牙髓炎的关键。

【鉴别诊断】

1．三叉神经痛　其发作一般有疼痛"扳机点"，患者一旦触及该点即诱发疼痛。同时三叉神经痛很少在夜间发作，且冷、热温度刺激不引发疼痛。

2．龈乳头炎　龈乳头炎也可出现较剧烈的自发性疼痛，但疼痛性质为持续性胀痛，一般不会出现激发痛，患者对疼痛多可定位。检查多可发现疼痛相应部位的龈乳头有充血、水肿现象，触痛极为明显。

3．急性上颌窦炎　急性上颌窦炎患侧的上颌后牙可出现类似牙髓炎的疼痛症状，疼痛也可放射至头面部而易被误诊。但急性上颌窦炎所出现的疼痛为持续性胀痛，除患侧的上颌前磨牙和磨牙可出现叩痛外，不能查及可引起牙髓炎的牙体组织疾病，温度测验不引起疼痛。但检查上颌窦前壁可出现压痛，同时，患者还可能伴有头痛、鼻塞、脓涕等上呼吸道感染的症状。

（三）慢性牙髓炎

慢性牙髓炎是临床上最为常见的一类牙髓炎，有时临床症状不典型，容易误诊而延误治疗。

【临床表现】

慢性牙髓炎一般不发生剧烈的自发性疼痛，可出现不太明显的阵发性隐痛或钝痛。其病程较长，患者可有长期的冷、热刺激痛病史。炎症常波及全部牙髓及根尖部的牙周膜，致使患牙常表现为咬合不适或轻度叩痛。患者大多可定位患牙。根据组织病理学表现与临床表现，慢性牙髓炎可分为下列三型：

1．慢性闭锁性牙髓炎

（1）症状：无明显自发痛，但有长期的冷、热刺激痛病史。

（2）检查：可查及未穿髓的深龋洞、充填体或其他近髓的牙体硬组织疾病；多有轻叩痛或叩诊不适感；患牙对温度测验和电活力测验的反应多为迟缓性疼痛，或表现为迟钝。

2. 慢性溃疡性牙髓炎

（1）症状：多无自发痛，但患者常诉当食物嵌入患牙洞内可出现剧烈的疼痛。常有明显的冷、热刺激痛。

（2）检查：可查及深龋洞或其他近髓的牙体损害。由于怕痛，患者长期废用患牙，因此可见患牙有大量软垢、牙石堆积，洞内食物残渣嵌入较多。去除腐质后，可见穿髓孔，探痛明显。温度测验表现为敏感。一般没有叩痛，或仅有极轻微的叩诊不适。

3. 慢性增生性牙髓炎　此型牙髓炎的发生条件为患牙根尖孔粗大，血运丰富以及穿髓孔较大，炎症牙髓易增生呈息肉状并自髓腔突出。因此，慢性增生性牙髓炎多见于青少年患者。

（1）症状：一般无自发痛，有时患者在进食时感到患牙疼痛，或有进食出血现象，因而长期不敢用患侧咀嚼食物。

（2）检查：患牙有大而深的龋洞，洞中有红色的肉芽组织，即牙髓息肉，它可充满整个龋洞内并达咬合面，探痛不明显但易出血。由于长期废用，常可见患牙及其邻牙有大量牙石堆积。温度测试反应较迟钝。牙髓息肉应与牙周膜息肉和牙龈息肉相鉴别，可用探针拨动息肉，检查其蒂部的起源。牙龈息肉由牙龈增生长入龋洞。牙周膜息肉是因髓室底穿通，由根分叉处牙周组织增生长入龋洞，应仔细探查髓室底的完整性，X 线片可辅助诊断。牙髓息肉蒂部与牙髓相连（图 4-8）。

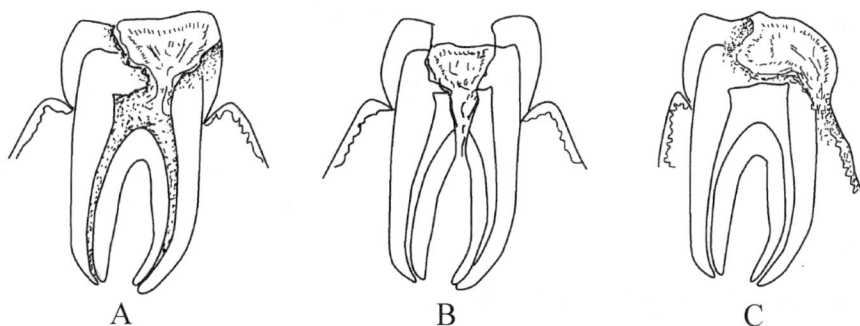

图 4-8　龋洞内息肉的来源
A. 牙髓息肉　B. 牙周膜息肉　C. 牙龈息肉

【诊断】

1. 可以定位患牙，有长期冷、热刺激痛病史和自发痛史。

2. 可查到引起牙髓炎的牙体硬组织疾病或其他病因。

3. 患牙牙髓有活力，对温度测验有异常表现。

4. 有轻微垂直向叩痛。

【鉴别诊断】

1. 深龋　无典型自发痛症状的慢性牙髓炎有时与深龋不易鉴别。深龋患牙往往是当温度刺激进入龋洞内才出现敏感症状，刺激去除后症状立即消失；而慢性牙髓炎对温度刺激引起的疼痛反应持续时间较长。另外，慢性牙髓炎可出现轻度叩痛，而深龋患牙无叩痛。深龋无穿髓点，而慢性牙髓炎除闭锁型外，可查出穿髓点。需要注意的是当无典型临床表现的深龋患牙，在去净腐质时发现有穿髓点，甚或在去腐未净时已经露髓，亦应诊断为慢性牙髓炎。

2. 可复性牙髓炎　见本节可复性牙髓炎鉴别诊断。

3. 干槽症　患侧近期有拔牙史。疼痛性质为持续性剧痛，夜间痛不明显。检查可发现有病变的拔牙创，可见牙槽窝空虚，骨面暴露，有臭味。拔牙窝邻牙虽也可有冷、热刺激敏感及叩痛，但无明确的牙髓炎指征。

（四）残髓炎

残髓炎也属于慢性牙髓炎，发生在经过牙髓治疗后的患牙，由于残留了少量炎症根髓或多根牙遗漏了未处理的根管，所以称为残髓炎。

【临床表现】

1. 症状　残髓炎的临床症状与慢性牙髓炎的疼痛特点相似，常表现为自发性钝痛、放射性痛、温度刺激痛。由于炎症发生于近根尖孔处的根髓组织，因此患牙多有咬合不适感或轻微咬合痛。患牙有牙髓治疗的病史。

2. 检查

（1）患牙牙冠有做过牙髓治疗的充填体或暂封材料。

（2）对患牙施以强冷或强热刺激进行温度测验，其反应可为迟缓性痛或稍有感觉。

（3）叩诊轻度疼痛或不适感。

（4）去除患牙充填物，用根管器械探查患牙根管深部时有感觉或疼痛。

【诊断】

1. 有牙髓病治疗史。

2. 有慢性牙髓炎症状。

3. 温度测验患牙有迟缓性疼痛或叩痛。

4. 探查根管有疼痛。

（五）逆行性牙髓炎

逆行性牙髓炎的感染来源于患牙的深牙周袋。袋内的细菌及毒素通过根尖孔或侧、副根管逆行进入牙髓，引起根部牙髓的慢性炎症。由于此型牙髓炎的感染走向，与通常由冠部牙髓开始，逐渐向根部牙髓进展的牙髓炎方向相反，故称为逆行性牙髓炎。

【临床表现】

1. 症状

（1）患牙可表现为自发痛，阵发痛，冷、热刺激痛，放射痛及夜间痛等典型的急性牙髓炎症状。

（2）也可表现为慢性牙髓炎的症状，即冷、热刺激敏感或激发痛，以及不典型的自发钝痛或胀痛。

（3）患牙有长时间的牙周炎病史，并可有口臭、牙齿松动、咬合无力或咬合疼痛等不适症状。

2．检查

（1）患牙有深达根尖区的牙周袋或较为严重的根分叉病变，牙龈水肿、充血，牙周袋溢脓，牙齿有不同程度的松动。

（2）无引发牙髓炎的深龋或其他牙体硬组织疾病。

（3）叩诊为轻度或中度疼痛。

（4）X线片显示患牙有广泛的牙周组织破坏或根分叉病变。

【诊断】

1．有长期的牙周炎病史，且有严重的牙周炎表现。

2．近期出现牙髓炎症状。

3．患牙未查及引发牙髓病变的牙体硬组织疾病。

（六）牙髓坏死

牙髓坏死常由各型牙髓炎发展而致，也可因外伤打击、正畸矫治加力过大损伤根尖孔处的血管，使牙髓血运中断而坏死。另外修复治疗对牙体组织进行预备时的过度手术切割产热，以及某些材料所致的化学刺激或微渗漏也可导致牙髓坏死。坏死的牙髓组织更易于被细菌感染，如不及时治疗可继发根尖周组织感染。

【临床表现】

1．症状　患牙一般无自觉症状，患者大多以牙冠变色前来就诊。追问病史可能有外伤史、正畸治疗史或充填、修复史。

2．检查　患牙可见到牙体缺损，牙冠变色，呈暗红或灰黄色，失去光泽。牙髓活力测验无反应。叩诊同对照牙或者叩诊不适。X线片显示患牙根尖周无明显异常。

【诊断】

1．无自觉症状。

2．牙冠变色，牙髓活力测验结果和X线表现。

3．病史可作为参考。

【鉴别诊断】

主要与慢性根尖周炎鉴别。慢性根尖周炎的患牙牙髓也是坏死状态，也可无明显的自觉症状，但慢性根尖周炎常有叩痛，或近根尖区有窦道口，X线片可见根尖区阴影。

第四节　治　疗

一、治疗原则

牙髓病的治疗原则是保存活髓或保存患牙，但由于牙髓解剖、生理方面的特殊性，目前保存活髓的疗效还不理想。如不能保存健康的牙髓,也应当尽量保存患牙。

牙髓病的治疗方法有多种,保存活髓的方法有盖髓术和牙髓切断术,保存患牙的主要方法有根管治疗术、牙髓塑化治疗术。应根据患者的年龄、患牙的位置及病变的类型和程度来选择适宜的治疗方法。总的原则是:

1. 前牙 除意外穿髓和青少年根尖未发育完成的可复性牙髓炎,可试用保存活髓疗法外,其他都宜选用牙髓摘除术或根管治疗术。

2. 后牙 因外伤、备洞造成的小的、新鲜的露髓及可复性牙髓炎可用盖髓术。限于部分冠髓的牙髓炎,特别是年轻恒牙根尖尚未发育完成者,宜用牙髓切断术。各型晚期牙髓炎大多选用根管治疗术,个别特殊的患牙可选择牙髓塑化治疗术。

小知识

口腔是有菌的环境,在牙髓治疗过程中,血液、唾液及飞沫等会造成感染扩散,医护人员和患者之间,患者与患者之间都有交叉感染的危险,因此,在治疗过程中必须建立严格的防护措施,控制感染扩散,应注意术区的隔离,使用器械要严格消毒,加强医护人员、患者及工作环境的防护。

二、应急治疗

(一)开髓引流

急性牙髓炎剧烈牙痛的原因是炎症渗出物形成的髓腔高压,因此,急性牙髓炎应急治疗的关键是开髓引流,降低髓腔压力,缓解疼痛。

开髓方法:局麻下从髓角处穿通髓腔,使髓腔内炎症渗出物引流而降低内压。同时应在开髓处放入蘸有丁香油等止痛药物的小棉球,疼痛可立刻缓解。开髓引流2天。

(二)药物止痛

如无条件开髓,可将蘸有丁香油酚、樟脑酚等止痛药液的小棉球放入洞内。如为逆行性牙髓炎,止痛剂应放入牙周袋深处,还可以口服或注射各种止痛剂。但总的来说,药物止痛效果不明显。

三、盖髓术

盖髓术是一种保存活髓的治疗方法,是用药物覆盖在已经暴露或即将暴露的牙髓创面上,以隔离外界刺激,诱导成牙本质细胞形成修复性牙本质,从而达到保护牙髓、消除病变的目的。盖髓术分直接盖髓术和间接盖髓术两种,前者是覆盖已经暴露的牙髓,后者是覆盖尚未暴露的牙髓。

盖髓剂的种类较多,目前应用最广而有效的是氢氧化钙糊剂,其次是氧化锌丁香油糊剂。氢氧化钙具有强碱性,pH为9～12,可以中和炎症所产生的酸性产物,有利于消除炎症和减轻疼痛。目前,各种氢氧化钙的制剂较多,它们共同的特点是弱碱性,对组织刺激小,能促进牙本质桥的形成。氧化锌丁香油糊剂具有防腐、止痛和保护牙髓的作用,多用于间接盖髓。

(一)直接盖髓术

1. 适应证

(1)根尖孔尚未形成的年轻恒牙,因外伤及医源性意外露髓者(直径小于1mm)。

(2)根尖已完全形成,机械性露髓范围直径小于0.5mm,且牙髓尚未感染者。

2. 禁忌证

(1)因龋病露髓的牙。

(2)临床检查有不可复性牙髓炎或根尖周炎表现的患牙。

3. 操作步骤与方法

(1)制备洞形:清除龋坏组织时,避开穿髓孔,及时清除洞内软组织碎屑,尽量减少细菌污染牙髓的机会。用生理盐水缓慢地冲洗窝洞,隔湿、拭干窝洞。

(2)放置盖髓剂:选用氢氧化钙或其他直接盖髓剂覆盖于暴露的牙髓上,用氧化锌丁香油粘固剂暂封窝洞(图4-9)。

(3)疗效观察及处理:观察1~2周,患牙无任何症状且牙髓活力正常者,可去除部分暂封剂,保留厚约1.0mm的氧化锌丁香油粘固剂垫底,再选用磷酸锌粘固剂作为第二层垫底,用银汞合金或复合树脂永久充填。如果患牙盖髓后出现自发痛、夜间痛等症状,则表明病情向不可复性牙髓炎发展,应去除暂封物,改行根管治疗术。

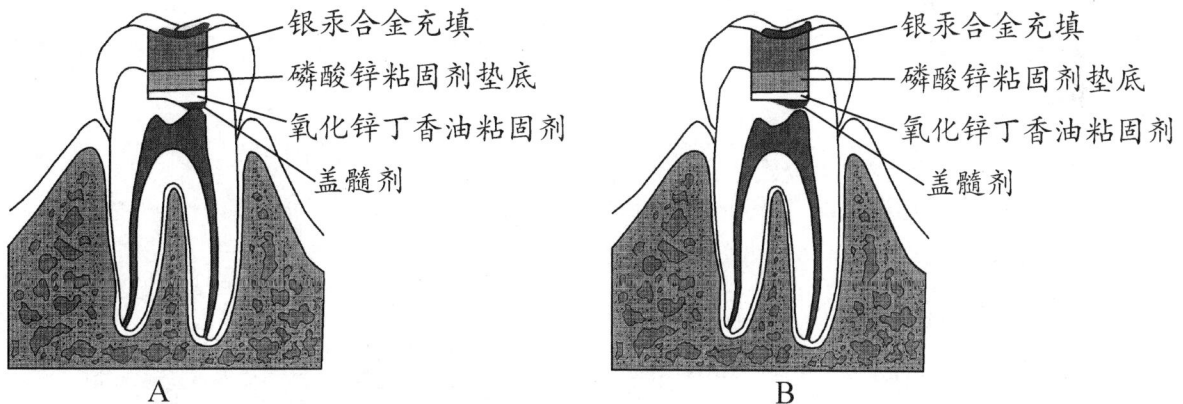

图4-9 盖髓术

A. 直接盖髓术 B. 间接盖髓术

(二)间接盖髓术

1. 适应证

(1)深龋、外伤所致牙髓接近暴露的患牙。

(2)深龋引起的可复性牙髓炎,牙髓活力测验在正常范围,X线片显示根尖周组织正常的恒牙。

（3）无明显自发痛，去除腐质后未见穿髓，但难以判断是慢性牙髓炎或可复性牙髓炎时，可采用间接盖髓术作为诊断性治疗。

2．操作步骤与方法

（1）窝洞预备：先用低速球钻去除龋坏牙本质，再用挖匙去除近髓处的软质龋坏，或仅保留少许近髓龋坏牙本质，不强求底平，以避免穿髓。用温水冲洗干净，常规隔湿，拭干窝洞后，用丁香油棉球擦拭窝洞，吹干。

（2）放置盖髓剂：将氢氧化钙糊剂放于近髓处，用氧化锌丁香油粘固剂暂封窝洞，或直接在窝洞中放入氧化锌丁香油粘固剂暂封。

（3）充填：观察1~2周后，如果无任何症状，且牙髓活力正常者，可保留部分氧化锌丁香油粘固剂作垫底，再进行永久充填。对曾保留有少许软质龋坏的窝洞，则可在6~8周后，去净原有的软龋，再行垫底充填。有些患牙经盖髓治疗后对温度刺激仍敏感时，可去除盖髓剂及暂封物，更换新的盖髓剂暂封，直到症状消失后再行永久充填。

四、牙髓切断术

牙髓切断术是指切除有炎症的冠髓，将盖髓剂覆盖于根管口根髓断面上，保留正常根髓的治疗方法。

（一）适应证

病变局限于冠髓而根尖未发育完成的年轻恒牙，行牙髓切断术以保存活的根髓，直到牙根发育完成。

（二）操作步骤

1．开髓 局麻下去龋、开髓，揭髓室顶。隔湿并消毒窝洞。操作过程中注意无菌操作，防止牙髓组织再感染。

2．切除冠髓 选用锐利挖匙，将冠髓从根管口处整齐切断。用生理盐水或无菌水冲洗组织断面，去除组织碎屑。牙髓组织断面如出血较多，可用小棉球蘸少许生理盐水或0.1%肾上腺素液，置根管口处轻压组织断面帮助止血。

3．放置盖髓剂 止血后，将氢氧化钙盖糊剂轻敷于牙髓断面上，厚约1mm。用氧化锌丁香油糊剂行无压暂封。暂封后观察1~2周，若无症状，则行双层垫底，银汞合金或复合树脂充填（图4-10）。

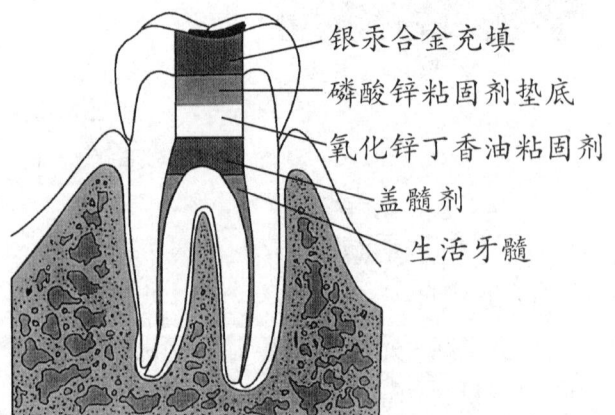

银汞合金充填
磷酸锌粘固剂垫底
氧化锌丁香油粘固剂
盖髓剂
生活牙髓

图4-10 牙髓切断术

（三）失败及处理

1．根髓感染 未严格执行无菌操作，造成根髓感染并出现急、慢性牙髓炎，牙髓坏死，甚至导致根尖周炎，应改行根管治疗术。

2. 髓室穿孔　因不熟悉髓腔解剖，牙钻方向不正确，医生工作精力不集中等原因，钻磨过程中可造成髓室穿孔。临床上患者突感疼痛，局部异常出血，探查穿孔部位或插入牙胶尖拍 X 线片即可确诊。治疗可将氢氧化钙覆盖在髓室底穿孔处，侧壁穿孔用银汞合金充填。如髓室底穿孔太大，难以修复，可考虑拔除患牙。

五、儿童牙髓病的诊治特点

（一）儿童牙髓病的特点

1. 儿童牙髓炎多为慢性牙髓炎　乳牙牙髓组织疏松、血管丰富，感染易扩散。但另一方面，牙髓防御能力强，牙髓炎症呈慢性且相对较久。同时，龋病进展快，早期导致髓腔开放也使炎症易转为慢性。出现急性症状时，多半是慢性炎症的急性发作。

2. 早期症状不明显　儿童牙髓病病变早期无明显的临床表现，牙髓感染扩散快，再加上儿童语言表达能力差，就诊时病变已较严重，甚至出现根尖周炎时才来就诊。

3. 牙髓炎可伴有根尖周感染　因为乳牙根分歧处硬组织薄、副根管多，感染极易通过此途径扩散到根分歧的牙周组织，经龈沟向外排脓。

4. 牙髓炎症易导致牙根吸收　牙髓炎症刺激破骨细胞活性增强，同时乳牙牙根钙化程度低，致使牙根过早吸收。

（二）儿童牙髓病的治疗特点

1. 乳牙牙髓病的治疗原则　包括保存活髓的治疗和保存患牙的治疗，一般乳牙牙髓病的治疗应力求简单有效，保存患牙比保存活髓意义更大，尽量扩大乳牙的保留范围，将患牙保存至替换时期。

2. 年轻恒牙牙髓病的治疗原则　恒牙萌出后 3～5 年，牙根才发育完成。对牙根尚未发育完成的年轻恒牙的牙髓病治疗原则是：尽量保存活髓组织，使牙根继续发育完成。

（三）治疗方法

1. 盖髓术　如前述。

2. 牙髓切断术　如前述。

3. 根管治疗术　适用于晚期牙髓炎或牙髓坏死，其方法同恒牙根管治疗术，但在治疗时应注意：

（1）根管预备时勿将根管器械超出根尖孔，以免将感染物质推出根尖孔或损伤恒牙胚。由于乳牙根管系统复杂，根管壁薄，其根管预备不强调根管扩大和成形，而主要通过化学方法去除根管内的感染物质，因此临床上重点放在根管冲洗和根管消毒。

（2）在乳牙的替换中，由于乳牙根的生理性吸收，继承恒牙方可萌出于正常位置上，术前须拍 X 线片了解牙根吸收情况。乳牙的根管充填材料仅可采用可吸收的糊剂如碘仿制剂、氢氧化钙制剂充填，不影响乳恒牙交替。

4. 根尖诱导成形术　是指牙根未完全形成之前发生牙髓严重病变或根尖周炎症的

年轻恒牙,在消除感染或治愈的基础上,用药物诱导根尖部的牙髓和/或根尖周组织形成硬组织,使牙根继续发育并使根尖形成的治疗方法。

练习题

选择题

1. 牙髓病主要的致病因素为

 A. 感染因素   B. 物理因素   C. 化学因素

 D. 特发因素   E. 免疫因素

2. 牙髓感染的最常见途径是

 A. 龋病感染   B. 外伤冠折

 C. 深牙周袋   D. 深楔状缺损

 E. 血源性感染

3. 急性牙髓炎诊断的主要步骤是

 A. 先查患牙,后问诊,做温度测试

 B. 先做温度测试,后查患牙,问诊

 C. 先问诊,后做温度测试

 D. 先问诊,再查患牙,后温度测试

 E. 先麻醉止痛,再问诊,检查

4. 慢性牙髓炎就诊时的临床表现不包括

 A. 冷热刺激痛   B. 食物入龋洞后疼痛

 C. 自发痛剧烈   D. 咬合痛、轻叩痛

 E. 龋洞内探及穿髓孔

5. 慢性溃疡性牙髓炎时,患牙龋洞的探诊为

 A. 洞底硬,不敏感   B. 洞内探穿髓孔出现疼痛

 C. 洞内有肉芽组织   D. 洞底大量软腐质

 E. 以上无一项正确

6. 慢性闭锁性牙髓炎的临床表现不包括

 A. 不定时的自发痛   B. 热诊引起迟缓痛

 C. 洞内探及穿髓孔   D. 叩诊多有不适感

 E. 有过自发痛病史

7. 慢性牙髓炎的临床表现不包括

 A. 可由急性牙髓炎转来   B. 病程长,症状不典型

 C. 有时有轻微自发性钝痛   D. 冷热刺激痛,刺激去除后疼痛立即消失

 E. 炎症易波及根尖牙周膜,常有叩痛

8. 急性牙髓炎的临床特点不包括

    A. 剧烈疼痛、不能定位   B. 疼痛呈自发性,阵发性

    C. 有夜间疼痛史   D. 温度刺激可加重疼痛

    E. 患牙不敢咬合,有浮起感

9. 牙周病时,感染经根尖孔引起牙髓的炎症,临床称为

    A. 可复性牙髓炎   B. 急性牙髓炎

    C. 慢性牙髓炎   D. 逆行性牙髓炎

    E. 不可复性牙髓炎

10. 牙髓坏死的临床表现不包括

    A. 牙暗灰不透明   B. 温度测试无反应

    C. 牙冠变黑褐色   D. 电活力测试无反应

    E. 电活力测试正常

11. 逆行性牙髓炎的临床表现不包括

    A. 阵发性自发痛   B. 牙体完好无损

    C. 未探及牙周袋   D. 温度测试引起疼痛

    E. 牙松动有叩痛

(熊均平)

第五章 根尖周病

病例

    患者，女，48岁，2天前左上后牙出现自发性持续性跳痛，患牙有浮起感，不敢咬合，无明显冷热刺激痛。昨晚疼痛进一步加重，止痛药无效，彻夜未眠，早起时左面部肿胀，疼痛减轻，求诊。

    请问：1. 该病的诊断是什么？

           2. 该病如何治疗？

    根尖周病是指发生于根尖周围组织的炎症性疾病，又称根尖周炎，多为牙髓病的继发病。根管内感染坏死的牙髓、细菌及其毒素都可以通过根尖孔，引起根尖周组织发生炎症。急性根尖周炎有剧烈的疼痛、肿胀，甚至伴有全身反应，而且炎症可以扩散，引起蜂窝织炎或颌骨骨髓炎，使患者十分痛苦。慢性根尖周炎也可能成为感染病灶，引起远隔器官的疾病，影响患者全身健康。

第一节 根尖周组织的解剖生理特点

    根尖周组织是指牙根尖部及其周围的组织，包括牙骨质、牙周膜和牙槽骨。

（一）牙骨质

    牙骨质是构成牙根表面的硬组织，其基本功能是将牙周膜的主纤维附着于根面上。在正常情况下，根尖1/3不断有细胞性牙骨质的沉积，以补偿牙冠的磨耗。这种不断沉积的特点使牙根不断增长和使根尖孔逐渐缩小。根尖孔过度缩小将影响血流进入牙髓，诱发牙髓退行性或增龄性变化。牙本质牙骨质界是根管最狭窄处，通常距根尖孔0.5～1.0mm，是牙髓与牙周组织的分界，因此又被称为组织学根尖孔。在根管治疗中，组织学根尖孔可协助根管预备器械在根尖定位，同时还可预防根充材料超出根尖孔。牙骨质可修复因炎症导致的牙根病理性吸收，也可修复因牙移位导致的牙根生理性吸收。

（二）牙周膜

根尖周牙周膜位于牙骨质与牙槽骨的间隙中，由成束的胶原纤维和其间的疏松结缔组织构成，通过根尖孔与牙髓相接。根尖周胶原纤维束呈放射状排列，一端埋在牙骨质内，另一端埋入牙槽骨中，具有悬吊和支持牙的作用。

牙周膜内分布有触压觉感受器和疼痛感受器，前者可传导压力和轻微接触牙体的外部刺激，发挥本体感受功能；后者可传导痛觉，参与防御反应。当根尖周组织发生炎症时，患者既可感受到痛觉，又能指出患牙位置。

牙周膜的侧支血运循环较为丰富，对于增加根尖周组织的抗病能力和病变的修复能力是十分有利的。

根尖周牙周膜主要有四种功能：①形成根尖部的牙骨质和牙槽骨，并能吸收和重建牙骨质和牙槽骨；②承受咀嚼力和缓冲外来的力量，以避免牙槽骨直接受力；③维持牙槽骨的代谢活力；④对外来刺激产生相应的组织学反应。

（三）牙槽骨

牙槽骨由固有牙槽骨和支持骨组成。固有牙槽骨为薄层致密骨，构成牙槽骨的内壁，它在 X 线片上呈围绕牙根的连续阻射白线，又称硬骨板。持续性根尖周炎症可导致根尖周硬骨板吸收，在 X 线片上可表现为阻射白线模糊、中断甚至消失。研究表明，硬骨板矿物质吸收 30%～50% 时，在 X 线片上才能显示出来，因此，早期根尖周病损不一定能通过 X 线片检出。

牙槽骨是可变的骨组织，在生理状况下，受压力的部位往往有牙槽骨吸收，而受牵引的部位则有骨质增生。在处于病态时，牙槽骨因所受刺激的强弱而发生不同的反应。

第二节 根尖周病的病因

引起根尖周病的病因主要有细菌感染、物理以及化学刺激等。因根尖周病往往是由牙髓病发展而来，所以能引起牙髓病的因素都能直接或间接地引起根尖周病。

一、感染

细菌感染是引起根尖周病的主要病因，牙髓坏死后，根管即成为一个含有多种细菌的感染根管。细菌及其产生的毒素、酶和代谢产物可存在于主根管、根管侧支和牙本质小管中。这些病原刺激物可以通过根尖孔、根管侧支引起根尖周组织感染，可见感染根管与根尖周病关系密切，要治愈根尖周炎，关键在于消除髓腔中的感染源。

二、创伤

创伤包括急性创伤和慢性创伤。急性创伤，如牙体受到外力打击、碰撞、突然咬到硬物；医疗工作中牙齿矫治加力过大使牙移动速度过快，拔牙时误伤邻牙，这些创伤均可以引起根尖周的炎症反应。慢性创伤，如创伤性咬合、磨牙症、窝洞充填物或修复体过高引起的咬合创伤，均可引起根尖周炎症反应。若根管器械将细菌带出根尖孔，也可导致根尖周感染。

三、化学刺激

在治疗牙髓病和根尖周病时，若使用药物不当将造成化学性刺激，可引起根尖周炎。如在行牙髓失活时，封砷失活剂时间过长或用量过大，或砷失活剂用于年轻恒牙，砷渗出根尖孔外，引起药物性根尖周炎。又如在根管内封刺激性强的消毒剂，如酚类或醛类制剂过多，特别是在治疗根尖孔较大的患牙时，药物也可渗出根尖孔引起药物性根尖周炎。

> **小知识**
>
> 失活法是用化学药物制剂封于牙髓创面，使牙髓组织坏死失去活力的方法。其适用于成人牙髓失活，前牙、乳牙或根尖未形成的牙禁用。亚砷酸是一种常用的失活剂，有很强的渗透性，且毒性作用没有自限性。使用时取约球钻大小的量，置于露髓处，严密封闭，封药时间为1～2天。若封药时间过长，砷的作用可以通过根尖孔，使根尖周组织发生坏死。因此，要严格选择适应证和控制封药时间。

第三节 根尖周病的分类、临床表现与诊断

一、根尖周病的临床分类

根据根尖周病的临床表现和病理过程可分为：

（一）急性根尖周炎

1. 急性浆液性根尖周炎

2. 急性化脓性根尖周炎

（二）慢性根尖周炎

1. 根尖周肉芽肿

2. 慢性根尖周脓肿

3. 根尖周囊肿

4. 根尖周致密性骨炎

二、急性根尖周炎

急性根尖周炎是从根尖部牙周膜出现浆液性炎症到根尖周组织形成化脓性炎症的一

系列反应过程,是一个病变程度由轻到重、病变范围由小到大的连续过程。临床上原发性急性根尖周炎较少,多数是慢性根尖周炎的急性发作。这是因为根尖周组织对来自牙髓的不断刺激,有较强的防御和修复能力,但不能彻底清除这些刺激,因而根尖周组织呈现慢性炎症表现,若慢性炎症引流不畅,破坏严重,在机体抵抗力下降时,即可导致急性发作;相反,急性根尖周炎在一定条件下(如得到某种引流,但未经彻底治疗)可以转变为慢性根尖周炎。

（一）急性浆液性根尖周炎

急性浆液性根尖周炎又称根尖周炎的急性浆液期,是根尖周炎发生的初期。

【病理】

主要为根尖部牙周膜内的血管扩张、充血、浆液渗出,局部组织水肿,压力增高。根尖部牙骨质及其周围的牙槽骨尚无明显变化。

急性浆液性根尖周炎的临床过程往往较短,如果细菌毒力强,机体抵抗力弱,局部引流不畅,则很快发展为化脓性炎症;反之,如果细菌毒力弱,机体抵抗力较强,炎症渗出又得到了引流,则病情得到控制。

【临床表现】

1. 症状 初期患牙胀痛不适、发木、有浮出感,轻轻咬紧牙时疼痛可缓解。病情进一步发展,根尖周炎性渗出增多,局部压力增高,可出现自发性、持续性钝痛,患牙浮出伸长感明显。咬合时根尖部压力增加,刺激神经,引起剧烈疼痛,使患者不敢咬合。由于疼痛是因牙周膜神经受到炎性刺激引起的,所以患者能够明确指出患牙位置。

2. 检查

（1）患牙可见龋坏、充填体或其他牙体硬组织疾病,或可查到深牙周袋。

（2）牙冠变色,牙髓活力测试无反应,但乳牙或年轻恒牙对牙髓活力测试可有反应,甚至出现疼痛。

（3）叩诊疼痛(+)～(++),根尖扪诊不适或疼痛。牙龈无明显异常。

（4）患牙可有Ⅰ度松动。

（5）X线检查根尖周组织影像无明显异常。

【诊断】

1. 患牙有典型的咬合疼痛症状,定位明确。

2. 对叩诊和扪诊的反应。

3. 牙髓活力测试的结果并结合患者的年龄,患牙的牙髓病史、外伤史及治疗史可作为参考。

（二）急性化脓性根尖周炎

急性化脓性根尖周炎又称急性根尖周炎化脓期,多是由急性浆液期发展而来,也可由慢性根尖周炎转化而来。此阶段通常又称急性牙槽脓肿或急性根尖脓肿。

【病理】

急性化脓性根尖周炎初期，脓液只局限在根尖孔附近的牙周膜内，此阶段称为根尖脓肿阶段（图5-1A）。若根尖部的脓液得不到通畅的引流，会向根尖周围更广泛的区域扩散，并从组织结构较薄弱处突破。积聚在根尖附近的脓液可通过以下三种方式排出。

1. 通过骨髓腔突破骨膜、黏膜或皮肤向外排脓 这是急性根尖周炎最常见的典型自然发展过程。若脓液通过骨松质到达牙槽骨的骨外板，再通过骨密质上的营养孔到达骨膜下则形成骨膜下脓肿（图5-1B）。脓液在骨膜下积聚，达到相当压力时，骨膜破裂，脓液流注于黏膜下或皮肤下，形成黏膜下脓肿或皮下脓肿（图5-1C）。最后黏膜破溃，脓液排出，急性炎症缓解，转为慢性炎症。当机体抵抗力减弱或引流不畅时，又可急性发作。

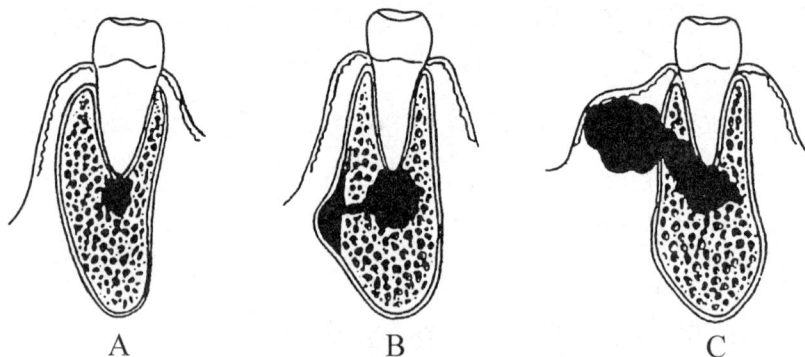

图 5-1 急性化脓性根尖周炎的三个发展阶段

A. 根尖周脓肿 B. 骨膜下脓肿 C. 黏膜下脓肿

上述排脓方式可通过以下四条途径排脓（图5-2）。

（1）穿通骨壁突破黏膜：通常上、下颌前牙及上颌后牙颊根处的脓液多从骨的唇、颊侧穿出黏膜在口腔前庭排出。若患牙的根尖偏向舌（腭）侧，脓液可穿过舌（腭）侧骨板在固有口腔中排脓。

（2）穿通骨壁突破皮肤：如下颌后牙的根尖脓肿有时可穿通颊部皮肤而形成颊瘘；上颌尖牙可向同侧眼眶内下方皮肤排脓而形成面瘘。

（3）突破上颌窦壁：这种情况较为少见，多发生于低位上颌窦的患者，上颌前磨牙和上颌磨牙的牙根接近上颌窦，尤其是上颌第二前磨牙和上颌第一、二磨牙，其根尖周脓液有可能穿通上颌窦壁向上颌窦内排脓。

（4）突破鼻底黏膜：某些上颌中切牙根尖部的脓液在穿通唇侧骨壁后，继续沿骨膜上行而流至鼻底黏膜下形成脓肿，破溃后向鼻腔内排脓，是一种罕见的排脓途径。

2. 通过根尖孔经根管从冠部缺损处排脓 这种排脓方式对根尖周组织破坏最小。根尖孔粗大、根管通畅、冠部缺损呈开放状态的患牙，根尖部的脓液可由此通路排出（图5-3）。临床上应尽早开通髓腔进行引流，尽量减轻炎症对根尖周组织的破坏。

3. 通过牙周膜从龈沟或牙周袋排脓 这种情况多发生于有牙周病的患牙，通常预后很差。因根尖周脓肿病灶与牙周袋底接近，脓液易经此通道排出（图5-4），并造成牙周膜

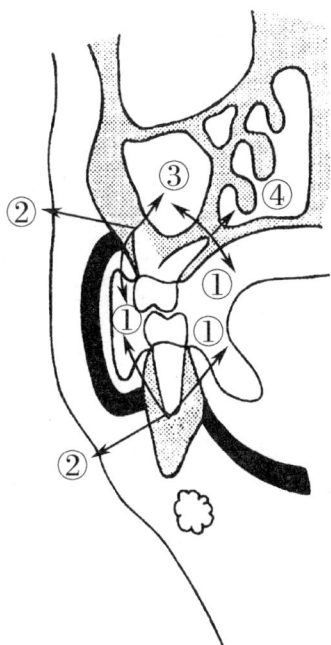

图 5-2　急性化脓性根尖周炎通过骨髓腔排脓的 4 条途径
①穿通骨壁突破黏膜；②穿通骨壁突破皮肤；③突破上颌窦壁；④突破鼻底黏膜。

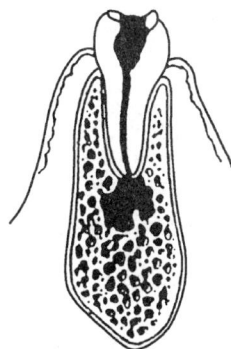

图 5-3　通过根尖孔经根管从髓室排脓

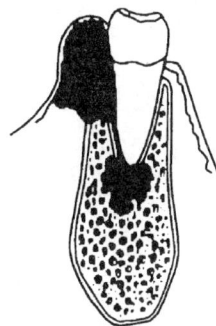

图 5-4　通过牙周膜从牙龈沟或牙周袋排脓

纤维破坏，牙松动，最后导致牙脱落。在儿童的乳牙或年轻恒牙发生牙槽脓肿时，由于其牙周膜组织较为疏松，脓液易沿牙周膜扩散由龈沟排出，但是儿童时期组织的修复再生力亦较强，当消除炎症后，牙周组织还能愈合并恢复正常。

【临床表现】

急性化脓性根尖周炎依其脓液相对聚集于不同区域，在临床上分别表现为具有各自特点的三个阶段，即根尖周脓肿、骨膜下脓肿以及黏膜下脓肿。

1. 根尖周脓肿

（1）症状：患牙出现自发性、持续性剧烈跳痛，伸长感加重，咬合时患牙先接触并引起疼痛，患者因而不敢咬合。

（2）检查：①患牙叩痛（++）～（+++），牙齿松动度Ⅱ度～Ⅲ度；②根尖部牙龈潮红，但无明显肿胀，扪诊轻微疼痛；③相应区域的淋巴结可有肿大及压痛。

2. 骨膜下脓肿

（1）症状：患牙持续性、搏动性跳痛更加剧烈，因骨膜致密、坚韧，脓液聚集于骨膜下所产生的压力较大，病程至此疼痛达到高峰，病期多已 3～5 天，患者感到非常痛苦。患牙感觉伸长、松动，轻触患牙也感到疼痛难忍。患者常因疼痛逐日加剧而影响睡眠和进食，还可伴有体温升高、身体乏力等全身症状。

（2）检查：①患者痛苦面容，精神疲惫，体温可有升高，患牙所属区域淋巴结可出现肿大和压痛；②患牙叩痛（+++），松动度Ⅲ度，牙龈红肿，移行沟变平，有明显的压痛，扣诊深部波动感;③严重者可出现颌面部蜂窝织炎,表现为软组织肿胀、压痛,面容改变等。

3. 黏膜下脓肿

(1)症状:由于黏膜下组织较疏松,脓液到达黏膜下时,压力已大为降低,自发性疼痛及咬合痛随之减轻,全身症状缓解。

(2)检查:①患牙叩痛(+)~(++),松动度Ⅰ度;②根尖区黏膜的肿胀已局限,呈半球形隆起,扣诊时波动感明显,脓肿较表浅易破溃。

【诊断】

急性化脓性根尖周炎的诊断主要依靠症状及体征,由疼痛、红肿的程度可以辨别其所处的阶段。急性根尖周炎从浆液期到化脓期是一个连续发展的过程,不能截然分开,只能相对地识别这些阶段。根据症状及检查作出各阶段的诊断是很重要的,因为各阶段都有其相应的、有效的治疗措施。

1. 根尖周脓肿阶段 患牙出现剧烈的自发性持续性跳痛,伸长感明显,咬合时剧烈疼痛。

2. 骨膜下脓肿阶段 疼痛极为剧烈,根尖部红肿明显,叩诊能引起剧烈的疼痛,且可伴有全身症状。

3. 黏膜下脓肿阶段 疼痛有所减轻,局部肿胀明显且有波动感。

4. X线片 急性根尖周炎和慢性根尖周炎急性发作期在X线片上所显示的影像不同。急性根尖周炎时,根尖部无明显改变,而慢性根尖周炎急性发作时,X线片上可见根尖部有不同程度的牙槽骨破坏所形成的透射区。

三、慢性根尖周炎

慢性根尖周炎是指根管内长期存在感染及病原刺激物而导致的根尖周围组织呈现的慢性炎症反应,表现为炎症性肉芽组织的形成和牙槽骨的破坏。其多由于牙髓坏死、坏疽继发而来或急性根尖周炎治疗不彻底造成。

慢性根尖周炎多无明显的自觉症状,有的只在咀嚼时有不适感或轻微疼痛,有的则完全无自觉症状。但是在机体抵抗力降低时,可转化为急性根尖周炎,因此慢性根尖周炎常有反复疼痛、肿胀的病史。

慢性根尖周炎从组织病理上可分为根尖周肉芽肿、根尖周脓肿、根尖周囊肿、根尖周致密性骨炎四种类型。

【临床表现】

1. 症状 慢性根尖周炎一般无明显的自觉症状,有的患牙可在咀嚼时有不适感,咬合无力,也有因牙龈窦道而来就诊者。由于慢性根尖周炎常常是继发牙髓病而来,或急性根尖周炎未经彻底治疗迁延而来,所以,在临床上多可追问出患牙有牙髓病史、反复肿痛史或牙髓治疗史。

2. 检查

（1）患牙有深龋洞或充填体，以及其他牙体硬组织疾病。

（2）牙冠变色，失去光泽。深洞内探诊无反应，牙髓活力测试无反应。

（3）叩诊反应无明显异常或仅有不适感。

（4）患牙一般无松动。

（5）有窦型慢性根尖周炎可探及窦道开口。窦道口多位于根尖部唇颊侧，少数可在舌腭侧查及开口。需要注意的是偶尔可见远离患牙的窦道开口，此时需要拍摄 X 线片帮助确诊，避免将窦道口附近的健康牙误诊为患牙。龈窦常呈粟粒大小白色乳头状突起，在皮肤表面开口的窦道多为黄豆大小的肉芽肿样。挤压窦道时可有脓液溢出，也有窦道呈假性闭合的状态。

（6）X 线检查：不同类型的慢性根尖周炎可显示不同的特点。

1）根尖周肉芽肿：根尖部有圆形或椭圆形的透射影像，边界清楚，周围骨质正常或稍致密，透射区范围较小，直径一般不超过 10mm。

2）慢性根尖周脓肿：根尖周透射区边界不清楚，形状也不规则，周围骨质较疏松而呈云雾状。

3）根尖周囊肿：较小的根尖周囊肿在 X 线片上与根尖周肉芽肿相似而难以区别。大的根尖周囊肿可见有较大的圆形或椭圆形透射区，边界很清楚，并有一圈由致密骨组成的阻射白线围绕。

4）根尖周致密性骨炎：根尖周骨小梁致密，而非透射影像，好发于年轻人的后牙根尖区，对健康无害，不需进行治疗。

【诊断】

1. 患牙 X 线片上根尖区骨质破坏的影像为确诊的依据。

2. 患牙牙髓活力测试无反应可作为重要参考。

3. 病史及患牙牙冠情况可作为辅助诊断指标。

第四节 治 疗

除急性根尖周炎首先应采取应急措施，以控制感染、解除疼痛外，对各型根尖周炎要根据不同的病情采取不同的根治方法。其目的是要消除根尖周围组织病灶，保存患牙，以维护咀嚼器官的完整性。根尖周炎的感染源主要来自髓腔，故彻底清除髓腔中的病原刺激物，是治愈根尖周病的关键。

严格而正规的根管治疗术是彻底的治疗方法，要尽力提倡。随着对髓腔和根管解剖形态及其变异的认识加深，根管预备、消毒、充填方法的完善以及新技术和新材料的应用，显著提高了根管治疗术的疗效。但因受到根管形态变异、器械和技术条件的限制，有的病例还达不到理想的效果。对根尖周病变范围较大、根尖周囊肿较大的病例，除行根管治疗术外,还要配合根尖刮治术、根尖切除术。根尖周炎的常用治疗方法如下。

一、应急处理

（一）开髓引流

1. 原理　急性根尖周炎的应急处理是在局麻下开通髓腔引流通道,穿通根尖孔,使根尖渗出物及脓液通过根管得到引流,以缓解根尖部的压力,解决疼痛。

2. 方法

（1）局部浸润麻醉要避开肿胀部位,否则将引起疼痛和感染扩散,麻醉效果较差,最好行阻滞麻醉。

（2）正确开髓并尽量减少钻磨震动,医生最好用手或印模胶固定患牙,以减轻疼痛。

（3）可用扩孔钻或扩孔锉轻轻穿通根尖孔,帮助根尖周渗出物向根管引流。

（4）用 3% 过氧化氢溶液和 0.5%～5.25% 次氯酸钠交替冲洗,所产生的泡沫可带走堵塞根管的分泌物。

（5）可在髓室中放消炎棉球开放髓腔,待急性炎症消退后再进行常规治疗。一般在开放引流 2～3 天后复诊。

（二）脓肿切开

急性根尖周炎骨膜下及黏膜下脓肿阶段,脓液已穿出牙槽骨壁,单纯开放髓腔,脓液不易从根管充分引流,必须同时切开排脓,才能有效地控制炎症（详见第十章）。

（三）调𬌗磨改

由外伤引起的急性根尖周炎,应调𬌗磨改降低咬合,使患牙得以休息,必要时局部封闭或理疗。

（四）全身治疗

急性根尖周脓肿有一定程度的全身反应,如体温升高、颌面部肿胀、局部淋巴结肿大等。除开髓、切开引流外,应配合全身支持疗法,一般可采用口服或注射的途径给予抗生素类药物或止痛药物,也可以局部封闭、理疗及针灸止痛。口服镇痛药对根尖周炎有一定的镇痛效果,但在剧烈疼痛的急性根尖脓肿阶段,只有局麻下开髓引流或切开排脓才能有效止痛。

二、根管治疗术

根管治疗术是利用机械和化学方法彻底消除髓腔中的感染物质,经过严格的根管消毒,再用根管充填剂严密封闭根管,通过这三个关键步骤,达到防止根尖周再感染、促进根尖病变修复的目的。根管治疗术已成为当今世界牙髓病和根尖周病治疗的主流方法。

（一）适应证

1. 不能保存活髓的各型牙髓炎、牙髓坏死和各型根尖周病。

2. 牙根已发育完成,牙冠折断或牙冠大面积破坏并需桩冠修复者。

3. 牙周 - 牙髓联合病变的患牙。

4. 由于义齿修复需要，如错位、扭转或过长而无其他牙体牙髓病损的牙。

5. 移植牙和再植牙。

（二）根管治疗器械

根管治疗过程中需要使用多种治疗器械，术者必须熟悉其性能，并正确使用，从而取得良好的治疗效果。按照根管治疗的步骤可将根管治疗器械分为开髓器械、根管预备器械、根管消毒器械及根管充填器械四类。以下具体介绍常用的根管治疗器械。

1. 开髓器械 开髓时应按照髓腔的解剖形态彻底揭去髓顶（不能形成台阶或悬突），形成进入根管的直线通路。常用的开髓器械包括高速和低速手机、各种裂钻和球钻（图5-5～图5-7）。一般情况下应用裂钻穿通牙釉质和牙本质进入髓室，然后用球钻沿穿髓孔去除髓顶。

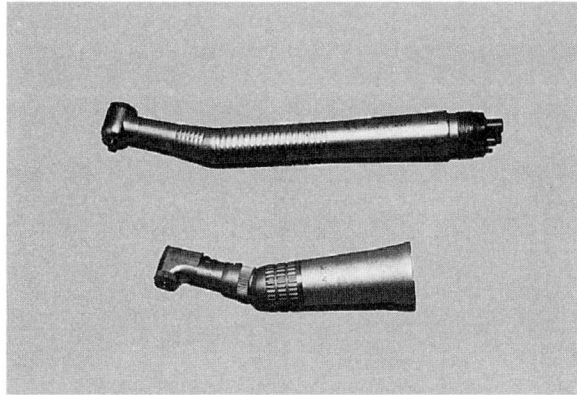

图 5-5 高速和低速手机

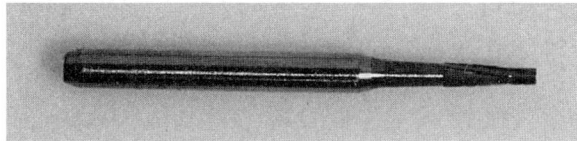

图 5-6 裂钻

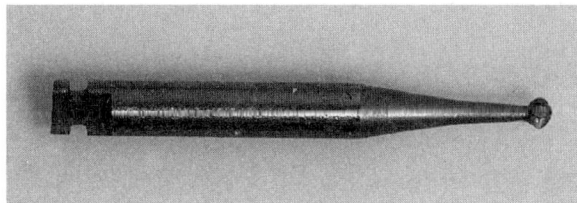

图 5-7 球钻

2. 常用的根管预备器械

（1）光滑髓针：为光滑而有弹性的细针（图5-8）。圆形光滑髓针用于探测根管的粗细、弯曲度并形成通道。其他的可缠绕棉絮，用于洗涤根管或吸干根管内的水分，并能将蘸有药液的棉捻置于根管内行根管消毒。

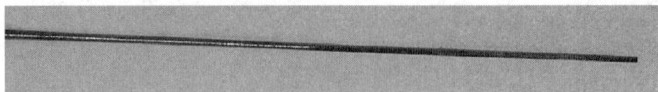

图 5-8　光滑髓针

（2）根管探针 DG16：外形与普通探针相似，但尖端更尖而细，适合于探查根管口（图 5-9）。

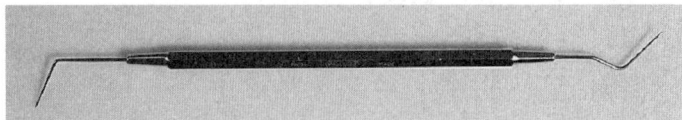

图 5-9　根管探针 DG16

（3）拔髓针：为带倒刺的长锥形器械，插入根管轻轻沿顺时针方向捻转，可去除牙髓组织或取出遗留在根管内的棉捻或纸捻。也有短柄的拔髓针，专用于后牙的拔髓（图 5-10）。因为倒刺的设计，拔髓针表面需要制作一系列切口，削弱了拔髓针本身的抗折能力，受压扭曲时易于折断。使用时，如在根管内遇到阻力切勿用力压入。

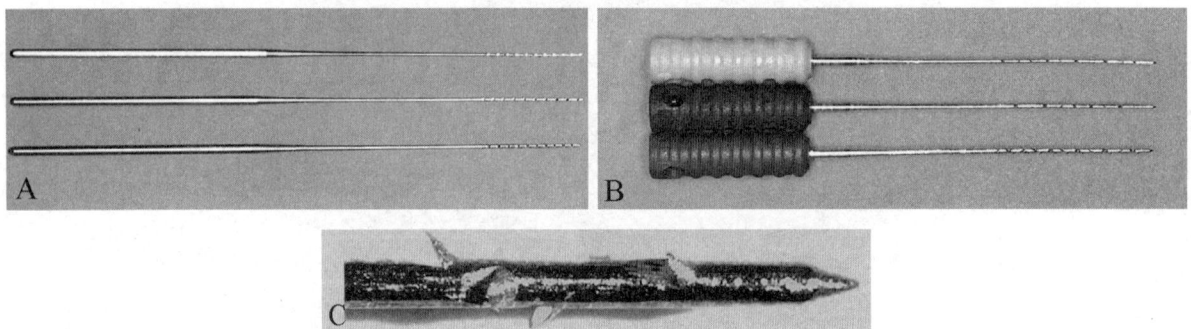

图 5-10　拔髓针

A. 普通拔髓针　B. 后牙专用拔髓针　C. 刃部

（4）K 型器械：是使用最广泛的根管切削器械。

1）K 型扩孔钻：简称扩孔钻（图 5-11A），刃部螺纹较稀疏。当器械在根管中顺时针方向旋转时可切削根管壁，进入根管深部。其抗折性和柔韧性较好。

2）K 型扩孔锉：简称 K 锉（图 5-11B），其螺纹较 K 型扩孔钻密。操作时可用旋转或提拉动作切削根管壁的牙本质。

（5）H 型器械：主要指 H 锉（图 5-11C）。H 锉切刃锋利，与根管壁接近垂直，因此提拉动作可高效切削牙本质，适用于根管中上段较直部分的预备。H 锉不能作旋转运动，以防折断。

（6）G钻：有细而长的茎部，其尖端有一火焰状头部（图5-12）。刃部短，顶端有安全钝头。安装于低速手机上使用，主要用于根管口的敞开及根管中上段的预备。

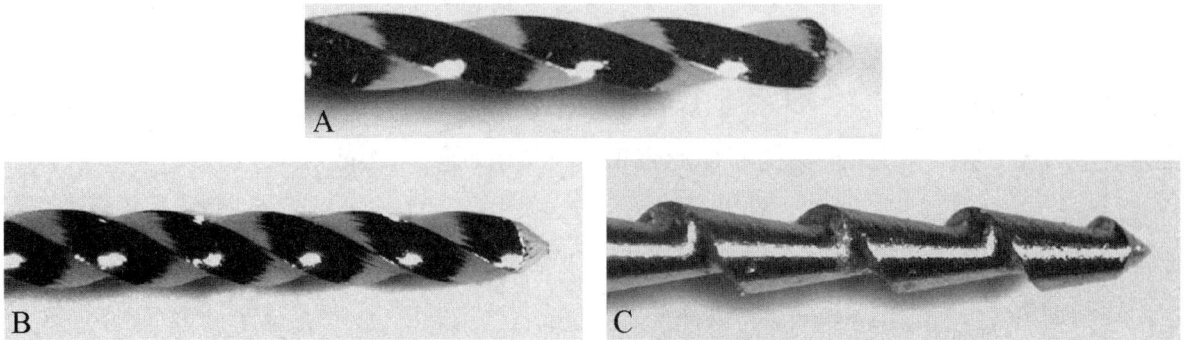

图 5-11　K 型和 H 型器械的刃部
A. 扩孔钻　B. K 锉　C. H 锉

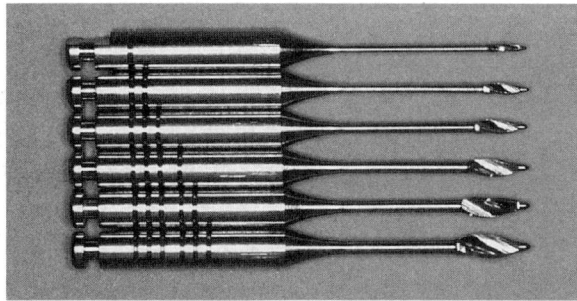

图 5-12　G 钻

（7）P钻：有锐利的刃部，主要用于取出根管充填材料和桩腔预备（图5-13）。

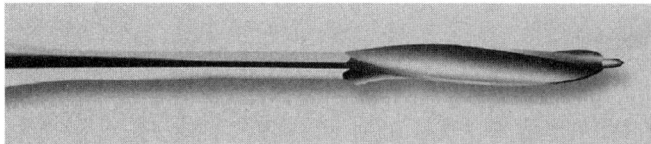

图 5-13　P 钻

另外，近年来出现的镍钛合金器械具有高柔韧性和抗扭断性，根管预备过程中明显减少偏移，例如手用镍钛K型锉、机用ProFile器械、ProTaper器械等。

3. 根管消毒器械　用于将各种根管消毒药物送入根管内，以便对整个根管系统进行消毒，包括输送氢氧化钙糊剂的螺旋输送器、注射器、扩孔钻、棉捻和纸捻等。

4. 根管充填器械

（1）螺旋充填器：有机用和手用两种。工作端为富有弹性的螺旋状不锈钢制成，顺时针方向旋转时，可将充填糊剂推入并填满根管，适用于粗大而直的根管（图5-14）。

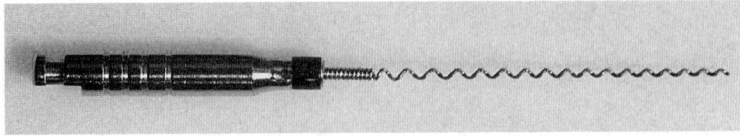

图 5-14 螺旋充填器

（2）侧方加压器：有长柄和短柄以及粗细不同的号码。侧向加压器工作端为细长圆锥形，光滑无刃槽，头尖；短柄侧向加压器的长短、粗细似扩孔钻（图 5-15）。

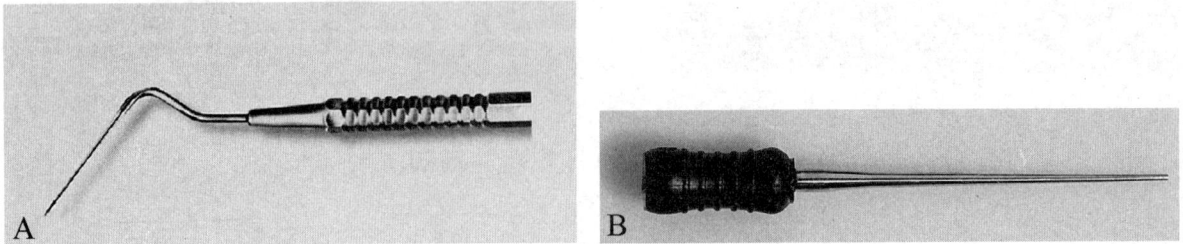

图 5-15 侧方加压器

A. 长柄侧方加压器　B. 短柄侧方加压器

（3）垂直加压器：其工作头是平钝的，特点是加热根管中的根充材料使其软化，进而通过向根尖方向垂直加压，促使充填材料更为致密地充填根管各解剖区域，达到严密封闭根管的效果（图 5-16）。

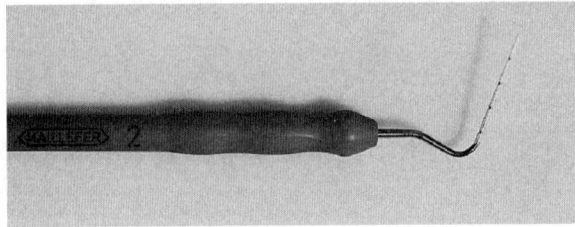

图 5-16 垂直充填器

（三）根管治疗的操作步骤与方法

1. 根管预备　是根管治疗术的关键步骤，根管治疗术成功与否很大程度上取决于根管预备的质量。

根管预备的目的包括：①清理根管内病变牙髓组织及其分解产物、细菌及各种毒素；②根管扩大成形，除去根管壁表层感染的牙本质，修整管壁，并预备到根尖止点；③冲洗洁净，去除根管内残余的污物或碎屑。这一步骤为以后的根管消毒和根管充填创造良好的条件。

根管预备应遵循以下原则：①根尖区预备时要有准确的根管工作长度；②预备过程中每次退出器械或更换器械需用根管冲洗剂冲洗；③根管锉不可跳号；④对弯曲根管，根管锉应预弯。

（1）根管清理：根管清理包括去除根管内容物和冲洗两个步骤。

1）去除根管内容物：在根管成形前，根管内充满牙髓组织、细菌及其代谢产物，必须根据牙髓的状况选择合适的器械去除。如牙髓有炎症没有坏死，则要用拔髓针，沿根管内壁一侧插入至根中 1/3 和根尖 1/3 交界处，轻轻顺时针或逆时针转动 180° 抽出，尽可能抽出完整牙髓。如果牙髓组织坏死，选用光滑髓针或细的根管锉沿根管壁慢慢插入根管中下 1/3 轻轻捣动，使不成形的坏死分解的牙髓组织大部分直接去除或脱离根管内壁，通过冲洗，从根管中清理出。

2）根管冲洗：机械预备不能够完全清理整个根管系统，细菌还在根管壁、牙本质小管等部位存留。当去除牙髓组织等主要的根管内容物后，根管冲洗必不可少，而且要贯穿整个根管清理扩大成形的过程，冲洗与扩大预备交替进行，反复多次，力求清理彻底。

目前最常用、最有效的根管冲洗剂是 0.5%～5.25% 次氯酸钠液，它具有清理根管、溶解坏死组织、润滑根管壁和杀菌的作用。临床可将 0.5%～5.25% 次氯酸钠和 3% 过氧化氢联合使用，其发泡能力强，抗菌消毒作用大。生理盐水也是临床上常用的冲洗液，无刺激性，但缺乏抗菌消毒作用。近年来有人采用螯合剂乙二胺四乙酸（EDTA）作为冲洗剂，它可去除玷污层，软化牙本质，润滑根管壁，并使钙化的阻塞物易于去除，可用于狭窄、钙化根管或根管内有异物的情况。

临床上常用注射器冲洗法，选用 27 号弯针头的注射器，冲洗时将针头松松插入根管深部，切忌将针头卡紧，然后注入冲洗液，回流的液体以棉条吸收，借以观察根管内是否已冲洗干净。也可设计成侧方开口的冲洗针头使冲洗液接触更多的根管壁，冲洗效果很好。

（2）根管扩大成形：在根管清理的基础上，进一步清除感染；建立根尖周病灶的引流通道；便于根管内封药，以保证药物的消毒杀菌作用；便于根管充填，使根充严密准确。

1）逐步后退法进行根管预备：①确定根管工作长度，即从牙冠部参照点到根尖牙本质牙骨质界的距离。具体方法有 X 线片法和电测法，X 线片法是根据根尖片来测量根管工作长度，电测法常用根尖定位仪。②根管下 1/3 预备，将初尖锉预弯后蘸 EDTA 轻轻插入根管至工作长度，进行根管扩大，直到器械无阻力进出根管。然后换大一号器械进行预备，根尖段预备需要预备至比初尖锉大 2～3 号。假设初尖锉为 10 号，即预备到 25 号锉即可，该锉是主尖锉，每根锉工作长度一致。③根管中 1/3 预备，当主尖锉预备完成后，叮通过每增大一号锉，进入工作长度减少 1mm 的方法进行根管预备，即逐步后退，一般每换一根锉要用主尖锉回锉并冲洗。④根管上 1/3 预备，可以用 G 钻预备，顺序使用 1～3 号钻。每换用大一号 G 钻时，操作长度减少 2mm 左右，并用主尖锉回锉冲洗。⑤用主尖锉 25 号锉平根管中、冠 1/3 细微的台阶，达到光滑管壁、疏通根管的目的（图 5-17）。

2）机用镍钛器械预备技术（以 ProFile 器械为例）：①疏通根管，根据 X 线片粗估的工作长度，用 10 号、15 号 K 锉疏通根管至距粗估工作长度 3～4mm 处，再用 20 号 K 锉扩大根管上部。②中上段预备,顺序使用 3 号、2 号根管口成形器预备根管冠部,然后使用锥度为 0.06 的 25 号、20 号器械预备根管中部,至粗估工作长度 3～4mm 处。③确定工作长度,用 10 号、15 号 K 锉疏通根管至根尖狭窄处,确定精确工作长度。④根尖段预备,用 0.04 锥度的 25 号、20 号器械向下预备至工作长度。可再由小号器械逐渐扩大到主尖锉,均要达到工作长度。⑤根管壁修整,使用 20 号锥度为 0.06 的器械修整根管壁(图 5-18)。

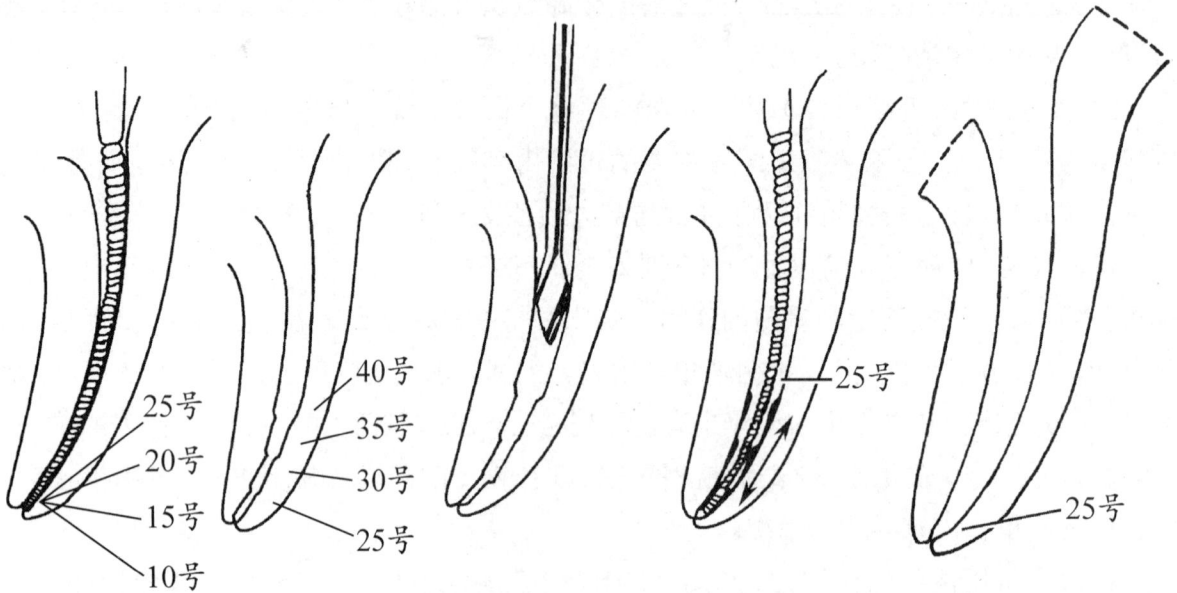

图 5-17　根管预备逐步后退法

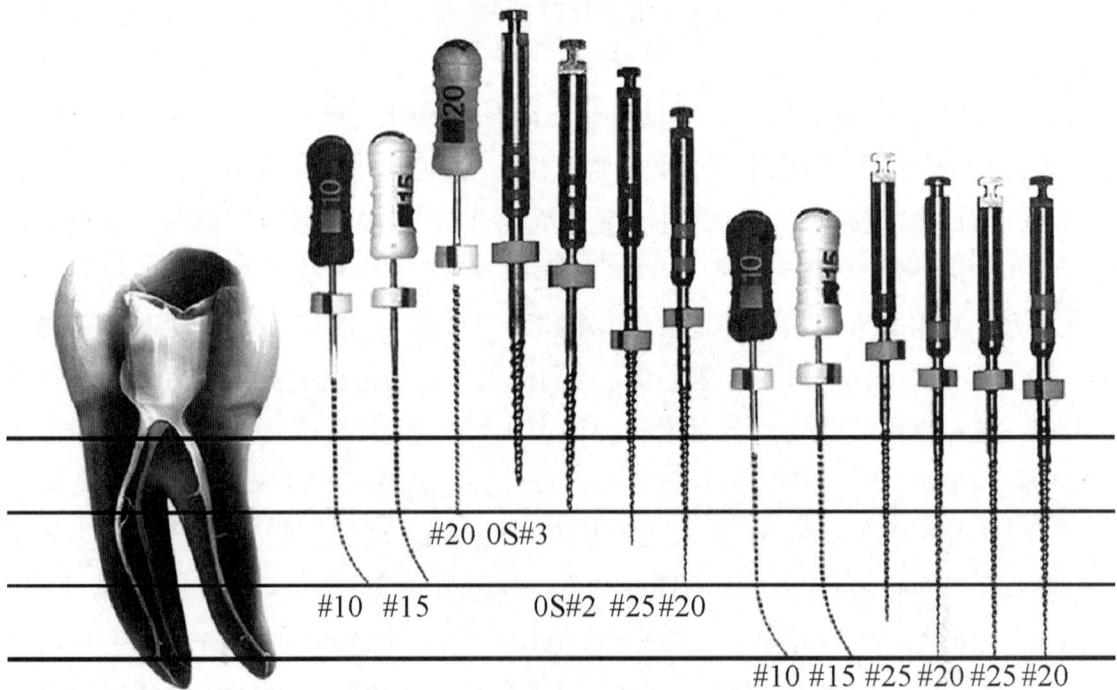

图 5-18　ProFile 操作程序

2. 根管消毒　对于非感染根管,经过根管预备后可以直接充填。而对于感染根管,经过机械预备和化学药物冲洗后,管腔中的大部分感染物被清除,但根管侧支和牙本质

小管内仍然有细菌等病原微生物存在,因此需要进行根管消毒。目前国内应用最广泛的消毒药物如下:

(1)氢氧化钙:目前氢氧化钙糊剂被认为是较理想的根管消毒剂,封药时间至少为1周。

(2)氯己定:临床上多将氯己定凝胶与氢氧化钙糊剂等比例混合使用,以增强效果。其封药情况同氢氧化钙。

(3)碘仿糊剂:用于渗出多、较湿的根管,或用于无分泌物但长期叩痛的病例,封入根管药效可持续1周多。

临床上为了便于操作,可将药物调成稠密的糊剂,置于根管口处,用手用锉或螺旋输送器导入根管内,之后暂封。

3. 根管充填 是利用根管充填材料严密封闭根管系统,隔绝根管和根尖周组织的交通,防止根管再感染,促进根尖周病愈合。

(1)时机:根管预备和消毒后,如患者无疼痛或其他不适感,无明显叩痛,暂封材料完整,根管无异味,无明显渗出液,即可充填根管。

(2)根管充填材料:目前常用的根管充填材料是牙胶尖和根管充填糊剂。

1)牙胶尖:具有压缩性,受热会软化,性质稳定,不使牙变色,X线阻射,必要时易于取出。临床应用的牙胶尖分为标准尖和非标准尖两类(图5-19)。标准牙胶尖与ISO根管锉的大小一致,尖部圆钝。非标准牙胶尖的锥度较标准牙胶尖大,部分尖端呈锥形。

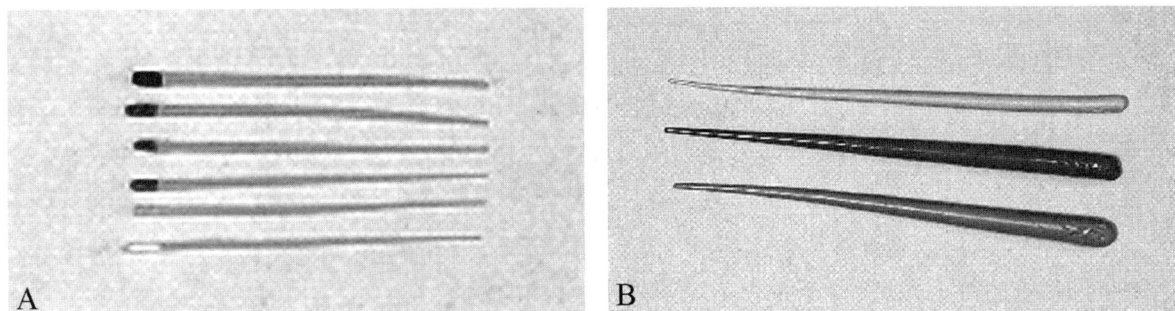

图 5-19 牙胶尖

A. 标准牙胶尖 B. 非标准牙胶尖

2)根管充填糊剂:此类充填剂种类很多,大多是粉与液调拌成糊剂,其中含有消毒和促进钙化的药物,充填后可硬化,与牙胶尖联合使用能较严密地充填根管。常用以下几种:①氧化锌丁香油类;②氢氧化钙类;③树脂类;④玻璃离子类。

(3)侧方加压充填法:是将主尖锉大小一致的主牙胶尖放入根管内,用侧方加压器加压,然后插入副尖,如此反复直至根管充填严密的方法(图5-20)。

(4)热牙胶垂直加压充填技术:热牙胶垂直加压充填技术的特点是使充填于根管中的根充材料加热软化,进而通过向根尖方向垂直加压,促使充填材料更为致密地充填根管各解剖区域,达到严密封闭根尖孔的效果(图5-21)。与冷牙胶侧方加压相比,热牙胶垂直加压技术能有效地封闭侧、副根管,扁根管或C形根管等形态复杂的根管。

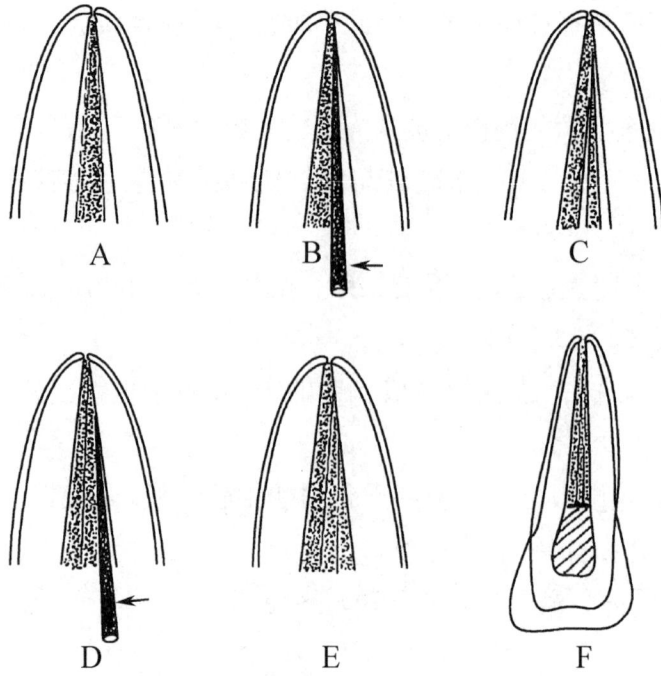

图 5-20 侧方加压充填法

A. 放置主牙胶尖　B. 侧方加压主牙胶尖　C. 放置副尖
D. 继续侧方加压　E. 继续放置副尖　F. 根充完毕

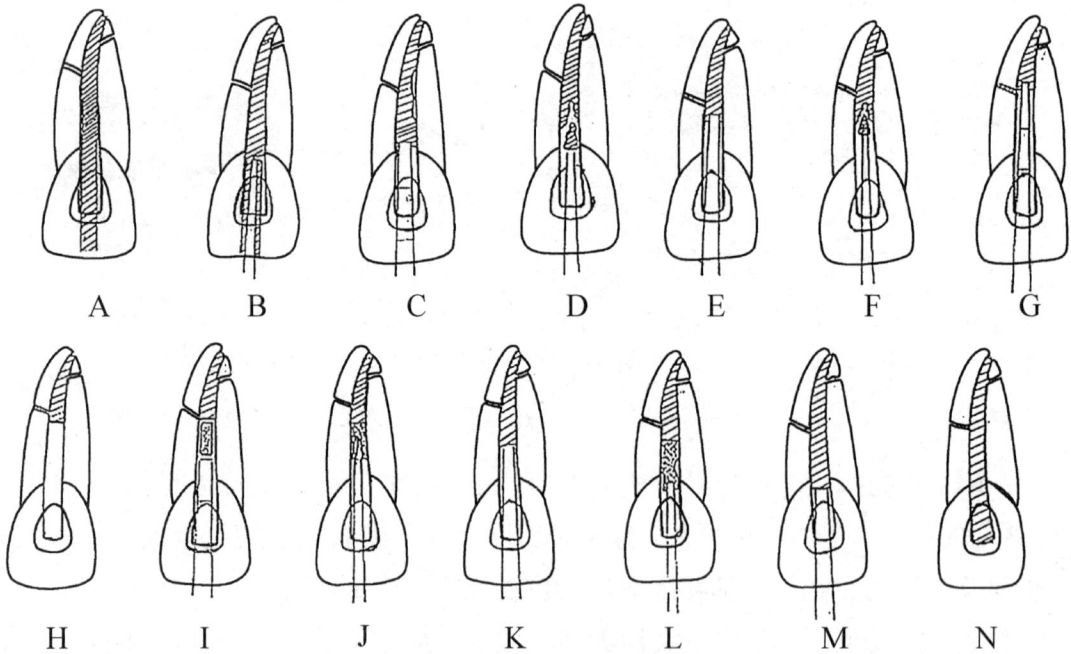

图 5-21 垂直加压充填法

A. 放置主牙胶尖　B. 加热软化根管冠部牙胶　C. 垂直加压　D. 加热软化根管中部牙
胶　E. 垂直加压　F. 加热软化根尖部牙胶　G. 垂直加压　H. 根尖充填完毕　I. 在根
管中部放入牙胶段　J. 加热软化牙胶段　K. 垂直加压充填根管中部　L. 在根管冠部加
入牙胶段并加热软化　M. 垂直加压充填根管冠部　N. 根充完毕

（四）并发症及处理

1. 根管内器械折断

（1）原因：使用生锈、裂痕、失去弹性、解螺旋的根管治疗器械，根管扩大时捻转角过大、用力过大或跳号扩挫。

（2）处理：若高位折断，可插入另一支拔髓针帮助带出或用超声波根管扩孔钻从一侧进入扩大根管后取出。若折断部位较深，拍X线片定位，折断部位未超出根尖孔，可做根管倒充填术。若超出根尖孔外可行根尖手术取出断针后，再将根管充填。

2. 髓腔壁穿孔

（1）原因：对髓腔解剖形态不熟悉，未掌握好开髓和根管扩大的方法。

（2）处理：髓室底穿孔者可用生理盐水冲洗，吸干，用氢氧化钙糊剂或玻璃离子粘固剂充填。根管侧壁穿孔用根充糊剂充填。若穿孔过大，不能保留的患牙，则需拔除。

3. 根管器械落入消化道或呼吸道

（1）原因：医生操作时思想不集中，粗心大意；或扩大器械或医生手指沾有唾液；或治疗后牙时，特别是上颌后牙，手指脱离扩大器械；或术前未向患者解释清楚，患者突然因疼痛躲避，使器械滑落。

（2）处理：此时医生要保持镇静，将手放在口腔内使患者不能闭口，并使患者头前倾，取出滑落器械。若吞入消化道可拍X线片定位。嘱患者少活动，多吃含纤维素多的食物，密切观察2~3天，直至由体内排出。切忌用泻药增加肠道蠕动，使器械扎破消化道管壁。若器械误入呼吸道，患者有呛咳，立即请耳鼻咽喉科会诊处理，用气管镜取出。

（3）预防：在口腔内使用可能滑脱的器械时，都必须采取切实有效的措施，如应用橡皮障，扩大器械带安全链。治疗上颌牙时，尽量减少患者体位的倾斜度。另外，在进行各项操作时医生要注意力集中，紧握器械使其不单独留在口腔内。儿童患者应多做说服工作，不可强行治疗。

4. 疼痛肿胀

（1）原因：①操作时根管扩大器械超出根尖孔，刺伤根尖周组织，或把感染物质推出根尖孔，造成感染扩散，引起急性根尖周炎。②使用刺激性强的药物渗出根尖孔，或棉捻纸尖蘸药物过多，而致化学性根尖周炎。③对无窦型的慢性根尖周炎，有反复肿胀病史的，在第一次扩通根管时，常使根尖周静止的病变被激惹，炎症扩散，发生疼痛和肿胀。④根管治疗不彻底，允填指征掌握不严格，而致炎症复发。⑤根管充填时，根充材料超填过多，刺激根尖周组织致炎症发生。⑥根管充填不足，造成再感染；或根管内残留牙髓，成为感染源；多根管牙遗漏个别根管未加处理，而引起根尖周炎症或残髓炎。

（2）处理：①若引起急性根尖周炎的发生，应按急性感染治疗，及时开放髓腔，使用适当的抗菌药物，待急性炎症缓解后，继续行根管治疗。②若由于根管充填不足而引起肿胀疼痛，应及时取出根充物，建立引流，症状缓解后，继续根管治疗，必要时行根尖手术。③由于根充材料超填而引起疼痛症状者，少量超填的，经调𬌗、口服药物，3~5日可缓解；若超填过多，机体吸收困难，待急性炎症过后，行根尖手术。

（3）预防：处理感染根管时，应严格遵守无菌操作的原则，对根尖周炎症反复发作的病例更需注意。根管治疗过程中的每一步都要做到无菌操作。

💡 **小知识**

牙髓塑化治疗

牙髓塑化治疗是治疗根尖周病的另一种方法，其原理是将处于液态的塑化剂充分注满已拔除绝大部分牙髓的根管中，塑化剂在聚合前可渗透进入根管侧支、根管壁的牙本质小管以及根管系统内残存的病变牙髓组织和感染物质中。当塑化剂聚合时，将这些病原刺激物包埋、塑化为一体，并保持无菌状态，成为对人体无害的物质，从而达到消除病原体、封闭根尖孔及根管侧支、治疗根尖周病的目的。

三、儿童根尖周病的诊治特点

乳牙根尖周病是指乳牙根尖周围或根分歧部位的牙骨质、牙周膜和牙槽骨等组织的炎症性疾病。绝大多数是由牙髓病发展而来，由于乳磨牙根分歧处的硬组织薄，副根管多，牙髓感染易通过这些途径扩散，但如及时采取治疗措施，病情多易控制和恢复。

（一）儿童根尖周病的临床特点

1. 乳牙根尖周病早期症状不明显，就诊时病变多较严重。

2. 临床上的急性根尖周炎多数是慢性根尖周炎急性发作，即当引流不畅、破坏严重而机体抵抗力较差时可导致急性炎症，此时可出现较为剧烈的自发性疼痛、咀嚼痛和咬合痛，若穿通患牙髓腔，常见穿髓孔溢血或溢脓。

3. 患牙松动并有叩痛，根尖部或根分歧的牙龈红肿，有的出现颌面部肿胀，并伴有全身发热等症状。

4. 积聚在根尖组织的脓液若未通过人工方法建立引流，则沿阻力小的部位排出，使牙龈出现瘘管，反复溢脓，反复肿胀。牙龈出现瘘管后，急性炎症则可转为慢性炎症。

5. 牙根尚未形成的年轻恒牙，牙根的长度往往只有成年恒牙的 1/3 或 1/2，而且根尖孔呈漏斗状，漏斗口内有牙乳头。牙乳头是牙萌出后形成牙本质、牙髓组织的重要器官。如牙乳头被破坏，牙根的发育也就停止了。

（二）儿童根尖周病的治疗特点

1. 乳牙根管治疗的特点

（1）乳牙根管治疗应选择在牙根稳定期，牙根吸收 1/2 以上或距脱落时间在 1 年以内者，不宜做根管治疗。

（2）乳牙根端有恒牙胚，根管预备时严禁器械超出根尖孔，消毒根管不宜使用刺激性强的药物。

（3）根管充填材料应能与乳牙根同步吸收，不使用牙胶尖等不被吸收的材料。

（4）不宜对乳磨牙牙龈窦道进行深搔刮，以免损伤乳磨牙根分叉下方的继承恒牙胚。

2．根尖诱导成形术　当年轻恒牙根尖尚未发育完成，而大部分牙髓已感染、坏死、分解时，将感染物质清除后，应用药物保护牙乳头的活力，使根尖周沉积硬组织，促使牙根继续发育，根尖孔缩小或闭锁，这种方法为根尖诱导成形术。其操作步骤与方法如下：

（1）X线检查：了解根尖病变情况及牙根发育情况。

（2）常规备洞开髓：备洞开髓的位置和大小应尽可能使器械以直线方向进入根管。

（3）根管预备：基本方法同根管治疗，应尽力避免损伤根尖周组织，所以根管器械进入根管的深度比X线片显示的长度短1～2mm。

（4）根管消毒：吸干根管，封消毒力强、刺激性小的药物于根管内，如木榴油、樟脑酚、碘仿糊剂或抗生素药物等，每周更换一次，至无渗出或无症状为止。

（5）药物诱导：取出根管内封药，用氢氧化钙制剂填满根管，使其接触根尖部组织。

充填后随访观察，3～6个月复查一次，至根尖形成或根端闭合为止。从开始诱导至根尖形成或根端闭合所需要的时间为6个月至2年左右。

（6）常规根管充填：当X线片显示根尖延长或有钙化组织沉积并将根端闭合时，可行常规根管充填。

练习题

选择题

1．急性根尖周炎疼痛最剧烈的阶段是

　　A．根尖周脓肿　　　　　　　　B．骨膜下脓肿

　　C．黏膜下脓肿　　　　　　　　D．瘘管形成期

　　E．急性浆液期

2．急性根尖周脓肿最佳的排脓途径是

　　A．从牙周间隙排脓　　　　　　B．从颊、舌侧黏膜或皮肤排出

　　C．经根管从龋洞排脓　　　　　D．从上颌窦排脓

　　E．从鼻腔排脓

3．根管预备的工作长度是

　　A．牙的实际长度

　　B．从牙冠参照点到釉牙本质界

　　C．从牙冠部参照点到根尖牙本质牙骨质界的距离

　　D．从牙冠参照点到解剖根尖孔的距离

　　E．从牙冠参照点到距组织学根尖孔2～3mm

4. 根管下 1/3 预备标准是

    A. 根尖段预备需要预备至比初尖锉大 1～2 号

    B. 根尖段预备需要预备至比初尖锉大 2～3 号

    C. 根尖段预备需要预备至比初尖锉大 3～4 号

    D. 根尖段预备需要预备至比初尖锉大 4～5 号

    E. 根尖段预备需要预备至比初尖锉大 5～6 号

5. 急性化脓性根尖周炎最有效的应急处理是

    A. 局部麻醉   B. 开髓引流   C. 服用止痛药

    D. 服用消炎药   E. 针灸镇痛

6. 根尖诱导成形术应用的药物是

    A. 牙胶尖   B. 氢氧化钙制剂   C. 次氯酸钠液

    D. 过氧化氢   E. EDTA

7. 以下不是根管充填时机的是

    A. 无严重气味   B. 细菌培养阳性

    C. 无明显渗出液   D. 无明显叩痛

    E. 无自觉症状

8. 常规根管治疗的步骤为

    A. 根管冲洗、根管预备、根管充填   B. 根管预备、根管充填

    C. 根管预备、根管消毒、根管充填   D. 根管封药、根管消毒、根管充填

    E. 根管冲洗、根管消毒、根管充填

9. 根管治疗中最严重的并发症是

    A. 疼痛   B. 侧穿根管壁

    C. 器械落入消化道   D. 器械落入呼吸道

    E. 器械折断于根管内

10. 以下关于根管预备操作的描述错误的是

    A. 使用扩孔锉和扩孔钻，由细到粗，依序号进行

    B. 根管口可用 G 钻预备

    C. 最后要用主尖锉锉平根管中细微的台阶

    D. 预备时要有准确的根管工作长度

    E. 更换器械时不用根管冲洗

（姚　丹）

第六章　牙周组织病

牙周组织病是指发生在牙支持组织（牙龈、牙周膜、牙槽骨和牙骨质）的疾病的总称，可分为牙龈病和牙周炎两大类。牙龈病是指只局限发生于牙龈组织的疾病，而牙周炎则是累及牙龈、牙周膜、牙槽骨和牙骨质的炎症性、破坏性疾病。

在口腔疾病中牙周组织病与龋病一样，是人类的一种多发病和常见病，其发病率可高达80%～90%。牙周组织病由于病程进展缓慢、病程长，早期一般无明显症状，患者不能及时就医，故常贻误治疗。牙龈病得不到及时的治疗，进一步发展就会破坏牙的支持组织，进而造成牙周肿胀、溢脓、疼痛，牙齿松动，牙周袋形成及牙槽骨吸收等，使咀嚼功能下降，严重者可造成牙齿丧失，是老年人全口牙丧失的主要原因。现在一般认为牙周病占拔牙原因的40%左右，可见牙周组织病是临床失牙和破坏咀嚼功能的主要原因之一。

第一节 牙周组织病的临床分类

自 19 世纪以来,牙周病的名称纷杂,分类混乱而多变,这种情况正反映了人们对牙周病的认识还很不统一。随着对牙周病本质认识的深化,分类法也在不断发展和变化。

一、分类的目的、依据和发展

疾病的分类建立在人类对该病认识的基础上,它又转而指导临床的诊断、治疗和预后的判断。准确而统一的分类还有助于对该病的病因、发病机制等进行深入的研究。

自 20 世纪初以来,各学者提出过的牙周病分类法不下 30 余种,纵观这些分类方法,不外有以下几个原则:

1. 按病因分类　如全身性疾病、营养、药物性、特发性、细菌感染性、功能性、创伤性等。

2. 按病理分类　如炎症、退行性变、萎缩、创伤、增生等。

3. 按临床表现分类　如急性、慢性、快速进展性;单纯性、复合型、复杂性;局限性、广泛性等。

二、1999 年的新分类法

美国牙周病学会于 1999 年组织召开了牙周病分类的国际研讨会,根据当时的最新科学资料及概念达成共识,提出新的分类法。

1999 年分类法的大纲

Ⅰ. 牙龈病

　　A. 菌斑性牙龈病

　　B. 非菌斑性牙龈病

Ⅱ. 慢性牙周炎

　　A. 局限型

　　B. 广泛型

Ⅲ. 侵袭性牙周炎

　　A. 局限型

　　B. 广泛型

Ⅳ. 反映全身性疾病的牙周炎

　　A. 血液系统疾病(后天性白细胞缺乏、白血病、其他)

　　B. 遗传性疾病(家族性和周期性白细胞缺乏、掌跖角化 - 牙周破坏综合征、Down 综合征等)

Ⅴ. 坏死性牙周病

  A. 坏死性溃疡性牙龈炎

  B. 坏死性溃疡性牙周炎

Ⅵ. 牙周组织脓肿

  A. 牙龈脓肿

  B. 牙周脓肿

  C. 冠周脓肿

Ⅶ. 伴牙髓病变的牙周炎

  牙周 - 牙髓联合病变

Ⅷ. 发育性或后天性(获得性)异常

  A. 促进菌斑性牙龈病或牙周炎的局部牙齿因素

  B. 牙齿周围的膜龈异常

  C. 无牙区的膜龈异常

  D. 咬合创伤

新分类法在当前被国际牙周病学界认可和使用,但任何一种分类法都不是完美无缺的,随着人们对牙周炎认识的不断加深,它将得到进一步的充实和修正。

第二节 牙周组织病的病因

牙周组织病的病因复杂,有的病因至今仍未完全了解。龋病和牙周病同被定义为细菌相关性疾病,复杂的牙周生态系决定了牙周病的病因远较龋病复杂。一般分为局部因素和全身因素两个方面,局部的不良刺激是引起牙周病的主要因素,全身因素对本病的发生发展也有影响。

一、局部因素

(一)细菌

口腔环境具有适宜的温度和湿度,是细菌生长和寄生的最佳场所。按其生长条件可分为厌氧菌、需氧菌和兼性厌氧菌,多数是口腔的常驻正常菌群。

与牙周病有关的致病菌主要有:牙龈卟啉单胞菌、中间普氏菌、福赛坦氏类杆菌、伴放线放线杆菌、直肠弯曲菌和齿垢密螺旋体等。研究表明牙周病是细菌感染性疾病,没有细菌就不会发生牙周病。

(二)菌斑

菌斑是牙周病的始动因子。

牙菌斑是指黏附在牙面、牙间或修复体表面的软而未矿化的细菌性群体，不能被水冲掉或漱掉。

牙菌斑致病是由于菌斑中含有高浓度的微生物及其产物，从而破坏牙周组织。牙菌斑的形成过程大致可分为获得性薄膜形成、细菌黏附和共聚、菌斑的成熟三个基本阶段。根据牙菌斑所在部位，以龈缘为界分为龈上菌斑和龈下菌斑两部分。

1. 龈上菌斑　位于龈缘以上，主要分布在牙冠近龈缘的颈 1/3 处和其他不易清洁的部位，如窝沟、裂隙、邻接面、龋洞表面等。主要是由革兰氏阳性菌和兼性菌组成。对牙周组织有危害的主要是龈缘附近的龈上菌斑。

2. 龈下菌斑　位于龈缘以下，分布在龈沟和牙周袋内，又可分为附着性龈下菌斑和非附着性龈下菌斑（图 6-1）。

（1）附着性龈下菌斑：由龈上菌斑延伸到牙周袋内，附着于牙根面，主要以革兰氏阳性菌为主，它与龈下牙石的形成、根面龋、根面吸收及牙周炎有关。

（2）非附着性龈下菌斑：位于附着性龈下菌斑表面，为结构较松散的菌群，直接与龈沟上皮或袋内上皮接触，主要以革兰氏阴性厌氧菌为主，与牙周炎的发生、发展及牙槽骨的快速破坏有关。

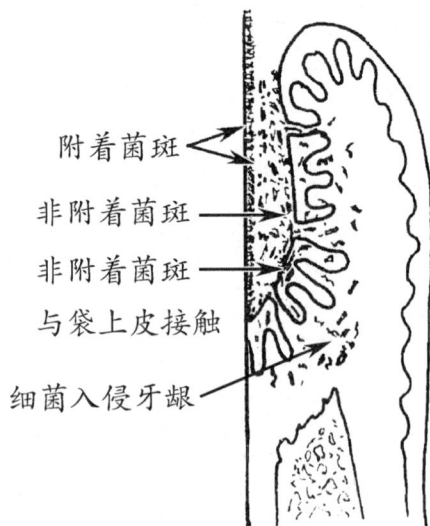

图 6-1　龈下菌斑示意图

（三）软垢和牙石

1. 软垢　是牙面上软而黏的沉积物，呈白或黄色，是由食物碎屑、脱落的上皮细胞、白细胞、微生物、唾液蛋白和脂类混合而成。一般沉积在牙冠的龈 1/3 处和错位牙不易清洁的区域，肉眼可见，较松软。如经常保持口腔清洁，采取刷牙的方法容易去除。软垢中的微生物及其代谢产物可以刺激牙龈引起炎症、出血以及产生口臭等。

2. 牙石　是一种附着在牙面或修复体表面的已经钙化或正在钙化的菌斑及软垢，由唾液及龈沟液中的钙盐逐渐沉积变硬而成。牙石多发生在自洁较差和不易刷到的部位，尤其是唾液腺开口附近的牙面龈缘 1/3 处沉积最多最快，如下前牙舌侧、上磨牙颊侧、错位牙及废用牙等都易沉积牙石。根据牙石沉积的部位，以龈缘为界分为龈上牙石和龈下牙石（图 6-2）。

（1）龈上牙石：位于龈缘以上，可直视，呈淡黄色，龈上牙石沉积快，数量多，质地较疏松，易刮除。

（2）龈下牙石：沉积在龈缘以下，附着在龈沟或牙周袋内根面上，用探针检查时才能发现，呈黑褐色，沉积慢，质硬不易刮除。

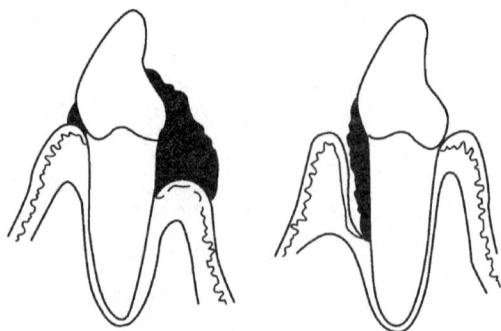

图 6-2　牙石的分类

（四）食物嵌塞

食物嵌塞是指在咀嚼食物过程中，由于各种原因将食物碎块或纤维被机械压力推压到相邻两牙的牙间隙内。由于食物嵌塞的压迫作用和细菌的大量繁殖，导致牙龈炎症、牙龈退缩、邻面龋及根面龋，并使牙槽骨吸收发展成为牙周炎。

食物嵌塞分两类：

1. 垂直性食物嵌塞　咀嚼食物时，由于咬合力量或充填式牙尖的楔入作用，使食物从𬌗面垂直方向通过接触点挤入牙间隙，称为垂直性食物嵌塞。此型食物嵌入得较紧，不易剔除，嵌塞后局部有挤压感、胀痛感，可导致牙龈乳头炎、牙龈脓肿及龈退缩。重者形成牙周袋、牙槽骨吸收，也可以出现邻面龋。引起此型食物嵌塞的常见原因有：

（1）咬合面形态的改变：①上颌牙面磨损不均致未被磨损的牙尖"悬垂"于对颌牙的远中面，如拔除下颌第三磨牙后，上颌第三磨牙远中牙尖"悬垂"（图6-3）；②近远中边缘嵴过度磨损，造成相邻两牙边缘嵴不平，相邻两牙高度不一致（图6-4）；③上颌后牙舌尖或下颌后牙颊尖过于高陡或位置异常，咬合时恰好将食物压入对颌两牙之间，称为充填式牙尖（图6-5）；④发育沟过度磨损，失去凸面外形，溢出沟消失从而引起食物嵌塞。

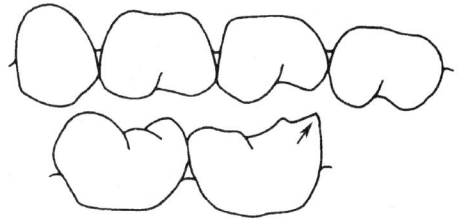

图6-3　牙尖悬垂，上颌第三磨牙因对颌牙缺失而下移，使上颌第二、第三磨牙间食物嵌塞

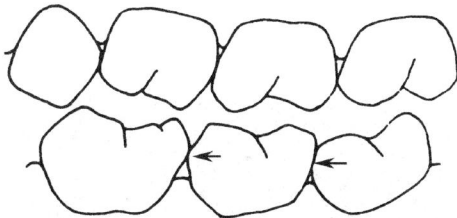

图6-4　边缘嵴高度不一致

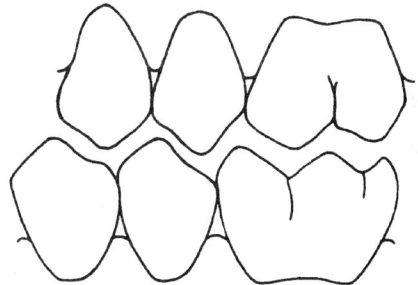

图6-5　充填式牙尖

（2）邻面接触异常：相邻两牙失去正常接触关系，出现缝隙，使食物嵌入牙间隙。其原因有：①邻面龋破坏了接触区和边缘嵴；②修复体未恢复接触区；③牙齿错位或扭转，使接触区的大小和位置发生了改变；④缺失牙未及时修复，邻牙向缺牙间隙倾斜，使相邻两牙失去接触（图6-6）；⑤患牙周炎的牙过于松动，咀嚼食物时导致接触点分离，出现食物嵌塞。

2. 水平性食物嵌塞　由于龈乳头退缩或牙周组织手术后而导致牙龈退缩，使支持组织高度整体降低，牙间隙暴露（图6-7）。在咀嚼食物时，由于咬合力及舌和唇颊的运动而将食物碎块挤压入牙间隙内，多发生于老年人。这种类型的食物嵌塞对牙周组织的损伤较轻，嵌塞的食物易清除，但治疗困难。

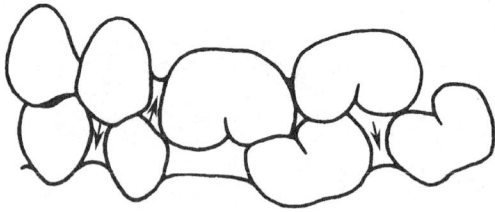

图 6-6 缺失牙未及时修复，邻牙倾斜，对颌牙下垂致食物嵌塞

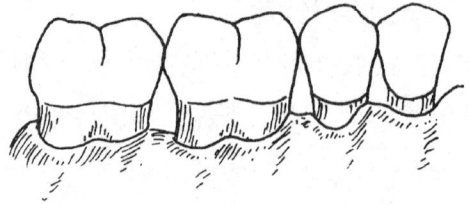

图 6-7 水平性食物嵌塞

（五）𬌗创伤

𬌗创伤是由于咬合关系不正常或咬合力量不协调，引起的牙周支持组织的损伤，也称为牙周创伤。导致牙周组织发生创伤的咬合，称为创伤性𬌗。𬌗创伤可发生在个别牙上，也可发生在多颗牙上。𬌗创伤可分为两种：

1. 原发性𬌗创伤　凡由于异常的𬌗力因素，使正常的牙周组织受到破坏，称为原发性𬌗创伤。

2. 继发性𬌗创伤　由于牙周炎等原因，使牙周组织本身支持力不足，不能承受正常的咬合力，致使牙周组织进一步损伤，称为继发性𬌗创伤。

（六）其他局部因素

如牙位异常、错𬌗畸形、不良刷牙方法、用粗硬不清洁的物品剔牙、咬指甲、咬笔杆、咬唇、咬烟斗、单侧咀嚼习惯、口呼吸等均可引起或加重牙周病的发生。

不少牙周炎症和牙周组织的破坏是由于不适当的牙体治疗和不良修复体所引起或加重的，即所谓的医源性因素。充填体悬突和修复体的龈下边缘为牙周致病菌提供生态小区起了重要作用。

1. 充填体悬突　牙根的解剖变化，特别是牙根面凹陷，使修复体边缘不易很好密合。邻面充填体悬突（图 6-8）是菌斑积聚和细菌增殖的场所，使健康菌群转变为牙周致病菌群，引起继发龋、龈炎。重者可累及牙周膜、牙槽骨，逐渐发展为牙周病。

2. 修复体的龈缘设计　修复体能通过多种方式刺激牙周组织。可摘式局部义齿的设计和制作的好坏对牙周组织有极大的影响。修复体

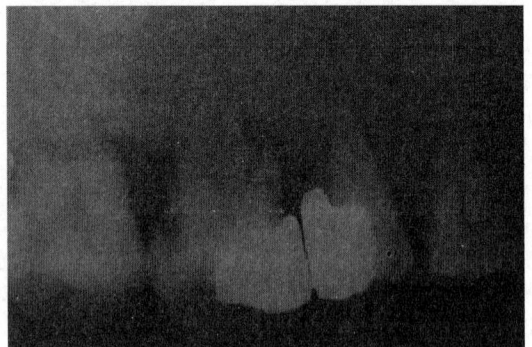

图 6-8 邻面充填体悬突

的龈缘位置、密合程度与牙周病变有密切关系。大量的研究表明，延伸到龈下的修复体边缘对牙龈的危害较大。修复体表面粗糙、与牙面的密合程度不佳、粘接剂表面外溢或日久溶解后出现牙体与修复体之间的缝隙等，易成为细菌生长、堆积的条件，刺激牙龈发生炎症（彩图 6-9，见文末彩插）。理想的修复体边缘应尽量放在龈缘以上，只有在影响美观的部位才考虑将冠边缘放在龈缘以下。

二、全身因素

近年的研究尚未发现任何一种全身性疾病或因素能够单独引起牙周组织疾病，但全身因素可增进宿主对细菌及其产物等致病因子的敏感性，降低牙周组织的抵抗力，促进牙周病的发生和发展，对牙周病影响较大。牙周病的发生与以下全身因素有关：

（一）内分泌因素

内分泌功能紊乱与牙周病的发生、发展有关，能改变牙周组织对菌斑等刺激物的反应。性激素与牙周组织关系密切，牙龈是一些性激素的靶器官，性激素及其代谢物存在于牙龈组织中，炎症时其浓度增加，使牙龈炎症加重，并发生青春期龈炎、妊娠期龈炎或妊娠期龈瘤。另外，甲状腺激素、甲状旁腺激素、胰岛素、肾上腺皮质激素等分泌量异常都可能影响牙周组织正常代谢和功能，从而导致或加重牙周病。

（二）遗传因素

牙周病不属于遗传性疾病，但某些遗传因素可增加宿主对牙周病的易感性，如 Down 综合征、掌跖角化 - 牙周综合征等。

（三）营养因素

良好的营养有助于维护健康的牙周组织，以抵抗细菌的感染。动物实验结果表明，缺乏营养和代谢障碍与牙周组织疾病的发生有一定的关系，可使原有的牙龈病和牙周炎加重，如维生素 C 缺乏可出现牙槽骨疏松、牙周纤维崩解、牙龈出血、牙松动。

（四）系统性疾病因素

1. 糖尿病　是目前公认的牙周病的危险因素之一。主要是局部血液循环障碍导致牙周组织供氧不足，代谢废物堆积和抗感染力降低，易使原有牙周病加重，牙龈出血、肿胀，反复出现牙周脓肿和牙齿松动。

2. 血液系统疾病　如白血病等都可使机体抗感染的能力降低，较易导致牙周病，表现为牙龈出血、肿胀、坏死性溃疡等，短期内牙周组织破坏严重。

3. 其他疾病　如艾滋病、骨质疏松症、结缔组织病等均可使牙周组织抵抗力降低、牙槽骨吸收，成为牙周病的潜在因素。

（五）药物因素

主要由于长期服用抗癫痫药物（如苯妥英钠）、免疫抑制剂（如环孢素）和钙通道阻滞剂（如硝苯地平）等引起。

第三节　常见牙周组织病的临床表现与诊断

牙周病包括牙周炎和牙龈病两大类疾病。牙周病中最常见的是牙周炎。牙龈病中最常见的是牙菌斑引起的慢性龈炎，即龈炎。这是一组有着相似的临床表现和组织学改变，但致病因素和机体反应不完全相同、病程进展不同、对治疗反应也不尽相同的多因素疾病。

一、龈炎

（一）慢性龈炎

慢性龈炎又称边缘性龈炎、单纯性龈炎或龈缘炎。病损主要位于游离龈和龈乳头，是最常见的牙龈病。

【临床表现】

1. 自觉症状　患者自觉症状不明显，部分患者有牙龈发痒、发胀感，无其他不适感。当牙龈受到某种刺激时（如刷牙、吸吮、咀嚼食物等）可引起牙龈出血，龈炎较重的患者在睡眠时偶尔发生自发性出血。

2. 牙龈色泽　正常牙龈呈粉红色，患龈炎时，牙龈结缔组织内血管充血、扩张，牙龈肿胀，游离龈和龈乳头变为深红或暗红色。

3. 牙龈外形　正常牙龈较薄而紧贴牙面，附着龈有点彩。患龈缘炎时，由于组织水肿使龈缘变厚，龈乳头变为圆钝肥大，附着龈水肿，点彩消失，表面光滑发亮，形成龈袋。

4. 牙龈质地　正常牙龈质地致密而坚韧，牢固地附着于牙槽嵴上。患龈炎时，由于结缔组织水肿和胶原纤维破坏，牙龈可变松软而失去弹性，触之易出血。

5. 探诊　健康的牙龈探测龈沟时不引起出血，牙龈有炎症时，轻触及轻探诊时即出血。探诊后出血是诊断牙龈有无炎症的客观指标，探诊深度可达 3mm 以上。

6. 牙石沉积　慢性龈炎的牙颈部可见有龈上牙石堆积。龈沟内壁由于异物的刺激，可导致龈沟上皮糜烂，可有龈沟溢脓。

【诊断与鉴别诊断】

根据上述主要临床表现及局部刺激因素的存在，即可诊断。应与某些全身性疾病引起的牙龈出血鉴别，如白血病、血小板减少性紫癜、再生障碍性贫血等。

（二）青春期龈炎

青春期龈炎是受内分泌影响的龈炎之一。男女均可患病，但女性患者稍多于男性。

【临床表现】

1. 好发部位　本病多发于前牙唇侧的龈缘和牙龈乳头，舌侧牙龈较少发生。

2. 颜色　唇侧牙龈肿胀明显，龈乳头常呈球状突起，颜色鲜红或暗红，松软光亮，触之易出血。

3. 探诊　龈沟加深，形成龈袋（假性牙周袋）。

4. 患者的主诉症状为刷牙或咬硬物时出血、口臭等。

【诊断】

根据发病年龄、病变部位、牙龈形态、颜色及质地的变化、龈袋形成等较易诊断。

二、牙周炎

（一）慢性牙周炎

本病是临床上最常见的一类牙周炎，约占牙周炎患者的95%。

【临床表现】

1. 好发牙位　一般同时侵犯口腔内多个牙。

2. 破坏程度　与局部因素相一致，通常有龈下牙石和菌斑（彩图6-10，见文末彩插）。

3. 病程进展　缓慢，可长达十年甚至数十年才出现临床症状。

4. 四大典型临床症状　牙龈红肿、牙周袋形成、牙槽骨吸收和牙齿松动。

5. 晚期常出现伴发症状　①牙移位：多见于单根牙，因牙槽骨吸收、牙松动而引起，前牙呈扇形排列；②食物嵌塞：由牙松动、移位和龈乳头退缩所致；③继发性创伤：因牙周支持组织破坏，牙松动、移位或牙面磨损不均匀而引起；④根面龋和牙齿敏感：由于牙龈退缩导致牙根暴露所致；⑤急性牙周脓肿：深牙周袋内脓液引流不畅或患者抵抗力下降时均可发生；⑥逆行性牙髓炎：深牙周袋接近根尖时，可引起逆行性牙髓炎；⑦口臭：牙周袋内溢脓、牙间隙内食物嵌塞等，均可引起口腔异味。

【诊断与鉴别诊断】

慢性牙周炎根据牙龈的炎症、牙周袋形成、牙槽骨吸收及牙齿松动情况可诊断。但早期牙周炎与龈炎的区别不甚明显，应通过仔细检查及时诊断，以免贻误治疗（表6-2）。

表6-2　龈炎和早期牙周炎的鉴别

比较项目	龈炎	早期牙周炎
牙龈炎症	有	有
牙周袋	假性牙周袋	真性牙周袋
附着丧失	无	有，能探到釉牙骨质界
牙槽骨吸收	无	牙槽嵴顶吸收或硬骨板消失
治疗结果	病变可逆，组织恢复正常	炎症消退，病变静止，但已破坏的支持组织难以完全恢复正常

（二）侵袭性牙周炎

侵袭性牙周炎是一组与慢性牙周炎在临床表现和实验室检查方面均有明显区别的牙周炎。其特点是牙周结缔组织附着、牙槽骨迅速丧失、牙周卫生较好。它包含了旧分类中的三个类型：即青少年牙周炎、快速进展性牙周炎和青春前期牙周炎。侵袭性牙周炎根据患牙的分布可分为局限型和广泛型。

【临床表现】

1. 病变进展快　快速牙周附着丧失和牙槽骨吸收是此病的特点。牙周破坏速度比慢性牙周炎快3～4倍，患者常在20岁左右就已需拔牙或牙自行脱落。

2. 年龄与性别　一般开始于青春期前后，女性多于男性。早期无明显症状，患者就诊的年龄在20岁左右。

3. 口腔卫生情况　早期口腔清洁，菌斑及牙石量很少，卫生状况较好。牙龈炎症轻微，但有窄而深的牙周袋，牙周组织破坏程度与局部刺激物的量不成比例。

4. 好发牙位　典型的患牙局限于第一磨牙和上下切牙，多为两侧对称性发病。疾病早期不一定波及所有的切牙和第一磨牙。

5. 早期出现牙齿松动和移位　切牙向唇侧远中移位，多见于上前牙，呈扇形排列。磨牙移位较少见，可出现程度不同的食物嵌塞。

6. X线检查　第一磨牙的近、远中均有垂直型骨吸收，形成典型的"弧形吸收"。切牙区多为水平型骨吸收，还可见牙周膜间隙增宽、硬骨板模糊、骨小梁疏松等。

7. 家族史　具有家族聚集性，以母系遗传为多，患者同胞中有50%的患病概率。

【诊断】

侵袭性牙周炎可根据临床表现、X线检查、病史等资料进行早期诊断及治疗，对保留患牙极为重要。

1. 好发于青春期，女性多于男性。好发于切牙和第一磨牙。

2. 病变发展较快，早期出现牙松动和移位，牙周袋窄而深。

3. X线片有助于早期诊断。

4. 有家族史和遗传倾向。

三、牙周脓肿

牙周脓肿是指发生在牙周袋邻近组织的局限性化脓性感染，可导致牙周膜和牙槽骨破坏。此病并非独立的疾病，而是牙周炎发展到晚期出现深牙周袋后的一种常见并发症。

此病的发生是深牙周袋中脓液引流不畅，在洁治术或刮治术时将牙石碎片推入牙周袋深部组织，做牙髓治疗时髓室底及根管侧穿、牙根纵裂、抵抗力降低等均可引起。

【临床表现】

临床可分为急性牙周脓肿和慢性牙周脓肿。一般为急性过程。

1. 急性牙周脓肿　发病突然，患牙的唇（颊）侧或舌（腭）侧的牙龈形成椭圆形或半球状的肿胀突起，牙龈充血、水肿，表面发亮，扪诊有波动感（图6-11）。

（1）早期：炎症浸润广泛，组织张力较大，局部剧烈疼痛或跳痛。患牙有"浮起感"，有明显的叩痛，牙松动明显。

（2）晚期：脓液局限，表面较软，疼痛减轻。扪诊有波动感，轻压牙龈可见脓液从袋内流出，脓肿可从牙龈表面自行破溃，肿胀消退。

急性牙周脓肿患者一般无明显的全身症状，可有局部的淋巴结肿大或白细胞数增多。脓肿可发生在单个牙的牙龈，也可同时发生在多个牙的牙龈，临床上称为多发性牙周脓肿，此时患者常伴有明显的全身不适感。

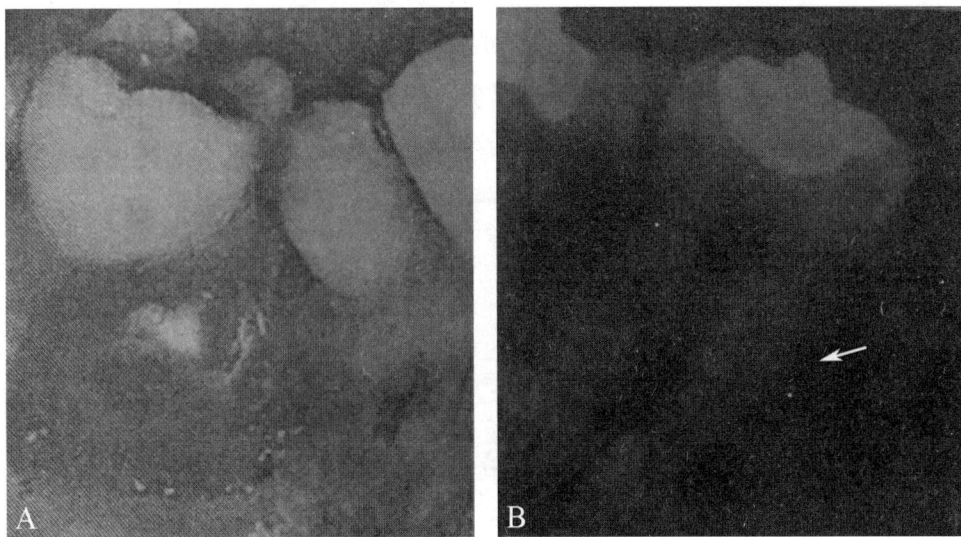

图 6-11　急性牙周脓肿

A. 急性脓肿破溃流脓　B. 患牙近中有深牙周袋

2. 慢性牙周脓肿　由于急性期过后未及时治疗或反复急性发作所致。一般无明显症状，可见牙龈表面有瘘管开口，也可呈肉芽组织状开口，压时有少量的脓性分泌液流出，叩痛不明显，有时可出现咬合不适感。

【诊断与鉴别诊断】

牙周脓肿的诊断应联系病史和临床表现，并参考 X 线片，主要应与牙槽脓肿相鉴别（表 6-3）。

表 6-3　牙周脓肿与牙槽脓肿的鉴别

比较项目	牙周脓肿	牙槽脓肿
感染来源	牙周袋	牙髓病或根尖周病
牙周袋	有深牙周袋	无
牙体损坏	可无龋病	多有龋病或其他牙体病
牙髓活力	一般正常	无
疼痛程度	相对较轻	较重
脓肿部位	近龈缘，范围局限	近根尖，范围弥散
叩痛	一般较轻	很重
牙松动度	松动明显	松动不明显
X 线片	牙槽嵴破坏，可有骨下袋	根尖周有骨质破坏
病程	较短，3～4 天	较长，5～6 天

第四节　牙周组织病的治疗

牙周治疗的最终目标是创造一个在健康牙周组织的条件下，能行使良好功能的牙列。治疗的目的在于去除菌斑与其他局部致病因子、消除炎症、终止牙周支持组织破坏、促进牙周组织修复与再生、恢复牙周组织的生理形态和功能，为患者创造自身维护的条件。牙周治疗应强调综合治疗，要制订出合理的治疗计划，逐步施行。

一、治疗程序

治疗程序一般分四个阶段：

1. 第一阶段　基础治疗，本阶段的目的是去除致病因素、控制牙龈炎症。

菌斑控制是用物理或化学方法消除或阻止菌斑的形成，控制牙周组织炎症，从而恢复牙周组织健康和维护牙周治疗效果。

菌斑控制的方法很多，包括机械性和化学性方法，但目前仍以机械清除菌斑的效果最为确切。

（1）口腔卫生宣传教育：指导患者建立正确的刷牙方法和习惯，使用漱口剂保持口腔卫生等。

（2）拔除无保留价值、预后极差和不利于将来修复的患牙。

（3）菌斑、牙石控制：施行洁治术、根面平整术（龈下刮治术）以消除菌斑、牙石。

（4）消除菌斑滞留因素：充填龋洞、改正不良修复体、治疗食物嵌塞等。

（5）咬合重建：炎症控制后进行必要的咬合调整，必要时可做暂时性的松牙固定。

（6）药物治疗：必须强调的是药物治疗是在菌斑控制基础上的辅助治疗，不可过分强调。

2. 第二阶段　牙周手术治疗，基础治疗结束后的1～3个月时，评估牙周状况，若此时牙周袋深度≥5mm，且探诊出血，则需进行手术治疗。手术主要包括：翻瓣术、膜龈手术、植骨术、引导性组织再生术、牙种植术等。

3. 第三阶段　修复治疗及松牙固定术，此阶段一般在牙周手术后2～3个月开始进行。

4. 第四阶段　维护期，也称牙周支持治疗，主要包括定期复查和复治。

二、常用治疗方法

（一）龈上洁治术

龈上洁治术是指用洁治器械去除龈上牙石、菌斑和色渍，并磨光牙面，以延迟菌斑和牙石再沉积。龈上牙石有时可与龈下浅层的牙石相连，所以在洁治时应同时去除龈沟内的牙石。

1. 适应证

（1）龈炎、牙周炎。

（2）龈上牙石和菌斑。

（3）预防性治疗。

（4）口腔内其他治疗前的准备，如在口腔内的各种手术前、在各类义齿修复前等。

目前用于龈上洁治的器械有超声波洁治器和手用洁治器。

2. 超声波洁治术　可高效去除牙石，尤其是大块龈上牙石，有省时、省力、效率高、进度快、创伤轻、出血少等优点。目前已广泛应用于临床。

（1）一般操作程序：

1）消毒器械工作头：使用专用消毒器消毒后备用。

2）排水、冲洗：每次使用前拆下手机，打开水阀流水冲洗 2 分钟以上，以排除管内积水中的大量细菌，防止空气污染。

3）频率调节：根据牙石的多少适当调节输出功率，同时调节水源至产生大雾为止。

4）调整椅位、光源，口内消毒。

5）操作方法：洁治时以握笔式将工作头的前端部分轻轻以与牙面平行或小于 15°接触牙石的下方来回移动，利用超声波振动击碎牙石并使其脱落。洁治术后牙面多有划痕或较粗糙，菌斑、牙石易重新附着，因而洁治术后必须抛光。

（2）注意事项：

1）对于肝炎、肺结核等传染性疾病者，不宜使用超声波洁牙，避免病原菌随喷雾污染诊室空气。

2）戴有心脏起搏器的患者禁用。

3）超声波洁治术前让患者使用抗菌液含漱 1 分钟，减少喷雾中的细菌数量，并防止菌血症发生。

4）在治疗过程中患者有明显的酸痛感觉时需降低输出频率。

5）行超声波洁治术时工作端不要接触软组织，以免灼伤。

6）使用超声洁牙机时，应做到患者一人一手机消毒灭菌，以免引起交叉感染。

7）使用时要保护换能器，勿撞击或摔碰，以免损坏。

3. 手用器械洁治　主要依靠手腕的力量来刮除牙石，此法费力又费时，但它是洁治的基本方法。

（1）洁治器：常用的洁治器械有以下几种类型（图 6-12）。其基本结构均相同，可分为工作端、颈部、柄部三部分。

1）镰形洁治器：工作端的外形如镰刀（图 6-13），适宜刮除牙齿各个面（包括邻面）的菌斑及牙石，较细的工作尖可伸进牙周袋内，可刮除浅层的龈下牙石。

2）锄形洁治器：工作头外形如锄，刀口一端为锐角，使用时锐角置于牙石侧的龈沟内，刮除龈上牙石及浅层龈下牙石。

3）磨光器：有杯状刷、橡皮杯、砂纸条等，用于磨光牙齿的各面，使牙面光滑洁净，可延迟菌斑和牙石的再附着。

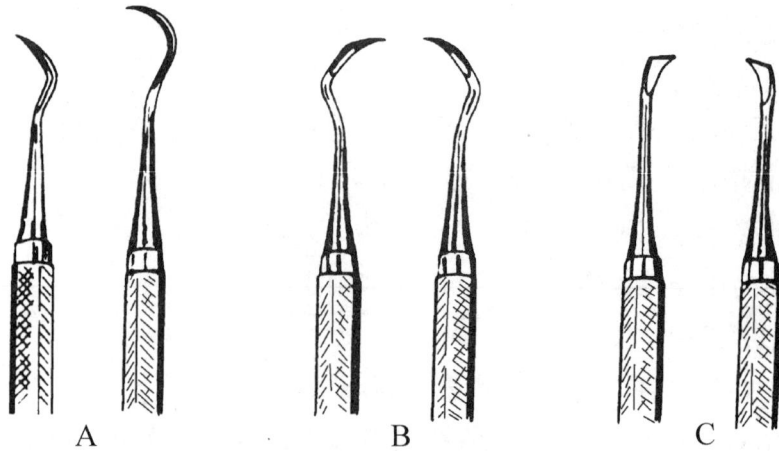

图 6-12 洁治器

A. 用于前牙的镰形洁治器　B. 用于后牙的镰形洁治器　C. 锄形洁治器

（2）方法和步骤

1）调整椅位、光源及消毒。

2）握持器械和支点：多以改良握笔法握持器械，即以拇指和示指握持器械，中指指腹置于洁治器的颈部，以中指或无名指作支点，一般置于邻牙上，以腕部发力刮除牙石（图 6-14）。

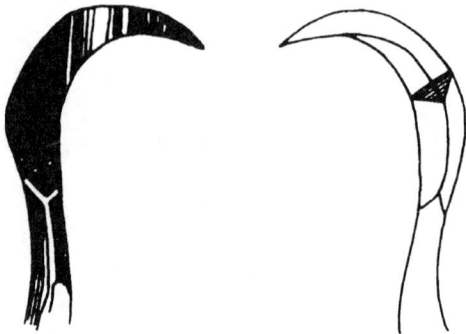

图 6-13　镰形洁治器剖面形态

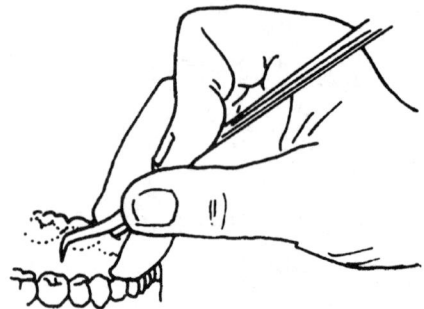

图 6-14　改良握笔法握持器械及支点

3）洁治顺序：先上颌前牙、下颌前牙，再上颌后牙、下颌后牙，共六个区，分段进行。

4）洁治方法：洁治器械刀刃放于牙石的根方且紧贴牙面。刀刃与牙面呈 80° 左右，利用腕部力量，以垂直、水平或斜向等方向刮除牙石。

5）检查磨光：洁治完成后，用探针仔细检查有无牙石残留，尤其是邻面和龈缘处应彻底刮除干净，再用杯状刷和橡皮杯抛光牙面。

6）术后处理：用 3% 过氧化氢溶液和生理盐水交替冲洗，然后拭干手术区，用镊子夹持碘甘油等药物导入龈沟内预防感染。

（二）龈下刮治术

龈下刮治术即根面平整术，是用比较细的龈下刮治器刮除位于牙周袋内根面的牙石、菌斑、牙周袋内壁上的炎性肉芽组织及牙根表面感染的病变牙骨质。有超声波和手工两种刮治方法,以下主要介绍手工器械及操作方法。

1. 适应证

(1)龈袋或牙周袋探测有牙石者。

(2)牙周手术前。

2. 器械

(1)探针:用于探测牙石的部位,检查牙面是否光滑。

(2)牙周探针:是有刻度的钝头探针,用于检查牙周袋的深度。

(3)匙形刮治器:分通用和 Gracey 两种匙形刮治器,临床多使用 Gracey 匙形刮治器(图 6-15,图 6-16)。

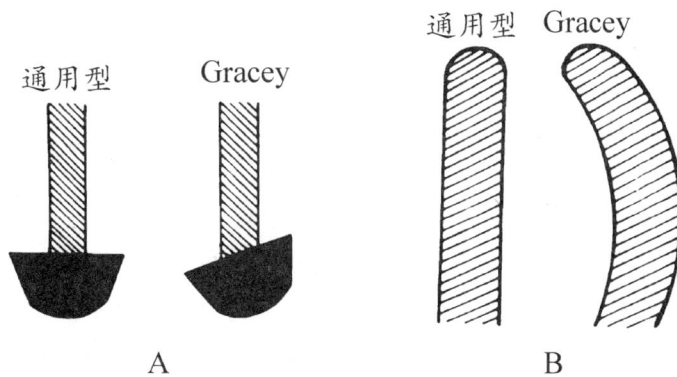

图 6-15 两种刮治器的比较

A. 工作端与器械颈部的角度:通用型为 90°,Gracey 为 70° B. 工作端的侧刃形状:通用型的两侧刃平行,均可使用,Gracey 的两侧刃长度不等,只用外侧的长刃

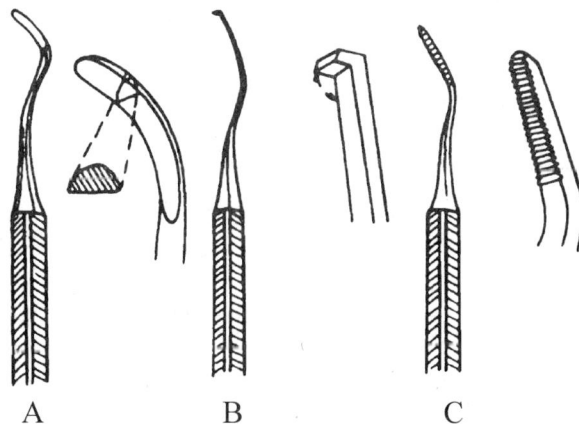

图 6-16 龈下刮治器

A. 匙形刮治器 B. 锄形刮治器 C. 根面锉

Gracey 匙形器共有 9 支,均为双头、成对。其中:Gracey#1/2、#3/4 适用于前牙,Gracey#5/6 适用于前牙及尖牙,Gracey#7/8、#9/10 适用于磨牙及前磨牙的颊舌面,Gracey#11/12

适用于磨牙及前磨牙的近中面,Gracey#13/14 适用于磨牙及前磨牙的远中面,Gracey#15/16适用于后牙的近中面,Gracey#17/18 适用于后牙的远中面。

3. 方法与步骤

(1)常规消毒术区与探查:用牙周探针探测牙周袋的深度,用尖探针查明龈下牙石的量和部位。

(2)匙形器放入牙周袋时应使工作端的平面与牙根面平行,到达袋底后,与根面间逐渐呈45°,以探查根面牙石,探到牙石根方后,随即与牙面形成约80°进行刮治(图6-17)。

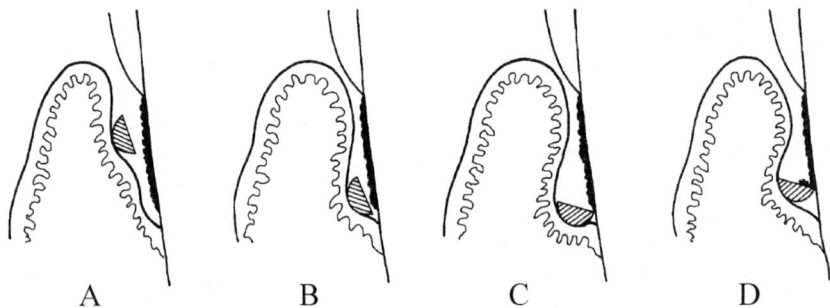

图6-17 龈下刮治时器械的角度

A. 刮治器以0°角放入牙周袋　B. 刮治器进入袋底,牙石的根方

C. 改变角度,与根面成80°角　D. 向冠方用力,刮除龈下牙石

(3)同洁治术一样,以改良握笔式握持器械,支点稳妥,刮的动作幅度要小,避免滑脱或损伤软组织。每刮一下应与前一下有所重叠,以免遗漏牙石。刮治完成后应仔细探查牙石是否刮净,根面是否平整。

(4)刮治后应用3%过氧化氢溶液冲洗牙周袋,检查有无碎片遗留及肉芽组织等,再用生理盐水冲洗干净,用棉球吸干后,牙周袋内上碘甘油。最后可轻压袋壁使之贴附牙根面,有利于止血和组织再生修复。

(5)术后6周内不可探测牙周袋。

小知识

种植体周围炎——预防重于治疗

种植修复治疗已成为缺失牙修复的一种重要手段,随着种植修复治疗的广泛开展,种植体周围炎的出现也逐渐增多。种植体周围炎常由种植体龈炎发展而来,临床表现与牙周炎相似,严重的可引起骨吸收,种植体松动、丧失,致使种植修复失败。种植体周围一旦出现骨吸收,即不易逆转,目前尚无特效的治疗方法,所以特别强调种植后的定期维护,积极预防种植体龈炎。一旦出现种植体周围炎,应用刮治、翻瓣术等方法积极治疗。

（三）调整咬合

调整咬合是牙周病治疗中常选用的一种较重要的辅助治疗方法。调整咬合的方法包括消除𬌗创伤的选磨法、牙体修复、牙列修复、正畸治疗、𬌗垫等。下面重点介绍选磨法。

1. 选磨原则

（1）首先应教会患者做各种咬合运动，如正中𬌗、侧方𬌗和前伸𬌗运动，然后通过视诊、扣诊、咬合纸、蜡片、牙线等检查，找出早接触或𬌗干扰的牙和部位。

（2）早接触点的选磨原则

1）若正中𬌗有早接触而非正中𬌗正常时，应磨改与牙尖早接触的牙窝，即磨改上颌前牙的舌窝、后牙的𬌗窝。

2）若正中𬌗正常而非正中𬌗有早接触，应磨改与牙尖对应的斜面，即上前牙的舌窝至切缘或牙尖间的斜面，上颌磨牙颊尖的舌斜面或下颌磨牙舌尖的颊斜面。

3）正中𬌗与非正中𬌗均有早接触，应磨改有早接触的牙尖或下前牙的切缘。

（3）𬌗干扰的选磨原则

1）前伸𬌗时，多个前牙保持接触，后牙应无接触。若有接触，可磨改上颌磨牙舌尖的远中斜面与下颌磨牙颊尖的近中斜面上的𬌗干扰点。

2）侧向𬌗时，工作侧有多个牙接触，非工作侧一般无接触。若有接触，可调磨上牙舌尖或下牙颊尖𬌗斜面的干扰点。𬌗干扰点均位于磨牙的功能性牙尖上，调磨不要降低牙尖的高度和影响正中𬌗。

2. 选磨方法

（1）选择合适的磨改工具如砂石轮、砂石尖等，在水冷却下进行，砂石轮的转速不宜过高，应间断磨改，避免产热刺激牙髓。

（2）先磨改牙尖交错位的早接触点，尽量保留功能性牙尖高度，边查边磨，少量多次，避免过度磨削。

（3）应保持牙外形和牙尖的切割功能。

（4）对松动牙齿的磨改，应以左手手指将松牙固定，以减少磨改时的不适与创伤。

（5）若选磨的牙位多，应分次完成，以免患者肌疲劳。

（6）磨改结束后，用橡皮轮将牙面抛光，减少菌斑聚集。对敏感的部位可进行脱敏治疗。

（四）纠正食物嵌塞

食物嵌塞有水平性和垂直性食物嵌塞两类。前者常需修复法治疗，后者可用以下方法治疗。

1. 选磨法

（1）调整边缘嵴：使相邻牙邻面高度相等，外形一致。

（2）磨改楔状牙尖：可用轮形石将牙尖磨改圆钝或稍磨短，以消除楔力的挤压。

（3）加大外展隙：由于邻面过度磨损而使接触区过宽，颊、舌侧的外展隙缩小，使食物易嵌入邻面。此时可用刃状砂轮将邻面和轴面角磨改以加大外展隙,缩小过宽的邻面接触区,有利于食物溢出。

(4)重建食物溢出沟:接触区正常而𬌗面过度磨损,咀嚼时食物无沟裂排溢,故易进入邻牙间隙中。可将已磨平的𬌗面重新形成一定的外形,重建磨牙的溢出沟,有利于食物溢出。

2. 充填体或冠的修复。

3. 拔牙治疗 如无功能的额外牙、异位牙、无对颌的第三磨牙及严重错位牙无法矫治者,均应拔除。

4. 正畸治疗。

5. 修复缺失牙。

(五)药物治疗

药物治疗是指用药物控制和辅助治疗牙周病,抑制牙菌斑形成,包括针对病原微生物的抗菌疗法、阻断牙周组织破坏过程的阻断疗法和中医中药治疗。

1. 全身抗菌药 常用药物有:甲硝唑、羟氨苄青霉素(阿莫西林)、螺旋霉素、四环素等。中成药补肾固齿丸、六味地黄丸等对牙周组织的修复也有一定疗效。

2. 局部用药 为牙周病药物治疗的首选方法,用药剂量小,局部药物浓度高,效果可靠,毒副作用也相应减少。

在使用局部药物前,应先将牙周袋内的菌斑及牙石去除干净,再冲洗牙周袋和局部上药。常用药物如下:

(1)碘伏:是一种低毒、安全、刺激性较小的消毒剂,可置于脓肿引流后的牙周袋内。

(2)碘甘油:具有一定的抑菌、消炎、收敛和促进组织生长的作用。其刺激性小,无副作用,患者可自行使用。复方碘甘油的收敛和杀菌作用比碘甘油强,可由医生将药物置入牙周袋内。

(3)1%～3%过氧化氢溶液:此药作为牙周袋内的冲洗药物,有清创、灭菌、止血及除臭作用,同时产生大量气泡可改变牙周袋内的厌氧环境,有助于清除局部牙石碎片及肉芽组织。

(4)0.12%～0.2%氯己定溶液:具有高效、广谱杀菌作用。它能吸附于细菌表面,改变细胞膜的渗透性而达到杀菌目的,为较常用的牙周冲洗剂。

(5)2%米诺环素软膏:在牙周袋内缓慢释放其药物成分,并在较长时间内保持局部较高的药物浓度。可辅助刮治和根面平整术治疗牙周炎。对急性牙周脓肿也有一定效果。

(六)松牙固定术

松牙固定术是将松动的牙齿连接,并固定到健康牙齿上,建立一个新的咀嚼单位,以减轻松动牙的负担,有利于恢复牙周组织健康。

1. 松牙固定指征

(1)在牙周治疗后,牙仍有松动,且松动牙妨碍咀嚼或有不适,则需要固定。如松牙能行使咀嚼功能且无不适，说明该牙已具有适应和代偿功能，则不必固定。

（2）如患牙有继发性咬合创伤，导致患牙动度加重甚至继续移位，即"进行性松动"，应做夹板固定，以增强功能并阻止病情加重。

2．松牙固定方法

（1）暂时性夹板：主要利用直径 0.25mm 的不锈钢结扎丝将患牙结扎在一起，并固定在两侧健康的邻牙上，使松动牙暂时固定，固定数周后即可拆除。也可与复合树脂联合应用。

（2）永久性夹板：是通过固定式或可摘式修复体制成的夹板，其特点是耐用，能长期保持。

（七）手术治疗

牙周手术治疗的主要目的是彻底消除病灶，创造良好的牙周环境，恢复牙周的健康与功能，是牙周病治疗计划的第二个阶段，手术必须在牙周基础治疗后进行。

患者在牙周基础治疗后 2～3 个月来复查，对其进行全面的牙周检查及评估，判断是否需要牙周手术治疗及采用何种手术治疗方法。手术治疗的方法有：牙龈切除术及牙龈成形术、翻瓣术、再生性手术、牙冠延长术、膜龈手术等。

这里仅简要介绍牙龈切除术和牙冠延长术。

1．牙龈切除术 是指切除肥大、增生的牙龈组织或中等深度的牙周袋，重建牙龈的生理外形及正常的龈沟，以利于菌斑控制的手术方法。

（1）适应证

1）经牙周基础治疗后，牙龈仍肥大、增生或存在假性牙周袋，全身健康无手术禁忌证者。

2）后牙区中等深度的骨上袋，袋底不超过膜龈联合，附着龈宽度足够者。

3）龈组织覆盖冠周，但位置基本正常的阻生牙，可切除冠周的牙龈以利萌出。

4）牙龈瘤和妨碍进食的妊娠瘤，在全身状况允许的情况下可手术切除。

（2）手术步骤

1）常规麻醉、消毒、铺巾。

2）标定手术切口位置：用牙周探针检查龈袋或牙周袋情况，标出袋底位置，据此确定切口位置。袋底位置的标定可用印记镊法（图6-18），也可用探针法（图6-19）。

3）切口：用 15 号刀片或斧形龈刀，在已定好的切口上，将刀刃斜向冠方，与牙长轴成 45° 切入牙龈，直达袋底下方的根面（图6-20）。

4）用龈上洁治器彻底刮净残留的肉芽组织、牙石及病变的牙骨质。

5）修整牙龈：使牙龈形态与牙面成 45°，并形成逐渐向边缘变薄、扇贝状的正常生理外形。

6）冲洗，压迫止血，放置牙周塞治剂。

7）术后处理：24 小时内手术区不刷牙，可进软食。可用 0.12% 氯己定溶液每日含漱 2 次。5～7 日后复诊。

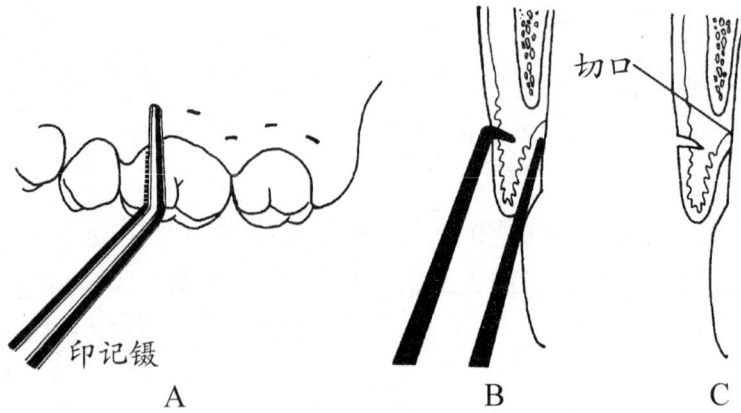

图 6-18 印记镊法进行牙龈切除术的定点

A. 用印记镊将袋底定位 B. 侧面观，印记镊平直端伸至袋底，带钩的一端从牙龈表面刺入 C. 从定点的根方 1～2mm 处做切口，与牙面成 45° 外斜

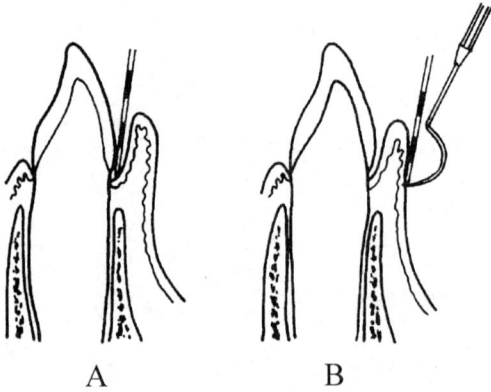

图 6-19 探针法进行牙龈切除术的定点

A. 用探针测量袋深 B. 在表面测量并用尖探针刺入牙龈，标记袋深位置

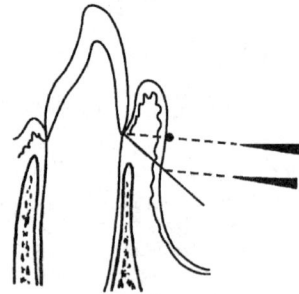

图 6-20 牙龈切除术的切口

从定点的根方 1～2mm 处做切口，与牙面成 45° 外斜切入至袋底的根方

2. 牙冠延长术 是指通过手术的方法，降低龈缘位置，暴露健康的牙齿结构，使临床牙冠加长，从而利于牙齿修复或解决美观问题。当牙冠折断或龋坏达龈下时，会影响修复体制作，常因此而导致拔牙，如此时能将临床牙冠延长，则会为修复体创造良好的条件，从而避免拔牙。

牙冠延长术的基本方法是用翻瓣术结合骨切除术，降低牙槽嵴顶和龈缘的水平，从而延长临床牙冠，同时保持正常的生物学宽度（图 6-21）。如果只做牙龈切除术，不去除部分牙槽嵴，则会在术后修复体尚未完成时牙龈又重新生长至术前水平，或在修复体完成后出现牙龈增生、红肿等炎症表现。

（1）适应证

1）龋坏或牙折裂达龈下，影响治疗、牙体预备、取印模及修复。

2）破坏了生物学宽度的修复体，需暴露健康的牙齿结构，重新修复者。

图 6-21 牙冠延长术前、后修复体边缘
与骨嵴顶的关系
A. 修复体的龈端达到龈沟底，刺激牙
龈发炎和骨吸收　B. 牙冠延长术后，
使修复体龈端位于龈沟中部　a. 牙槽
嵴顶；b. 龈沟底；c. 龈缘；a′、b′、c′为
手术后各自的位置。

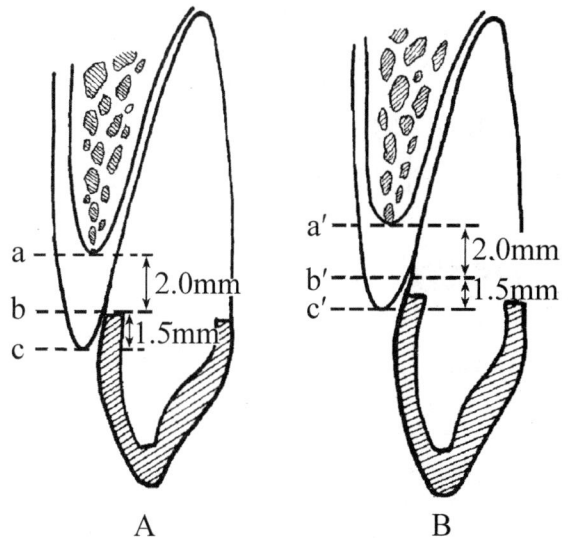

3）患牙应有一定的牙根长度，手术切除部分牙槽骨后，仍能保证足够的牙周支持。

4）前牙临床牙冠短，露龈笑，需改善美观者。

（2）手术方法

1）术前消除炎症，控制菌斑。

2）探明牙断端的位置及范围，估计术后龈缘应在的位置，据此设计切口。

3）根据术后龈缘新的位置而确定内斜切口的位置。

4）翻瓣，除去被切除的牙龈，暴露根面或牙根断面。

5）进行骨修整，切除部分支持骨，使骨嵴高度位置能满足术后生物学宽度的需要，骨嵴顶需降至牙断缘根方至少 3mm 处（图 6-22）。

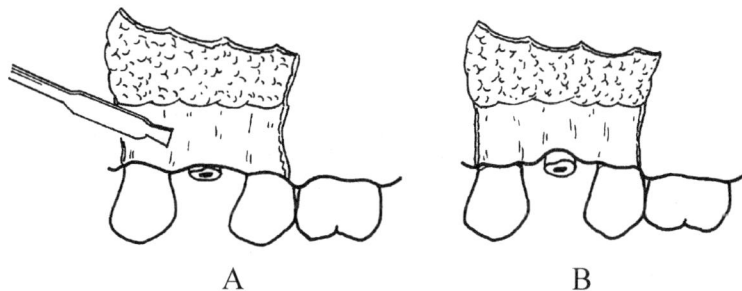

图 6-22　牙冠延长术

A. 翻瓣后露出牙断缘与骨嵴顶的关系　B. 修整骨嵴顶，
使其降至牙断缘根方至少 3mm，并与其他部位和邻牙的骨
嵴顶逐渐移行

6）彻底进行根面平整，去除根面上残余的牙周膜纤维，防止术后形成再附着。

7）修剪龈瓣的外形使其达到适宜的厚度，采用牙间间断缝合，将龈瓣复位缝合于牙槽嵴顶处水平。

8）冲洗、压迫、止血，观察龈缘的位置及牙齿暴露情况，然后放置牙周塞治剂。

（3）术后修复的时机：牙冠延长术后修复体的制作，应待组织充分愈合、重建后再开始，不宜过早。最好能够在手术后1～2周时先戴临时冠，永久修复体最好在术后6周再开始，涉及美容的修复应至少在术后2个月开始。如果过早修复往往会干扰组织的正常愈合，并在组织充分愈合后导致修复体边缘暴露。

练习题

选择题

1. 造成牙周病最直接的因素是

    A. 牙石   B. 菌斑

    C. 遗传因素   D. 内分泌因素

    E. 全身因素

2. 牙周炎致病性最强的因素是

    A. 龈上菌斑   B. 附着性龈下菌斑

    C. 非附着性龈下菌斑   D. 牙石

    E. 食物嵌塞

3. 造成垂直性食物嵌塞的主要因素是

    A. 牙齿松动   B. 牙周萎缩

    C. 过度磨耗   D. 不良修复体

    E. 接触点消失或异常

4. 下列关于龈下牙石的描述不正确的是

    A. 位于牙周袋内根面或袋内壁   B. 体积较小

    C. 质地坚硬、致密   D. 易沉积于邻面

    E. 深褐色、黑色

5. 牙周病的全身易感因素不包括

    A. 遗传因素   B. 免疫功能

    C. 某些全身因素   D. 吸烟

    E. 酗酒

6. 修复治疗的时间一般在牙周基础治疗完成后

    A. 6～8周   B. 5～7周   C. 4～6周

    D. 2～4周   E. 1～2周

7. 龈炎区别于早期牙周炎的重要指标是

    A. 龈袋深度大于3mm   B. 牙龈肿胀增生

    C. 牙龈易出血   D. 附着丧失

    E. 牙槽骨嵴顶无吸收

8. 下列牙周脓肿的表现，不正确的是

    A. 牙龈局限性肿胀　　　　　　B. 无牙髓活力

    C. 肿胀区疼痛　　　　　　　　D. 牙石较多，松动明显

    E. 有深牙周袋

9. 以下不是牙周病基础治疗的是

    A. 口服消炎药　　　　B. 牙龈成形术　　　　C. 使用含漱液

    D. 正确刷牙　　　　　E. 洁治术和刮治术

10. 慢性牙周炎的主要临床特征不包括

    A. 牙龈炎症　　　　　　　　　B. 附着丧失

    C. 牙周袋形成　　　　　　　　D. 牙槽骨吸收

    E. 龈袋加深，探诊深度超过 3mm

（王　冰）

第七章　口腔黏膜病

口腔黏膜病是指发生在口腔黏膜与软组织上的类型各异、种类繁多的疾病的总称。口腔黏膜病病因较复杂，很多疾病病因尚不明确，临床表现也多种多样，且与全身状态关系密切，有些病损则是全身性疾病在口腔的局部表现。

口腔黏膜病不仅具有性别、年龄和部位特征，而且每一种黏膜病都有其特殊的损害特征，病损又具有更迭性与重叠性、部位的差异性及病损的共存性等特点。由于病损的多样性和复杂性，诊断时要将临床病损横向比较，还常需结合病理检查进行辅助诊断，有时病理也难以确诊，在临床上需要进行治疗性诊断。多数口腔黏膜病预后良好，但某些癌前病变有癌变的危险。有一些口腔黏膜损害也可能是严重全身性疾病的先兆，应当高度警惕。本章仅介绍几种有代表性的疾病。

第一节　复发性阿弗他溃疡

病例 1

　　患者，女，35 岁。多年来口腔反复发生溃疡，加重半年，疼痛剧烈。检查：正对右上颌尖牙的口角区颊黏膜处有一直径约 1.0cm 的单个溃疡，边缘隆起，表面有灰白色的假膜。下唇内侧黏膜有条形白色瘢痕。

　　请问：1. 该患者最可能的临床诊断是什么？应注意与哪些疾病鉴别？

　　　　　2. 该疾病还可发生于口腔什么部位？

　　　　　3. 临床上较常使用的局部治疗方法是什么？

复发性阿弗他溃疡（RAU）又称复发性口腔溃疡、复发性阿弗他口炎，是口腔黏膜病中最常见的、发病率较高的一种疾病。本病具有周期性、复发性和自限性特征。

106

【病因】

病因不明，存在明显的个体差异。目前的趋同看法是 RAU 是多种因素综合作用的结果，主要包括免疫，遗传，系统性疾病，感染，患者的心理、生活和社会环境因素，以及体内氧自由基、微循环状态异常等其他因素。大量研究提示免疫因素，尤其是细胞免疫应答，是 RAU 最重要的发病机制。

【临床表现】

本病好发于唇、颊、舌、软腭等角化较差的黏膜，牙龈、硬腭等角化黏膜很少发病。病损表现为反复发作的圆形或椭圆形溃疡，具有不治自愈的自限性，发作周期长短不一，临床可分为三种类型。

1. 轻型　是最常见的类型，溃疡直径 5～10mm，数目一般 3～5 个，最多不超过 10 个，散在分布。溃疡具有"黄、红、凹、痛"特征，即溃疡表面覆盖黄色假膜，周边有充血红晕带，中央凹陷，疼痛明显（彩图 7-1，见文末彩插）。病程 10～14 天，愈后不留瘢痕。患者一般无明显的全身症状。

2. 重型　亦称复发性坏死性黏膜腺周围炎或腺周口疮，为最严重的一种类型。初始好发于口角，其后有向口腔后部移行的趋势，如腭舌弓、软硬腭交界等部位。溃疡大而深，似"弹坑"，可深达黏膜下层甚至肌层。直径可大于 10mm，数目通常 1～2 个，边缘红肿隆起，基底微硬（彩图 7-2，见文末彩插）。疼痛剧烈，病程长达 1～2 个月或更长，愈后遗留瘢痕。严重者可造成组织缺损，影响言语和吞咽。常伴低热等全身症状和局部淋巴结肿痛。

3. 疱疹型　亦称口炎型口疮。好发部位及发作规律与轻型相似，愈后不留瘢痕。溃疡小而多，直径约 2mm，不超过 5mm。数目可达十个以上甚至几十个，散在分布似"满天星"（彩图 7-3，见文末彩插）。邻近溃疡可融合成片，疼痛较重，唾液分泌增加，常影响说话、进食及生活质量。可伴头痛、低热、局部淋巴结肿痛等症状。

【诊断】

1. 诊断要点　主要依据复发性、周期性、自限性病史特点及临床体征，一般不需特殊实验室检查。

2. 对大而深且病程长的溃疡，应警惕癌性溃疡的可能，必要时应活检以明确诊断。

3. 血常规检查有助于及时发现营养不良、血液系统疾病或潜在的消化道疾病。

【鉴别诊断】

重型 RAU 应与创伤性溃疡、癌性溃疡、结核性溃疡等相鉴别。疱疹型 RAU 应与疱疹性口炎相鉴别。

💡 小知识

口腔溃疡与口腔癌

口腔癌是危及中老年人生命的重要疾病之一。长期的慢性机械刺激和不良习惯，致使老年人口腔溃疡的发病率较高。老年人口腔黏膜的抗病能力降低，一旦发生口腔溃疡常常难以愈合，病程较长，其中一部分可以转变成癌。因此，老年人长期的口腔溃疡要特别警惕，定期检查，追踪观察，及时活检，做到早发现、早治疗。

【治疗】

由于 RAU 病因及发病机制尚未完全明确，目前国内外尚无特效的根治方法。临床上优先选择局部治疗，结合全身治疗以达到减轻疼痛、促进溃疡愈合、延长间歇期的目的。若溃疡数目少、发作次数少、疼痛轻者，不需治疗或以局部治疗为主。对发作频繁、间歇期短、症状较重者须配合全身治疗。

1. 局部药物治疗 主要目的是抗炎、止痛、防止继发感染、促进溃疡愈合。

（1）抗炎类药物：①膜剂、软膏或凝胶，基质中加入抗生素、表面麻醉剂及糖皮质激素制成药膜、软膏等贴敷或涂于溃疡表面；②含漱剂，用 0.1% 高锰酸钾液、0.02% 氯己定液、0.1% 依沙吖啶液、3% 复方硼砂液等，每日 4～5 次，每次 10mL，含漱 5～10 分钟；③含片，含服西地碘片、溶菌酶片，有收敛、抗菌、抗病毒和消肿止血作用；④散剂，局部涂布复方皮质散、冰硼散、锡类散、养阴生肌散、西瓜霜等；⑤超声雾化剂，将庆大霉素注射液 8 万U、地塞米松注射液 5mL、2% 利多卡因或 1% 丁卡因 20mL 加入生理盐水至 200mL，制成雾化剂，每日 1 次，每次 15～20 分钟，3 天为 1 疗程。

（2）止痛类药物：可选用 0.5% 达克罗宁液，利多卡因凝胶、喷剂，苄达明喷雾剂、含漱液等，在疼痛难忍严重影响进食时使用。

（3）糖皮质激素类药物：局部应用糖皮质激素已成为治疗 RAU 的一线药物，如曲安奈德口腔糊剂、地塞米松软膏、含漱剂等。

（4）局部封闭：适用于经久不愈或疼痛明显的溃疡，如腺周口疮。常用曲安奈德混悬液或醋酸泼尼松龙混悬液加等量的 2% 利多卡因液，于黏膜下封闭注射，有止痛和促进溃疡愈合的作用。

（5）促进愈合类药物：如重组人表皮生长因子凝胶、外用液等。

2. 全身药物治疗 主要目的是对因治疗、减少复发、延长间歇期、缩短溃疡期，从而缓解病情。常用药物和方法有糖皮质激素、免疫抑制剂、免疫增强剂、生物治疗，针对系统性疾病、精神神经症状、营养状态等的内科用药。中成药及中医辨证施治可改善病情。

3. 物理治疗 用激光、微波、超声波雾化、紫外线照射或冷冻等疗法，有减少渗出、促进愈合的作用。

4. 心理治疗 RAU 患者多数有恐癌等心理问题,适当加强心理疏导,缓解紧张情绪十分必要。

【预防】

应摸索复发规律,积极寻找诱发因素。注意调整生活作息,营养均衡,少食刺激性食物,睡眠充足,保持乐观情绪。去除口腔局部刺激因素,保持口腔卫生。

小知识

创伤性溃疡

长期的慢性机械刺激、温度刺激及化学性刺激,比如下意识咬伤、残冠残根、尖锐的边缘嵴、刷牙不慎、设计或制作不良的义齿、食物过烫等均可引起创伤性溃疡,溃疡部位和形态与刺激因子相吻合,去除刺激因素后,溃疡一般很快好转或愈合,但对长期不愈者,应高度警惕。因此作为口腔修复技师,必须正确设计和制作高质量的修复体,以免造成口腔溃疡或其他黏膜病变。

第二节 口腔白斑病

口腔白斑病是指口腔黏膜上以白色为主的损害,不能擦去,也不能在临床和组织病理上诊断为其他任何可定义的损害,属于癌前病变或潜在恶性疾患范畴。

【病因】

口腔白斑病与长期的局部刺激因素及某些全身因素有关。

1. 吸烟等理化刺激 吸烟与口腔白斑病关系最密切。同时,嗜酒、喜食烫辣食物、嚼槟榔等局部理化刺激也与口腔白斑病的发生有关。咬颊习惯、锐利牙尖、残冠残根等均可刺伤口腔黏膜,形成口腔白斑病。

2. 念珠菌感染 白念珠菌可能是白斑发生的一个重要致病因素或一种合并因素,伴有白念珠菌感染的白斑病称为念珠菌性白斑,其癌变可能性大。

3. 全身因素 易感的遗传素质、微循环改变、微量元素及维生素A、维生素E缺乏等。

4. 人乳头状瘤病毒(HPV)感染 近年来研究还发现,HPV感染也可能是该病发病和癌变的危险因素。

【临床表现】

口腔白斑病多见于40岁以上的中老年男性,近年来有女性患者增多的趋势。发病部位以颊黏膜最多,舌部次之,也可发生于唇、腭、龈及口底。

根据临床表现,口腔白斑病可分为均质型与非均质型两大类:前者包括斑块状、皱纸状;颗粒状、疣状及溃疡状等属于后者。

1. 斑块状 病损呈白色或灰白色均质型斑块,平或稍高出黏膜表面,平滑或略粗糙,可有皲裂，边界清楚，基底柔软，周围黏膜多正常（彩图7-4，见文末彩插）。患者一般无症状或有粗糙感。

2．皱纸状 多发生于口底及舌腹。病损呈灰白色，高低起伏状如皱纹纸，表面粗糙，触之柔软，周围黏膜正常（彩图7-5，见文末彩插）。患者有粗糙感，亦可有刺激痛。此型易癌变，应提高警惕。

3．颗粒状 亦称颗粒-结节状白斑，多见于颊黏膜口角区。在充血发红的黏膜上有细小的白色颗粒状突起，易发生糜烂或溃疡，患者可有刺激痛。此型多数可查到白念珠菌感染，有人认为此型易癌变。

4．疣状 好发于牙槽嵴、口底、唇、腭等部位。灰白色损害明显高出黏膜，表面粗糙呈刺状或绒毛状突起，质稍硬，有粗糙感。

5．溃疡状 在增厚的白色斑块上出现糜烂或溃疡（彩图7-6，见文末彩插），此时必须警惕癌变。

【癌变问题】

口腔白斑病属于癌前病变，世界卫生组织（WHO）发表的资料表明，癌变率为3%～5%。对癌变倾向较大者，应严密观察随访，必要时可进行多次活检。

1．病理 伴有上皮异常增生者，程度越重越易恶变。

2．部位 舌缘、舌腹、口底及口角部位为癌变的危险区。

3．类型 疣状、颗粒状、糜烂或溃疡状及伴有念珠菌感染、HPV感染者。

4．时间 病程较长者。

5．性别 女性，尤其是不吸烟的年轻女性患者。

6．吸烟 不吸烟患者。

7．面积 白斑病损面积大于200mm^{2}的患者。

【防治】

1．口腔卫生宣教 开展流行病学调查，进行卫生宣教及保健是早期预防口腔白斑病的重点。

2．去除刺激因素 如戒烟，禁酒，不嚼槟榔，少食烫、辣等食物，去除残根、残冠及不良修复体等。

3．维生素A和维生素A酸 口服用药毒副作用大，常使用局部制剂。可用0.1%～0.3%维生素A酸软膏局部涂布，但不适用于充血、糜烂的病损。亦可用口腔消斑膜局部贴敷，鱼肝油涂擦等。

4．维生素E 维生素E与维生素A有协同作用，还可延长维生素A在肝脏内的贮存时间，因此可单用或配合维生素A酸类药物，也可采用局部敷贴。

5．定期严密复查 对有癌变倾向的类型、部位，应定期严密复查，每3～6个月复查一次。在观察、治疗过程中如有增生、溃疡等改变时，应及时手术切除并活检。

6．手术治疗 对颗粒状、疣状、溃疡状白斑及危险区的均质型白斑，应考虑手术治疗。

7. 中医中药治疗 气滞血瘀型：活血化瘀，消斑理气；痰湿凝聚型：健脾化痰消斑；正气虚弱型：补气益血、健脾化湿。

第三节 口腔扁平苔藓

口腔扁平苔藓（OLP）是一种口腔黏膜慢性炎症性疾病，是口腔黏膜病中仅次于 RAU 的常见疾病。可单独发生于口腔黏膜，也可与皮肤扁平苔藓同时发病，约 28% 的患者伴有皮肤病损。一般以中年女性患者较多，病程几个月至几十年不等。该病有恶变现象，恶变率 0.4%～2.0%，WHO 将其列入癌前状态的范畴。

【病因】

病因及发病机制尚不明确。一般认为可能与免疫、精神因素、内分泌、感染、微循环障碍、遗传、系统性疾病等多因素致病有关。其中，细胞介导的局部免疫应答紊乱在口腔扁平苔藓的发生发展中具有重要作用。精神心理因素在疾病中的作用也越来越受到重视。

【临床表现】

1. 皮肤病损 以四肢屈侧多见，病损左右对称，瘙痒感明显。典型损害特点为紫红色、蜡样光泽的多角形扁平丘疹，粟粒至黄豆大小，可融合成苔藓样。有的小丘疹连续形成白色细条纹，称 Wickham 纹，如用石蜡涂布丘疹表面观察则更加清晰。

2. 口腔黏膜病损 典型病损特征为小丘疹连成的白色或灰白色细条纹，类似皮肤损害的威肯姆线（Wickham'striae）。白色条纹互相交织可呈网状、树枝状、斑块状或环状等多种形态。

病损常对称性发生，颊部最多见，也可见于舌、龈、唇、腭、口底等部位。口腔黏膜可同时出现多样病损，并可相互重叠和转变。病损消退后，可有色素沉着。患者自觉黏膜粗糙、木涩感、烧灼感、口干。辛辣、热、酸、咸食物刺激时，病损处敏感、灼痛。

（1）分型：根据病损区黏膜状况分为糜烂型和非糜烂型。前者病损及周围黏膜充血、糜烂、溃疡（彩图 7-7，见文末彩插）；后者白色线纹间及病损周围黏膜正常，白色花纹组成网状、环状、斑块、水疱等多种病损。

网状：灰白色花纹稍高隆起，交织成网状，多见于颊、前庭沟、咽旁等处（彩图 7-8，见文末彩插）。

环状：灰白色细条纹稍高隆起，呈坏形或半环形，可见于唇红、颊、舌缘、舌腹等处。

斑块：多发生于舌背，为略显淡蓝的、形状不规则的白色斑块，微凹，因舌乳头萎缩致病损表面光滑（彩图 7-9，见文末彩插）。

水疱：可见于颊、唇、前庭沟处，疱透明或半透明，周围有白色条纹或丘疹，疱破溃后形成糜烂。

（2）口腔黏膜不同部位病损特征

舌部：多发生在舌前 2/3，常表现为萎缩型、斑块型。舌背乳头萎缩，上皮变薄，常伴有糜烂,亦可呈白色斑块状或灰白透蓝的丘疹斑点状。舌缘及舌腹充血糜烂并伴有自发性痛者,应密切观察,必要时进行活检。

唇部:下唇唇红多见,常为网状或环状白色条纹,伴有秕糠状鳞屑,可发生水疱、糜烂及结痂。病损一般不超出唇红缘而累及皮肤。

牙龈:萎缩、糜烂型多见。龈乳头及附着龈充血,易发生糜烂,周边可见白色花纹。

腭部:较少见,病损常位于硬腭龈缘附近,中央萎缩发红,边缘色白隆起。软腭病损更少见,呈灰白网状花纹,多无糜烂。

3. 指(趾)甲病损 病损常呈对称性,甲体变薄无光泽,表面可见细鳞、纵裂。甲部损害一般无症状,继发感染可引起疼痛,严重者甲体溃疡坏死、脱落。

【治疗】

1. 心理治疗 对患者进行良好的沟通和心理辅导,帮助和鼓励其自我身心调节。通过身心调节,有些患者病情常可缓解,甚至可痊愈。同时要注意调节全身状况,生活规律,保持心态平衡。

2. 局部治疗

(1)保持口腔卫生,去除局部刺激因素。

(2)维生素 A 酸软膏适用于病损角化程度高的患者。

(3)局部应用肾上腺皮质激素软膏、凝胶等,病损区基底部注射对糜烂型有较好疗效。

(4)对迁延不愈的病损,应考虑白色念珠菌感染的可能,可局部应用抗真菌药。

3. 全身治疗 口服免疫抑制剂和免疫调节剂,可选用肾上腺皮质激素、昆明山海棠或雷公藤片、氯喹、硫唑嘌呤、左旋咪唑、转移因子等。

4. 中医中药治疗 阴虚有热型:养阴清热佐以祛风利湿;脾虚夹湿型:清热利湿佐以祛风解毒;血瘀型:理气活血化瘀。

第四节 口腔念珠菌病

病例 2

患者,女,60 岁。戴用全口义齿多年,口腔卫生不良,经常戴着义齿睡觉,最近感觉有些口干和黏膜灼痛。检查:上颌义齿基托相对应的上颌腭黏膜广泛性充血、水肿。

请问:1. 可能的临床诊断是什么?其发病原因有哪些?

2. 此部位病损进一步发展会有何结果?

3. 针对该病,口腔修复工作者在治疗和制作义齿时应注意什么?

口腔念珠菌病是由念珠菌属感染所引起的口腔黏膜疾病,是人类最常见的口腔真菌感染。随着广谱抗生素、糖皮质激素和免疫抑制剂的广泛应用,以及器官移植、糖尿病、艾滋病患者的增加,口腔念珠菌病越来越常见,该病还有发生癌变的可能。

【病因】

1. 念珠菌是条件致病菌 在已发现的念珠菌中,白色念珠菌和热带念珠菌致病力最强。白色念珠菌常寄生在正常人的口腔、肠道、阴道和皮肤等处,但并不发病。当宿主防御功能降低时,非致病性念珠菌转化为致病菌。

2. 易感因素 各种原因所致的皮肤黏膜屏障作用降低、长期滥用广谱抗生素造成菌群失调、原发性和继发性免疫功能下降、内分泌紊乱等均可成为发病的易感因素。

3. 白色念珠菌感染与口腔白斑病 多数学者认为白色念珠菌还可引起口腔黏膜上皮过度角化和异常增生,形成白色念珠菌性白斑,甚至发生癌变。

【临床表现】

念珠菌病分型方法较多,本节主要介绍念珠菌性口炎的几种临床表现。

1. 急性假膜型念珠菌口炎 又称雪口病或新生儿鹅口疮。本病多见于婴幼儿、长期应用激素者、HIV感染者、免疫缺陷及年老体弱者,以新生儿最多见。好发于颊、舌、软腭及唇,损害区黏膜充血,有散在的色白如雪的小斑点,不久即融合成白色丝绒状斑片,严重者可波及扁桃体、咽部。稍用力即可擦掉斑片,暴露红的糜烂面及轻度出血(彩图7-10,见文末彩插)。患儿烦躁不安、啼哭、拒食,有时轻度发热,全身反应一般较轻。少数病例可能蔓延到食管、支气管和肺部,还可并发幼儿泛发性皮肤念珠菌病。

成人患者多有易感因素,且易复发,尤其是艾滋病患者等。病损表现为乳白色绒状假膜,由菌丝及孢子等汇聚而成,如强行剥离假膜可发生渗血,不久又有新的假膜形成。

2. 急性红斑型念珠菌口炎 又称抗生素口炎、抗生素舌炎。多见于长期使用抗生素、激素及HIV感染者,多数患者患有慢性消耗性疾病。主要表现为黏膜红斑,以舌黏膜多见,严重时舌乳头萎缩,舌背呈鲜红色。若继发于假膜型,则可见白色假膜。

3. 慢性红斑型(萎缩型)念珠菌病 又称义齿性口炎,多见于女性患者,损害部位常在上颌义齿基托相对应的上腭黏膜。黏膜充血呈亮红色水肿,有时可见黄白色条索状或斑点状假膜(彩图7-11,见文末彩插)。义齿上附着的真菌是主要病因,硅橡胶制软衬材料更易吸附真菌,引起义齿性口炎。义齿软衬材料使用不当也会导致本病。口腔卫生不良、睡觉时不摘下义齿、与黏膜接触的义齿组织面粗糙与不密合都是造成局部感染的条件。

4. 慢性增殖型念珠菌病 又称慢性肥厚型念珠菌口炎、念珠菌性白斑。本型多发生于颊黏膜、舌背及腭部,有人认为其恶变率高于4%,应提高警惕,早期活检以明确诊断。颊部病损常对称分布于口角内侧三角区,呈结节状、颗粒状增生或白色斑块,类似黏膜白斑。腭部病损可由义齿性口炎发展而来,黏膜呈乳头状增生。

【治疗】

治疗原则首先应去除可能的诱发因素,积极治疗相关全身性疾病,必要时辅以支持治疗。

1. 局部药物治疗

（1）2%～4% 碳酸氢钠溶液：用该溶液漱口使口腔成为碱性环境，可抑制念珠菌生长繁殖。本药为治疗新生儿鹅口疮的常用药物，用于清洗口腔，亦可用于哺乳前后清洗乳头。

（2）氯己定：选用 0.2% 氯己定液或 1% 氯己定凝胶局部涂布、冲洗或含漱，有抗真菌作用。可加入制霉菌素配伍成软膏或霜剂，亦可加入少量曲安奈德，涂于义齿基托组织面戴入口中以治疗义齿性口炎等。用 0.2% 氯己定液与碳酸氢钠液交替漱洗，可消除白色念珠菌的某些协同致病菌。

（3）制霉菌素：可用 5 万～10 万单位 /mL 的水混悬液局部涂布，也可用含漱剂漱口，或制成含片、乳剂等。本药局部应用口感较差。

（4）西地碘：抗炎杀菌能力强，适合于混合感染，口感好。禁用于碘过敏者。

（5）咪康唑：具有抗真菌及抗革兰氏阳性菌的作用，可制成贴片、凝胶或霜剂。咪康唑凝胶可涂于患处与义齿组织面以治疗义齿性口炎，疗效明显。

（6）其他：克霉唑霜、酮康唑液及中成药西瓜霜、冰硼散等均可局部应用。

2. 全身治疗

（1）抗真菌药物治疗：酮康唑是第一个口服有效的广谱抗真菌药，但有严重的肝脏毒性，目前少用。氟康唑为目前临床应用最广的新型抗真菌药，为治疗白念珠菌病的首选药物，无明显毒副作用。伊曲康唑主要用于浅表真菌感染，作用优于酮康唑。抗菌谱广，尤其对耐氟康唑的念珠菌可考虑用此药。

（2）支持治疗：对身体衰弱、长期使用免疫抑制剂、有免疫缺陷病或相关的全身性疾病及慢性念珠菌感染者，常需辅以注射转移因子、胸腺肽等增强机体免疫力的治疗措施。

3. 手术治疗 对念珠菌性白斑伴上皮异常增生者，应定期追踪观察，必要时应考虑手术切除。

第五节 艾滋病的口腔表现

艾滋病是获得性免疫缺陷综合征（AIDS）的简称，是由人类免疫缺陷病毒（HIV）感染引起的免疫功能缺陷。传播途径主要是性接触、血液传播和垂直传播。多数 HIV 感染者可出现各种口腔损害，因而可能首先就诊于口腔科，作为口腔医务人员有责任参与 AIDS 的防治，如能正确判断，有利于及时发现早期患者，控制病情、减少传播。

【病因与机制】

HIV 属于反转录病毒，对热及各种消毒剂均敏感，如 75% 乙醇、0.2% 次氯酸钠、1% 戊二醛等。该病毒耐寒，对紫外线、γ- 射线不敏感。

感染 HIV 后，宿主细胞受到感染，特别是 CD4$^+$T 细胞受到强烈攻击，使得细胞免疫功能下降，诱发各种机会性感染和恶性肿瘤，最终导致死亡。

【临床表现】

艾滋病的口腔表现是诊断艾滋病的重要指征之一，与HIV感染密切相关的口腔表现主要有：

1. 口腔念珠菌病　是HIV感染者最常见的口腔损害，常在疾病早期即可出现，是免疫抑制的早期征象。其特点：①见于无任何诱因的健康年轻人或成人；②常表现为假膜型或红斑型，病情反复或严重；③假膜型最常见，为黏膜上白色的膜状物，可擦去，常累及咽部、软腭、腭垂、舌、口底等处（彩图7-12，见文末彩插）。红斑型多发生于上腭及舌背，也可见于颊黏膜，为弥散的红斑，严重者伴舌乳头萎缩。

2. 毛状白斑　患者全身免疫严重抑制的征象之一，发生率仅次于口腔念珠菌病。其特点：①双侧舌缘白色或灰白斑块，可蔓延至舌背和舌腹；②外观呈垂直皱褶，如过度增生则呈毛茸状，不能被擦去（彩图7-13，见文末彩插）。

3. 口腔疱疹　单纯疱疹是HIV感染者常见的病毒损害，病情重，范围广，病程长，反复发作。带状疱疹也是艾滋病的早期表现之一，病情严重，持续时间长，甚至为播散型，预后不良。

4. Kaposi肉瘤　是HIV感染中最常见的口腔恶性肿瘤，也是艾滋病的临床诊断指征之一。其特点：①好发于腭部及牙龈；②呈单个或多个紫色或褐色的斑块或结节；③初期病变较平，逐渐高出黏膜，可有分叶、溃烂或出血。

5. HIV相关性牙周病

（1）牙龈线形红斑：又称HIV相关性龈炎。游离龈出现宽2～3mm、界限清楚的火红色充血带。无溃疡、牙周袋及牙周附着丧失，常规治疗疗效不佳。

（2）HIV相关性牙周炎：牙周附着丧失，进展快，但牙周袋不深，主要为牙周软硬组织同时破坏所致，牙松动甚至脱落。

（3）急性坏死性溃疡性牙龈炎：牙龈红肿，龈缘及龈乳头有灰黄色坏死组织，极易出血，口内有恶臭。

（4）坏死性牙周炎：疼痛明显，以牙周软组织的坏死和缺损为特点，牙槽骨破坏，牙齿松动。

6. 坏死性口炎　表现为广泛的组织坏死，严重者与走马牙疳相似。

7. 复发性阿弗他溃疡　口腔黏膜单个或多个反复发作的圆形或椭圆形疼痛性溃疡，可无明确的致病因素，溃疡范围大，不易愈合。研究发现，疱疹型和重型患者的细胞免疫破坏更为严重。

8. 唾液腺疾病　单侧或双侧大唾液腺弥漫性肿胀，质地柔软，常伴口干症状。

9. 非霍奇金淋巴瘤　常以无痛性颈、锁骨上淋巴结肿大为首要表现，发展迅速，易远处扩散。口内损害好发于软腭、牙龈、舌根等部位，为固定而有弹性的红色或紫色肿块，伴或不伴有溃疡。

10. 儿童患者的口腔表现 以口腔念珠菌病、口角炎、腮腺肿大和单纯疱疹多见，口腔 Kaposi 肉瘤、毛状白斑罕见。

【治疗】

AIDS 目前尚无特效疗法，主要从以下几方面着手：

1. 抗病毒治疗，坚持早期、持久、联合用药原则。

2. 免疫调节与抗病毒治疗联合应用。

3. 支持与对症治疗。

4. 心理治疗，开展健康教育和心理咨询，增强患者战胜疾病的信心。

5. 口腔损害的专科治疗。

【预防】

本病目前尚无有效的 HIV 疫苗，应采取综合预防措施，广泛开展宣传教育，实施控制艾滋病的全球策略。

1. 控制传染源。

2. 切断传播途径。

3. 保护易感人群。

4. 口腔医护人员的自我防护。

小知识

口腔修复过程中的自我防护

随着艾滋病和乙肝患病率的逐年提高，印模和模型的消毒越来越受到口腔医护人员的重视，这已成为修复治疗过程中预防交叉感染、保护医护人员的重要措施之一。消毒方法选择不当对印模的稳定性、细微结构再现和模型的精度、强度等均造成影响，给消毒带来了一定困难。为了达到更好的消毒效果又不影响印模和模型的精度，不少义齿加工企业常采用几种方法联合消毒，很值得推广。口腔医护人员在临床操作中也应有高度的责任心及良好的职业习惯，注意自我防护，严格执行各项消毒灭菌程序。

练习题

选择题

1. 口炎型口疮的特点为

A. 溃疡大而深　　　　　　　B. 溃疡一般 3～5 个

C. 病程长　　　　　　　　　D. 好发于口腔后部

E. 溃疡数可达数十个

2. 腺周口疮的特点是

    A. 好发于牙龈　　　　　　　　　B. 疼痛不明显

    C. 愈后不留瘢痕　　　　　　　　D. 溃疡深达黏膜下层

    E. 7~10 天可自愈

3. 扁平苔藓在口腔黏膜的损害特征主要是

    A. 斑块　　　　　　B. 丘疹　　　　　　C. 水疱

    D. 糜烂　　　　　　E. 白色条纹

4. 下列口腔扁平苔藓临床表现的描述错误的是

    A. 多见于中年女性　　　　　　　B. 多为单侧发生

    C. 颊部多见白色网纹　　　　　　D. 分为糜烂型和非糜烂型

    E. 皮肤、指甲均可累及

5. 以下属于癌前病变的是

    A. 口腔念珠菌病　　　B. 扁平苔藓　　　　C. 白斑

    D. RAU　　　　　　　E. 雪口病

6. 与白色念珠菌关系最密切的白斑是

    A. 斑块状　　　　　　B. 颗粒状　　　　　C. 皱纹纸状

    D. 疣状　　　　　　　E. 溃疡状

7. 可能发生恶变,需要活检的口腔念珠菌病是

    A. 急性假膜型　　　　B. 急性红斑型　　　C. 慢性红斑型

    D. 慢性增殖型　　　　E. 慢性萎缩型

8. 慢性红斑型念珠菌口炎主要发生于

    A. 唇颊部　　　　　　B. 口底、舌腹　　　C. 舌背

    D. 上颌义齿承托区　　E. 下颌义齿承托区

9. 艾滋病的传播途径不包括

    A. 飞沫传播　　　　　B. 输血　　　　　　C. 性接触

    D. 母婴垂直传播　　　E. 以上都不是

10. 下列不是艾滋病口腔表现的是

    A. 口腔念珠菌病　　　B. 毛状白斑　　　　C. 牙龈瘤

    D. 牙龈线性红斑　　　E. Kaposi 肉瘤

（葛秋云）

第八章　口腔局部麻醉

📝 **学习目标**

1. 熟悉：口腔局部麻醉的方法及并发症。
2. 了解：口腔局部麻醉药物的药理性质；局部麻醉方法的操作步骤。

病例

患者，女，28岁，下后牙反复肿痛前来就诊。检查：38近中阻生，37、38间食物嵌塞，38无对颌牙。诊断：38近中阻生。建议：拔除38。

请问：1. 拔除该患牙应选择哪种麻醉方法？

2. 麻醉区域包括哪些？

麻醉是口腔临床工作的一个重要环节，良好的麻醉效果是保证手术及治疗能够顺利进行的关键措施。在进行麻醉时，应根据患者的体质、精神状态、疾病性质、手术部位以及麻醉药物对机体的影响等，选择安全、有效、方便、经济的麻醉方法。

局部麻醉简称局麻，是用麻醉药物使患者在神志清醒的状态下，暂时阻断机体一定区域内神经的痛觉传导，从而达到局部无痛的目的。口腔颌面外科手术、牙髓病的治疗以及固定修复体的牙体预备等，绝大多数可以在局麻下进行。因此，口腔医师必须掌握局麻的基本理论和操作技术，以确保各项临床操作的顺利进行。

第一节　常用口腔局部麻醉方法

口腔临床上常用的局部麻醉方法有表面麻醉、浸润麻醉和阻滞麻醉。

一、表面麻醉

表面麻醉亦称涂布麻醉，是将局麻药物直接涂布或喷洒于黏膜或皮肤表面，通过局麻药物的扩散、吸收而使末梢神经麻痹，以使痛觉消失。本法适用于表浅的黏膜下脓肿切开引流，松动乳牙与恒牙的拔除。

二、浸润麻醉

浸润麻醉是将局麻药物注射到组织内，直接作用于神经末梢，使之失去传导痛觉的能力而产生麻醉效果。

（一）口腔颌面部软组织手术的浸润麻醉法

本法适用于脓肿切开引流、外伤清创缝合及小肿物的切除等软组织手术。方法是先在皮内注射少量局麻药物形成一皮丘，再沿手术切口线由浅至深分层注射，局麻药物扩散、渗透至神经末梢，从而产生麻醉效果。同时，注射局麻药时所产生的张力，可使毛细血管渗血明显减少，手术视野清晰，利于组织分离。

注射时应注意进针要迅速，改变注射方向时应先退至黏膜下或皮下，尽可能减少穿刺次数，每次注药前应回抽，每次注药量不宜过大，注射针不能穿过病灶。

（二）牙及牙槽骨手术的浸润麻醉法

在牙及牙槽外科手术中，所有上颌牙及下颌前牙区的牙槽突均可采用浸润麻醉。这些部位的牙槽突骨板较薄且疏松多孔，局麻药容易渗入颌骨内麻醉牙神经丛。

1. 骨膜上浸润麻醉法　是将局麻药物注射到牙根尖部位的骨膜表面。

（1）注射标志及方法：进针点一般在患牙唇（颊）侧的前庭沟黏膜皱襞处，上颌腭侧进针点在距牙龈缘 0.5～1cm 处，下颌舌侧进针点在近根尖处或舌下黏膜皱襞处。以执笔式持针，针头与黏膜面成 45°，针尖斜面向着骨面，刺入至黏膜下，先注入少许局麻药，然后使针与骨面平行，在骨面上滑行至患牙的根尖部位，注射局麻药 0.5～2mL（图 8-1）。舌腭侧注射局麻药 0.5mL。若需要麻醉几个牙的区域，可将针斜向前或后注射到各个牙的根尖周围。

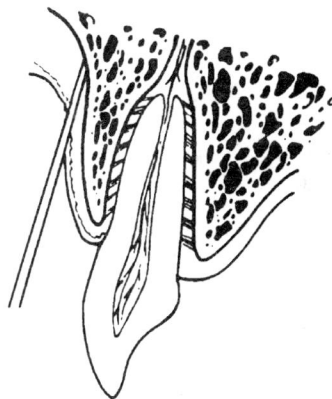

（2）麻醉区域及效果：麻醉区内的唇（颊）、舌（腭）侧软、硬组织及牙髓。一般注射麻药后 2～4 分钟显效。

（3）注意事项：为了避免骨膜下浸润所致的骨膜分离疼痛和手术后的局部反应，当注射针头抵触骨面后，应退针少许，然后再注射局麻药（图 8-2）。

图 8-1　骨膜上浸润麻醉时注射针的位置

2. 牙周膜浸润麻醉法　是用压力注射器将局麻药注射于牙的近中和远中侧牙周膜，使局麻药浸润于牙周膜，从而达到无痛的效果（图 8-3）。

（1）注射标志及方法：用较短而细的注射针头，自牙的近中和远中侧刺入牙周膜间隙，深约 0.5cm，缓缓加压，分别注入局麻药 0.2mL。每个牙根重复注射的次数不应超过 2 次。由于局麻药不能渗过牙槽间隔，对多根牙，每一牙根都应做上述注射。

（2）麻醉区域：可麻醉被注射牙及其牙周组织。

（3）注意事项：本法的主要缺点是注射时疼痛明显，但因注射所致的损伤很小，出血

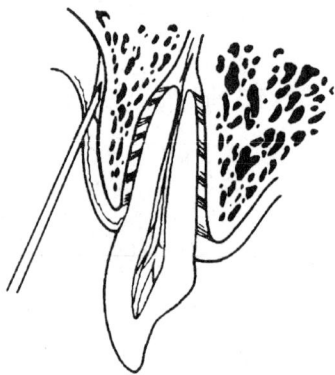

图 8-2　注射针刺入骨膜下
时所致黏骨膜分离示意图

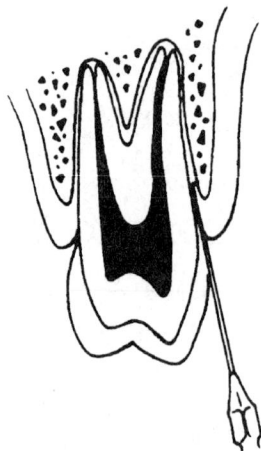

图 8-3　牙周膜浸润麻醉法

少,所以适用于血友病等有出血倾向的患者。在其他麻醉注射法效果不佳时,加用牙周膜注射,常可取得满意的镇痛效果。

操作中应首先严格消毒龈沟或牙周袋,有龈炎的患牙可能引起细菌感染,有严重牙周病的牙禁忌使用该法。

💡 **小知识**

活髓牙做牙体预备应先行局部浸润麻醉,其原因是对抗牙髓在备牙刺激时的充血反应,以降低牙髓炎的概率,减轻患者痛苦,同时牙龈的麻醉效果有利于排龈和减少出血。

三、阻滞麻醉

阻滞麻醉是将局麻药物注射到神经干或其主要分支周围,以阻断神经末梢传入的刺激,使该神经的分布区域产生麻醉效果。

阻滞麻醉具有麻醉范围广、维持时间长、用药量少、远离病变部位注射、避免感染扩散等优点,是口腔颌面部手术最常用的麻醉方法。但操作难度较大,在进行阻滞麻醉时,必须掌握三叉神经的行径和分布,以及注射标志与有关解剖结构的关系;严格遵守无菌原则;注射局麻药前如回抽有血,应稍退针,改变方向重新刺入,直至回抽无血后方可注射局麻药,切勿将局麻药物注入血管内。

(一)上牙槽后神经阻滞麻醉(上颌结节注射法)

上牙槽后神经阻滞麻醉是将局麻药物注射于上颌结节后上方,上牙槽后神经孔周围,以麻醉上牙槽后神经。其有口内注射法和口外注射法两种,临床上常用口内法。

1. 注射标志及方法　口内注射法的进针点为上颌第二磨牙远中颊侧根所对应的前庭沟黏膜皱襞处。若上颌第二磨牙缺失或尚未萌出,则以上颌第一磨牙远中颊侧根的前庭沟处作为进针点。若上颌磨牙已缺失，应以颧牙槽嵴稍后处的前庭沟为进针点（图8-4）。

注射时，患者采取坐位，头微后仰，半张口，上颌殆平面与地面成45°。注射器与同侧上颌牙的长轴成45°，向上后内方刺入，在进针过程中，同时要将注射器向同侧口角方向转动，使针尖沿上颌结节后外侧的弧形骨面滑动，深约2cm，回抽无血即可注射局麻药1.5~2mL。

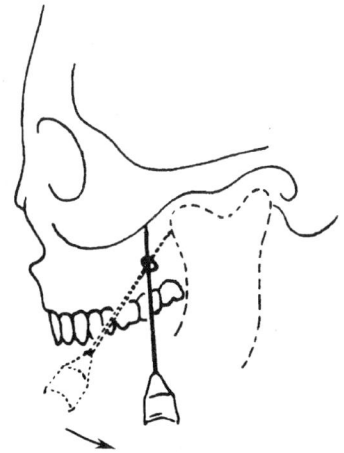

图8-4 上牙槽后神经阻滞麻醉

2.麻醉区域及效果 麻醉除上颌第一磨牙近中颊根以外的同侧上颌磨牙、牙周膜、牙槽骨及颊侧牙龈、黏骨膜。一般5~10分钟后显效。

3.注意事项 注射时患者不宜张口过大，进针不宜过深，以免刺破上颌结节后方的翼静脉丛引起血肿。

（二）眶下神经阻滞麻醉（眶下孔或眶下管注射法）

眶下神经阻滞麻醉是将局麻药物注射到眶下孔或眶下管内，以麻醉眶下神经及其分支上牙槽前、中神经。眶下神经阻滞麻醉有口内和口外两种注射法，临床上常用口外法。在牙及牙槽骨手术中，对上牙槽前、中神经的麻醉，常采用浸润麻醉法即可获得良好的麻醉效果。

1.注射标志及方法 口外注射法的进针点为同侧鼻翼外侧约1cm处（图8-5）。注射时用左手示指扪及眶下缘，右手持注射器，自进针点刺入皮肤，使注射器与皮肤成45°，斜向后、上、外进针约1.5cm，可直接刺入眶下孔。有时针尖抵触骨面而不能进入管孔，可先注射少量麻药，然后移动针尖探寻眶下孔，直到感觉阻力消失，表示已进入眶下孔，回抽无血即可注射局麻药1~1.5mL。

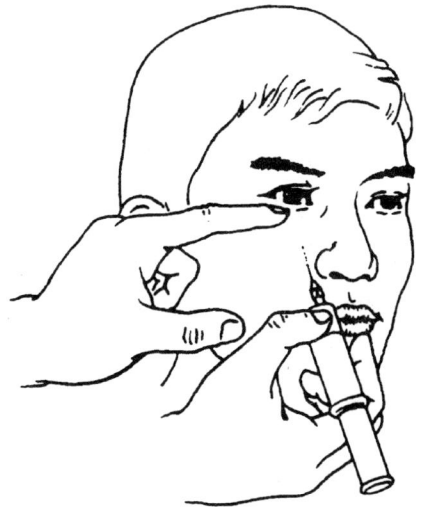

图8-5 眶下神经阻滞麻醉口外注射法

2.麻醉区域及效果 麻醉同侧下眼睑、鼻侧、眶下区、上唇的皮肤，上颌前牙、前磨牙、第一磨牙近中颊根及其牙周膜、牙槽骨、唇（颊）侧牙龈、黏骨膜。一般3~5分钟显效，患者即感到上唇及下睑麻木、肿胀。

3.注意事项 注射针进入眶下管不可过深，以防损伤眼球，注射药量亦不可太大，以免麻醉眼肌造成复视。

（三）腭前神经阻滞麻醉（腭大孔注射法）

腭前神经阻滞麻醉是将局麻药物注射到腭大孔或其周围，以麻醉腭前神经。

1. 注射标志及方法　表面标志为腭大孔，从平面观，腭大孔应在上颌最后磨牙腭侧龈缘至腭中线连线中、外 1/3 交界处（图 8-6）。

注射时患者头后仰，大张口，使上颌𬌗平面与地面成 60°。注射器置于对侧口角，从表面标志稍前处刺入腭黏膜，向后、上方推进至腭大孔，回抽无血，注射局麻药 0.3～0.5mL。

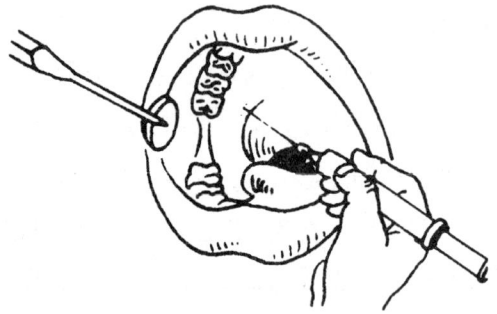

图 8-6　腭前神经阻滞麻醉

2. 麻醉区域及效果　麻醉同侧上颌磨牙、前磨牙腭侧黏骨膜及牙龈。腭前神经与鼻腭神经在尖牙腭侧相吻合，如手术涉及尖牙腭侧组织时，应同时行鼻腭神经麻醉，或在尖牙腭侧行局部浸润麻醉。

3. 注意事项　注射部位不宜过后，局麻药用量也不宜过大，否则可同时麻醉腭中、腭后神经而致患者恶心、呕吐。如遇此种情况可请患者深呼吸以减轻症状。

（四）鼻腭神经阻滞麻醉（切牙孔注射法）

鼻腭神经阻滞麻醉是将局麻药物注射于切牙孔内，以麻醉鼻腭神经。

1. 注射标志及方法　进针点为上颌两颗中切牙间的腭侧，左右尖牙连线与腭中缝的交点上，表面有梭形的切牙乳头覆盖（图 8-7）。前牙缺失者，以唇系带为准。

注射时，患者头尽量后仰，大张口，针尖从腭乳头侧缘刺入黏膜，然后将注射器摆向中线，使之与中切牙的牙体长轴平行，向后上方向推进约 0.5cm，可进入切牙孔，回抽无血，注射局麻药 0.3～0.5mL。

2. 麻醉区域及效果　麻醉两侧上颌前牙腭侧黏骨膜及牙龈。尖牙腭侧远中因有腭前神经分布，必要时应辅以局部浸润麻醉或腭前神经阻滞麻醉。

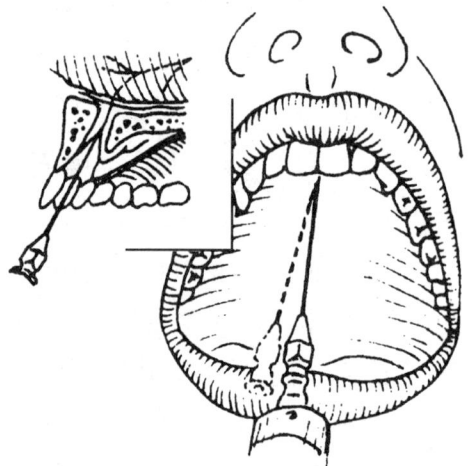

3. 注意事项　由于腭乳头组织致密，神经末梢丰富，注射针刺入时应避免从切牙乳头上方刺入以减轻疼痛。注射时阻力较大，需用较大压力。注射不宜过快，须防止针头松脱。

图 8-7　鼻腭神经阻滞麻醉

（五）下牙槽神经阻滞麻醉（翼下颌注射法或下颌孔注射法）

下牙槽神经阻滞麻醉是将局麻药物注射于下颌孔的上方，下颌神经沟周围，以麻醉下牙槽神经。

下牙槽神经阻滞麻醉有口内、口外两种注射方法，通常采取口内注射法。如遇患者张口受限或口内注射刺入点区域有化脓性炎症或肿瘤病变，则可采取口外注射法。

1. 注射标志及方法　口内注射法的进针点为翼下颌皱襞中点外侧 0.3～0.4cm 处，或翼下颌皱襞外侧的颊脂垫尖处（图 8-8）。

注射时患者大张口，下颌𬌗平面与地面平行。注射器置于对侧下颌前磨牙区，与中线约成45°。注射针应高于下颌殆平面1cm，并与之平行，按注射标志刺入，深2～2.5cm，针尖触及骨壁，即可到达下颌神经沟附近。回抽无血，注射局麻药2～3mL。

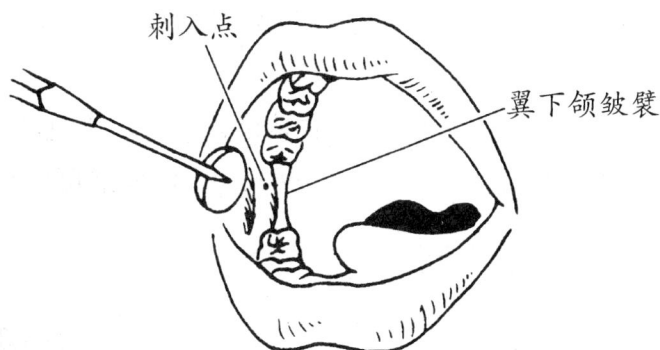

图8-8 下牙槽神经阻滞麻醉口内注射法

2. 麻醉区域及效果 麻醉同侧下颌牙、牙周膜、下颌骨，第一前磨牙至中切牙唇（颊）侧牙龈、黏骨膜及下唇。下唇麻木是下牙槽神经阻滞麻醉成功的标志。注射局麻药后3～5分钟，患者即感同侧下唇和口角麻木、肿胀。

3. 注意事项 进针点、进针角度及深度不正确可导致麻醉失败，所以要严格按要求操作，进针点一定要选择准确，并应注意观察下颌形态，注射时适当调整方向，确保麻醉成功。

第二节 常用局麻药物及其临床应用

局麻药物应具备以下药理性质：①毒性小，转化降解快，反复多次用药，体内无蓄积；②麻醉作用快，维持时间长，安全范围大；③穿透性强，弥散性广，性质稳定，可与血管收缩剂配伍而不分解；④对组织无刺激或损害，被吸收后无明显毒性反应及副作用，不成瘾。

局麻药物均有一定毒性，应用时切勿超量。局麻药物一次最大用量因药物不同而各有差异。一次用药已达最大剂量需追加用药时，应距上次用药时间至少相隔半小时，以免引起毒性反应。年老体弱患者对局麻药的耐受力较低，一次最大用量和浓度应相应减少。浸润麻醉用药量大，浓度相应要低。表面麻醉、阻滞麻醉用药量少，浓度可相应提高。

局麻药物的种类很多，按其化学结构可分为酯类和酰胺类。口腔临床上常用的局麻药物有普鲁卡因、利多卡因、丁卡因、阿替卡因、布比卡因等。

> 💡 **小知识**
>
> 现代麻醉术源于美国，而且首先用于牙科领域。早在1845年，牙科医生威尔士在美国波士顿一家医院里首次演示笑气麻醉下无痛拔牙术。由于麻醉效力不足，表演失败。但他的助手摩顿却仍然对笑气麻醉的效果深信不疑，经过仔细研究、多次试验，1846年摩顿成功进行了乙醚麻醉下无痛拔牙术，引起世人瞩目，推动了口腔医学和外科学的发展。

一、普鲁卡因

普鲁卡因具有良好的麻醉作用，性质较稳定，毒性较小，副作用少，价格低廉，是临床应用较广泛的一种局麻药物。常加入少量肾上腺素以减慢组织对普鲁卡因的吸收,延长麻醉作用时间。

普鲁卡因不宜用于表面麻醉。偶可发生过敏反应,使用前应先做皮试。

用法与剂量:局部浸润麻醉和阻滞麻醉可用 0.5%～1% 的溶液。

二、利多卡因

利多卡因局麻作用较普鲁卡因强,维持时间亦较长,故也可用作表面麻醉,但临床上主要用于阻滞麻醉。

利多卡因具有迅速而安全的抗室性心律失常作用,因而室性快速性心律失常患者常将其作为首选药物。因其毒性及麻醉作用均较普鲁卡因大,故用量应比普鲁卡因小。

临床上可用于普鲁卡因过敏者,高血压、心脏病患者,但严重房室传导阻滞患者禁用。

用法与剂量:浸润麻醉和阻滞麻醉浓度为 0.25%～0.5%,表面麻醉浓度为 2%～4%。

三、阿替卡因

阿替卡因为目前口腔临床应用最为广泛的局部麻醉药。其制剂为阿替卡因肾上腺素注射液。该药麻醉作用强,显效快,毒性低,过敏反应少,起效时间为 2～3 分钟。由于其组织穿透力较强,采用黏膜下(骨膜上)浸润麻醉就可完成拔牙、牙髓治疗、牙体预备及牙周手术等操作,减少了麻醉并发症发生的可能。

阿替卡因配合专用加压注射器及一次性注射针头,可用于牙周膜加压注射,避免药液渗漏。由于针头细小,患者痛感较小。

四、丁卡因

丁卡因又称潘托卡因,系酯类局麻药。本品穿透性强,临床上主要用于表面麻醉。丁卡因毒性比普鲁卡因大 10～20 倍,麻醉作用较普鲁卡因强 10～15 倍。由于毒性较大,又有扩张血管的作用,故临床不能用于局部浸润麻醉和阻滞麻醉。即使用于表面麻醉,也应注意剂量。

用法与剂量:表面麻醉一般用 1%～2% 溶液,1～3 分钟显效,维持 20～40 分钟。

第三节　局部麻醉的并发症及其防治

一、晕厥

晕厥是由神经反射引起的一过性中枢缺血所致的短暂的意识丧失。一般可因恐惧、忧虑、体弱、疲劳、饥饿以及疼痛、出血、体位不适、噪音、气候闷热等引起。

【临床表现】

患者感觉头晕、恶心、心悸、胸闷，临床检查可见面色及口唇苍白、全身冷汗、四肢厥冷、呼吸短促、脉快而弱，进一步发展可出现血压下降、心率减慢、呼吸困难，重者甚至有短暂的意识丧失。

【防治】

做好术前检查及沟通工作，消除患者紧张情绪，避免在空腹时进行麻醉。一旦发生晕厥，应立即停止注射，迅速放平椅位，置患者于头低位，松解颈部衣扣，使呼吸道通畅，同时给患者以安慰，消除其顾虑，用酒精或稀氨溶液刺激呼吸，一般能迅速好转。严重者可针刺或指压人中穴、吸氧和静脉注射高渗葡萄糖液。

二、过敏反应

局麻药物过敏反应并不多见，多发生于酯类局麻药，酰胺类局麻药发生过敏反应的可能性更低。可分为即刻反应和延迟反应两种。

【临床表现】

即刻反应主要表现为胸闷气短、全身发麻、寒战，甚至突然出现惊厥、昏迷、呼吸、心跳骤停而死亡。延迟反应多为血管神经性水肿，偶见荨麻疹、药疹、哮喘和过敏性紫癜。

【防治】

术前详细询问患者有无局麻药过敏史，对酯类局麻药过敏以及有其他药物过敏史或过敏体质的患者，应选用酰胺类局麻药，但术前仍需做过敏试验。对过敏试验阴性者，在注射时仍不可麻痹大意，应随时作好抗过敏性休克的抢救准备。

一旦发生严重过敏反应，应立即静脉注射肾上腺素、吸氧。出现抽搐或惊厥时，应迅速静脉注射地西泮 10～20mg，或分次注射硫喷妥钠，每次 3～5mL，直到惊厥停止。如心跳、呼吸停止，则按心肺复苏方法迅速抢救。对延迟性反应，主要是抗过敏治疗，可使用苯海拉明、糖皮质激素、钙剂等。

上述晕厥、过敏、中毒反应，临床上有时应与肾上腺素反应、癔症等相鉴别，并应警惕心、脑血管意外发生的可能。中毒和过敏性休克需要口腔医护人员立即采用急救设备救治。

三、中毒

中毒是单位时间内血液中局麻药浓度过高，超过机体耐受力所引起的毒性反应。中毒反应的轻重与用药剂量、药物浓度、注射速度、是否直接注入血管内以及患者的机体耐受力有关。

【临床表现】

轻者表现为兴奋、多语、颤抖、恶心、呕吐、呼吸急促、血压升高。严重者出现全身抽搐、缺氧、发绀、神志不清、生理反射消失，若不及时抢救可致呼吸、循环衰竭而死亡。

【防治】

注射前应了解药物的毒性大小及一次最大用量。注射时速度要缓慢，注射前一定要回抽无血，防止将局麻药直接注射到血管内。对年老体弱及患有心脏病、肾病、糖尿病、严重贫血等疾病的患者，应适当控制局麻药用量。

一旦发生中毒反应，应立即停止注射。轻者可按晕厥处理。较重者可采取吸氧、补液、抗惊厥、应用激素及升压药物等措施进行抢救。

四、血肿

血肿是注射局麻药过程中针尖刺破血管所致。多发生于上牙槽后神经阻滞麻醉时刺破翼静脉丛，从而形成血肿。眶下神经阻滞及浸润麻醉时也偶有发生。

【临床表现】

当刺破血管或退针后，可出现局部迅速肿胀。血肿发生在浅部者，可有皮肤或黏膜色泽改变，开始是紫红色瘀斑或肿块，以后变为黄绿色，逐渐变浅直至消失。

【防治】

正确掌握进针点、进针方向及深度。注射针不能有倒钩。注射时不能反复穿刺，针尖斜面沿骨膜滑行。发生血肿后，应立即压迫止血，24小时内局部冷敷，1～2日后改为热敷，以促进血肿吸收，必要时给予止血和抗感染药物。

五、感染

注射针被污染，注射部位消毒不严，注射针穿过感染灶等，均可将感染原带入深部组织，引起颌面部间隙感染。

【临床表现】

最常见于下牙槽神经阻滞麻醉所致的翼下颌间隙感染。一般在注射后出现局部红、肿、热、痛，甚至有张口受限或吞咽困难及全身症状。

【防治】

严格遵守无菌原则，注射器及注射区要严格消毒，操作时应防止注射针污染，避免直接在炎症区注射。一旦发生感染，应按抗感染原则治疗。

六、神经损伤

神经损伤多发生于阻滞麻醉。因注射针恰好刺中神经干，或针头带钩撕拉神经，或注入混有酒精的局麻药，从而造成神经损伤。

【临床表现】

局麻作用消失后，患者仍有长时间的感觉异常，或该神经分布区域麻木或神经疼痛。

【防治】

操作要轻柔、准确，针尖要锐利而无倒钩，或采取边进针边注射的方法，以避开神经。

神经损伤多为暂时性，轻者数日后即可恢复，无需治疗。严重的神经损伤恢复较慢，凡出现术后麻木症状仍未恢复者，应早期给予积极处理，以促进神经功能完全恢复，可以采用针刺、理疗，或给予激素、维生素 B 族药物等。

七、暂时性面瘫

多见于下牙槽神经口内法阻滞麻醉时，因进针点过高越过下颌切迹，或注射针偏向内后不能触及骨壁，致使局麻药注入腮腺内麻醉面神经而发生暂时性面瘫，也偶见于咀嚼肌神经阻滞麻醉时注射过浅。

一般在局麻药物作用消失后，神经功能即可恢复，故无需特殊处理，但需向患者解释清楚，以免引起纠纷。

练习题

选择题

1. 既能用于表面麻醉又能用于浸润麻醉和阻滞麻醉的麻醉药物是
   A. 普鲁卡因　　　　　　B. 丁卡因　　　　　　C. 阿替卡因
   D. 利多卡因　　　　　　E. 布比卡因

2. 下列不是局部麻醉并发症的是
   A. 中毒　　　　　　　　B. 高热　　　　　　　C. 过敏反应
   D. 晕厥　　　　　　　　E. 感染

3. 仅能用于表面麻醉的麻醉药物是
   A. 普鲁卡因　　　　　　B. 丁卡因　　　　　　C. 碧兰麻
   D. 利多卡因　　　　　　E. 布比卡因

4. 注射前需皮试的局麻药物是
   A. 普鲁卡因　　　　　　B. 丁卡因　　　　　　C. 阿替卡因
   D. 利多卡因　　　　　　E. 布比卡因

5. 口腔局部麻醉的方法有
   A. 表面麻醉　　　　　　B. 浸润麻醉　　　　　C. 阻滞麻醉
   D. 硬膜外麻醉　　　　　E. A+B+C

6. 普鲁卡因用于浸润麻醉时的浓度为
   A. 0.5%～1%　　　　　　B. 1%～2%　　　　　　C. 2%～3%
   D. 3%～4%　　　　　　　E. 4%～5%

7. 对室性快速性心律失常患者首选的局麻药物是
   A. 普鲁卡因　　　　　　B. 丁卡因　　　　　　C. 阿替卡因
   D. 利多卡因　　　　　　E. 布比卡因

8. 上牙槽后神经阻滞麻醉时，注射器与同侧上颌牙的长轴所成的角度是

    A. 15°   B. 25°   C. 30°

    D. 35°   E. 45°

9. 眶下神经组织的麻醉区域不包括

    A. 同侧下眼睑   B. 同侧下颌前牙

    C. 同侧上颌前牙   D. 同侧上颌前磨牙

    E. 同侧第一磨牙近中颊根

10. 利多卡因用于浸润麻醉时的浓度为

    A. 0.1%～0.3%   B. 0.2%～0.5%   C. 0.25%～0.5%

    D. 1%～3%   E. 2%～5%

（张翠翠）

第九章　牙与牙槽外科

📖 学习目标

1. 熟悉：拔牙的基本方法和基本步骤。
2. 了解：拔牙的适应证和禁忌证；拔牙的并发症及其处理。

第一节　牙拔除术的基本知识

📙 病例 1

　　患者，男，65 岁，因牙列缺损拟行义齿修复。检查：24、25、26 残根，其余牙缺失。血压 185/120mmHg。

　　请问：1. 残根需要拔除吗？

　　　　　2. 现在能不能拔？

　　牙拔除术是口腔门诊最常见的手术，是某些患牙的终末治疗手段，也是口腔颌面部牙源性疾病或某些相关全身性疾病的外科治疗措施。

　　牙拔除术作为一种外科手术，必然造成软硬组织的创伤，产生出血、疼痛、肿胀等局部反应，同时也会引起不同程度的全身反应，甚至还会激发或加重患者原有的全身性疾病，造成严重后果。同时，牙拔除术可能对患者产生明显的心理影响，因此，对患者心理状况的了解和解除他们的各种顾虑，也是医护人员应尽的责任。

　　此外，牙拔除术还要注意遵循无菌、无痛、微创等外科原则。尽管手术是在口腔内的有菌环境下进行，但无菌操作的基本原则仍应坚决执行。疼痛控制是手术顺利完成的必要条件。减少拔牙创伤及牙槽骨丢失，维持牙槽嵴的宽度和高度，为后续的修复奠定基础已成为拔牙术发展的方向。

一、适应证和禁忌证

（一）适应证

牙拔除术的适应证是相对的。随着口腔医学的进展，过去属于拔牙适应证的一些患牙,现在已能通过各种修复手段保留。作为口腔医师,首先要考虑患牙的保存,其次再考虑患牙的拔除。

1. 牙体病损 牙体组织龋坏或破坏严重不能修复的患牙可拔除。但牙根及根周情况良好,可保留牙根,根管治疗后以桩冠修复,或做覆盖义齿。牙根保留有利于保持牙槽嵴的丰满度,有利于义齿的固位和承托。

2. 根尖周病 根尖周病变广泛,已不能用根管治疗、根尖切除等方法保留者。

3. 牙周病 晚期牙周病,患牙Ⅲ度松动者。

4. 牙外伤 冠折经过治疗可以保留。冠根折应根据断面位于龈下的位置、松动度、牙周组织状况、固定条件等综合考虑是否保留。

5. 埋伏牙、阻生牙 埋伏牙、阻生牙可引起邻牙龋坏、邻牙牙根吸收、冠周炎、牙列不齐,在邻牙可以保留的情况下,应予拔除。如邻牙不能保留,则可利用助萌、移植等方法以埋伏牙或阻生牙代替邻牙。

6. 额外牙 常造成正常牙迟萌、牙根吸收、错位萌出,导致牙列拥挤、影响美观,均应拔除。

7. 滞留乳牙 影响恒牙正常萌出应拔除。如果恒牙先天缺失则应保留。

8. 错位牙 其影响功能、美观,造成邻近组织病变或龋坏,又不能或不愿用正畸方法矫正者应拔除。

9. 骨折波及的牙 位于骨折线上的牙,如果无牙体及牙周疾病,有利于骨折复位和愈合,则考虑保留;反之,应予以拔除。

10. 治疗需要 正畸治疗需要减数的牙齿;因义齿修复需要拔除的牙齿;恶性肿瘤患者进行放射治疗前,为预防严重并发症而需要拔除的牙齿;囊肿或良性肿瘤波及的牙,也应拔除。

(二) 禁忌证

牙拔除术的禁忌证也是相对的,受全身状况、口腔局部状况、患者精神心理状况、医生水平、设备药物条件等因素的综合影响。

牙拔除术的禁忌证是可以转化的。某些疾病经过综合处理后,在一定的监控条件下可以实施拔牙。

1. 高血压 有明显高血压症状,或合并心、脑、肾损害的高血压患者,应禁止拔牙。如果血压高于 180/100mmHg 时,应先行内科治疗,待血压稳定后再拔牙。

术前应消除患者的紧张情绪,术前 1 小时给予适量的镇静剂。术中保证无痛,局麻药以选用利多卡因为宜,尽量减少手术创伤,注意局部止血。

2. 心脏病 心脏病患者如有下列情况之一者应禁止拔牙:①6 个月内发生过急性心肌梗死或有不稳定的心绞痛;②有端坐呼吸、发绀、颈静脉曲张及下肢浮肿等心力衰竭的症状;③不能控制的心律失常。

对心功能代偿较好的患者,一般可以耐受拔牙。对冠状动脉粥样硬化性心脏病患者,术前应给予扩张冠状动脉的药物以预防并发症。对风湿性心脏病、先天性心血管病及心瓣膜术后的患者,为预防细菌性心内膜炎,手术前后要应用抗生素。

术前消除患者的紧张、恐惧情绪,麻药宜选用 2% 利多卡因,以确保手术无痛。必要时请内科医生会诊,最好在心电监护下进行。

3. 血液病 常见的血液病有白血病、血友病、再生障碍性贫血、血小板减少性紫癜等。血液病患者由于血液系统的病理改变,导致其凝血功能障碍和抗感染能力降低甚至丧失。此类患者在拔牙术后可出现严重的出血不止和难以控制的感染,甚至危及生命。

血液病患者必须拔牙时,应请相关科室医生给予必要的治疗,病情控制后,方能拔牙,并在拔牙手术前、后给予止血药物和抗生素,预防术后出血和感染。

4. 肝病 常见的肝病有急性肝炎、慢性肝炎和肝硬化。由于肝功能损伤使肝脏不能利用维生素 K 合成有关的凝血因子,同时缺乏凝血酶原和纤维蛋白,易出现拔牙后出血不止,尤其是急性肝炎应禁止拔牙。慢性肝炎必须拔牙时,应请相关科室给予治疗,待凝血时间正常后再进行手术,并配合使用止血药物。

5. 肾病 急性肾炎和慢性肾功能不全者,不宜拔牙。慢性肾炎肾功能代偿期,临床无症状,可以拔牙,在手术前后应注射足量的抗生素,预防暂时性菌血症导致肾病恶化。

6. 糖尿病 糖尿病患者血糖增高,抗感染能力较差,而感染又会加重糖尿病病情,因此,糖尿病患者不宜拔牙。如必须拔牙,空腹血糖应控制在 8.88mmol/L 以内,并且无酸中毒症状时才可进行。手术前后均应给予足量抗生素预防感染。

7. 甲状腺功能亢进症 甲状腺功能亢进症患者基础代谢率升高,甲状腺肿大,眼球突出,双手震颤,心率加快。重症患者禁止拔牙,以免引起甲状腺危象。如必须拔牙,应先进行内科治疗,将基础代谢率控制在正常范围。术前应消除患者紧张、焦虑情绪,用不含肾上腺素的局麻药物,手术前后应用抗生素控制感染。

8. 月经期 月经期拔牙可引起代偿性出血,应暂缓拔牙。

9. 妊娠期 在妊娠期的前 3 个月或 6 个月以后拔牙,有可能导致流产或早产,应避免拔牙。如必须拔牙,应在妇产科医生的指导下,在妊娠期的第 4~6 个月拔除,术前要给予适量的镇静剂和黄体酮,保证手术无痛以增加安全性。

10. 口腔恶性肿瘤 肿瘤区内或肿瘤邻近的牙禁止拔除,应与肿瘤一并行根治性手术,以免肿瘤扩散。因放疗需要必须拔除的患牙,可在化疗药物配合下,在放疗前 2 周拔除。在放疗期间和放疗后的 3~5 年不应拔牙,以免引起放射性颌骨坏死。放射治疗后如必须拔牙时,手术前后应给予大量抗生素控制感染,并尽量减少手术创伤。

11. 急性炎症期 应根据患者全身状况、炎症发展阶段、手术难易程度等全面考虑能否拔牙。

二、拔牙前准备

（一）术前准备

术前详细询问病史，包括既往麻醉、拔牙或其他手术史，是否有药物过敏史，术中及术后的出血情况，患者的全身情况，是否有拔牙禁忌证，必要时应进行化验以及药物过敏实验等检查。

同时，对患者的心理准备也很重要。与患者进行良好的沟通，耐心解释，可以消除患者的紧张情绪，增强患者对治疗的信心，减少情绪波动对生理功能的影响，从而使手术顺利完成。

（二）患者体位

拔牙时患者大多采用半卧位。拔除上颌牙时，患者头后仰，张口时上颌牙的𬌗平面与地面成45°角，上颌与术者的肩部同高。拔除下颌牙时，患者端坐，张口时下颌牙的𬌗平面与地面平行，下颌与术者的肘部平齐。

一般术者位于患者的右后方或右前方。

（三）手术区准备

术前嘱患者用含漱剂漱口，如牙石较多，应先洁牙。

拔牙术区和麻醉进针点用1%碘酊消毒，因碘酊对口腔黏膜有刺激性，不宜大面积涂抹，消毒直径在1～2cm范围内即可。复杂拔牙需切开缝合者，要用75%酒精消毒口周及面部皮肤，然后铺无菌孔巾遮盖面部。

三、拔牙器械

拔牙手术需要借助拔牙器械。拔牙器械分为主要器械和辅助器械。

主要器械包括牙钳和牙挺（图9-1，图9-2），是拔牙的主要工具。辅助器械较多，用以辅助拔牙。

（一）牙钳

1. 结构　由钳柄、关节和钳喙三部分组成。

2. 分类　按钳喙的不同设计可分为前牙钳、前磨牙钳、磨牙钳、第三磨牙钳、根钳和牛角钳等。

（二）牙挺

1. 结构　由挺柄、挺杆、挺刃三部分组成。

2. 分类　①直挺；②弯挺；③根尖挺；④特殊挺等。

（三）辅助器械

主要有手术刀、牙龈分离器、刮匙、骨膜分离器、骨凿、骨锤、持针器、止血钳、缝针、缝线、开口器等外科常用器械。用于拔牙时辅助切开、缝合、止血、凿骨等。

图 9-1 各类牙钳

A. 上颌前牙钳
B. 上颌前磨牙钳
C. 上颌第一、第二磨牙钳
D. 上颌第三磨牙钳
E. 上颌根钳
F. 上颌牛角钳
G. 下颌前磨牙钳
H. 下颌前牙钳与根钳
I. 下颌磨牙钳
J. 下颌牛角钳
K. 下颌第三磨牙钳

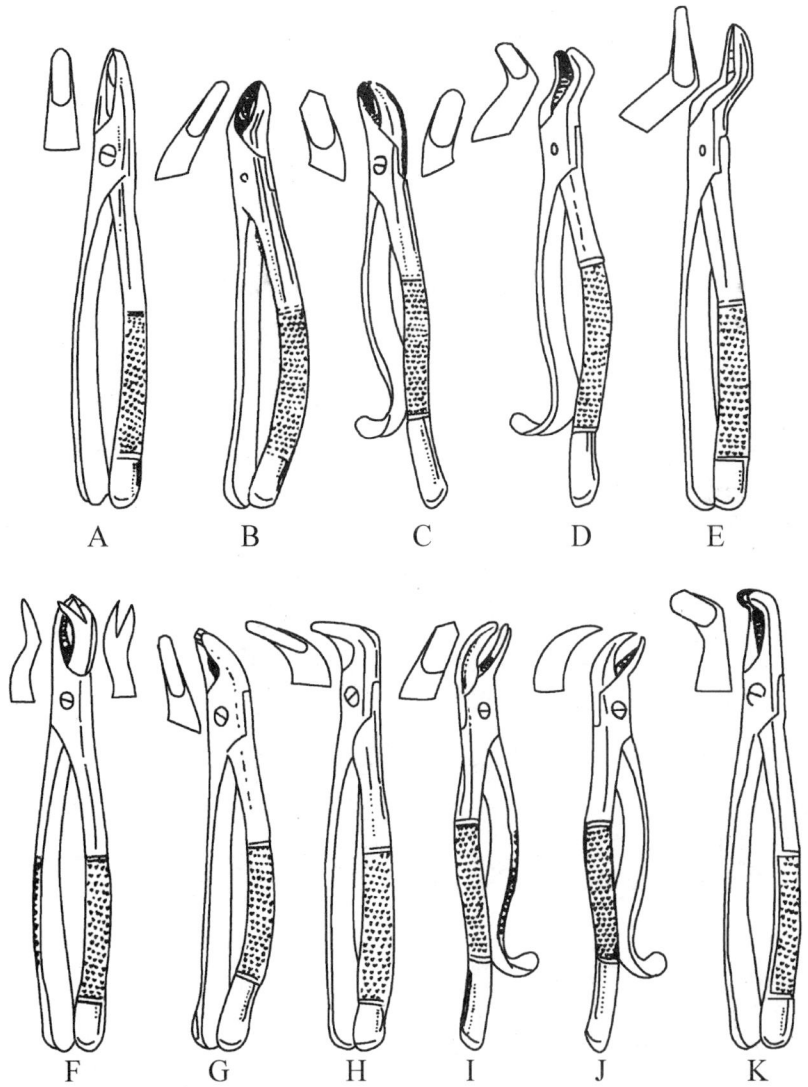

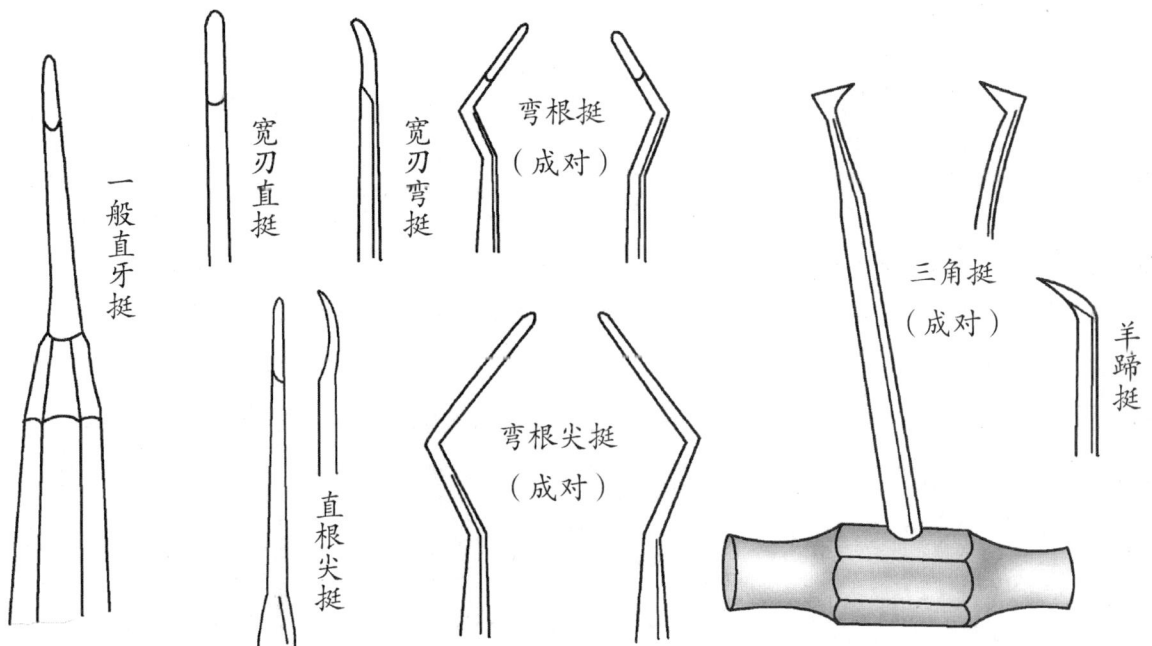

A　　B　　C　　D　　E

F　　G　　H　　I　　J　　K

一般直牙挺

宽刃直挺

宽刃弯挺

弯根挺
（成对）

三角挺
（成对）

羊蹄挺

直根尖挺

弯根尖挺
（成对）

图 9-2 各类牙挺

四、牙拔除术的基本方法

（一）钳拔法

适用于位置基本正常，牙冠没有严重破损，能够耐受牙钳夹持的牙齿拔除。

1. 基本方法

（1）摇动：是钳拔法拔牙的主要动作，先向侧方阻力较小的一侧摇动，而后向另一侧摇动，逐步扩大牙槽窝，撕裂牙周膜（图9-3）。

（2）旋转：主要适用于圆锥形的单根牙。旋转能撕裂牙周膜，扩大牙槽窝（图9-4）。最适宜使用该法的牙齿为上颌中切牙，其次为上颌侧切牙和上、下颌尖牙。旋转角度应逐步加大。多根牙、扁根牙、弯根牙不能旋转，否则将出现断根。

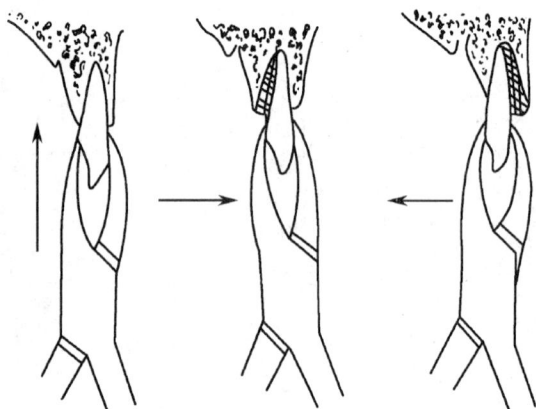 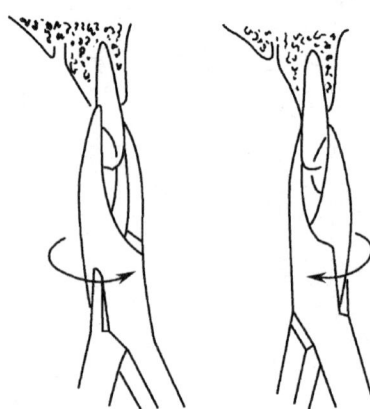

图9-3 摇动力   图9-4 旋转力

（3）牵引：直接向外牵引，一般摇松后使用。脱位方向应沿阻力最小的路线进行（图9-5）。

2. 注意事项

（1）体位调整：良好的体位可使患者躺卧舒适，医生操作方便，有利于获得良好的照明，有效减少并发症。

（2）左手配合：左手可以帮助固定患者头部，牵引唇颊部暴露手术野，感知所拔牙或邻牙的动度，保护邻牙、对颌牙（图9-6）。

（3）牙钳摇动、旋转应循序渐进，逐渐加大幅度，不可使用暴力，否则容易造成断根。

（二）挺拔法

牙挺施力主要是通过杠杆、楔和轮轴原理，较牙钳更省力。对较牢固的牙或牙钳无法直接夹持的残冠或残根，牙挺常作为首先使用的器械。当患牙挺松后，再使用牙钳拔除，以达到最小创伤，并可防止牙滑脱造成误吞或误吸。

1. 基本方法

（1）挺法（图9-7）：将挺刃安插在要拔牙的近中面与牙槽骨之间，使挺刃的凹面朝向根面，凸面支靠在颊侧近中牙槽嵴上作为支点。向远中𬌗面方向旋动牙挺时，使紧贴颈

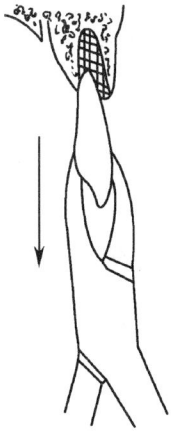

图 9-5 牵引力

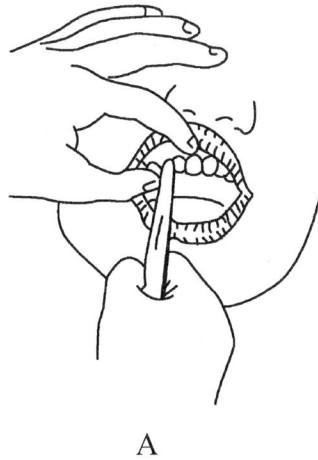

A

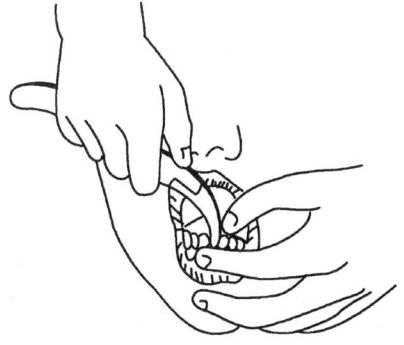

B

图 9-6 钳拔法时左手的配合
A. 拔上颌牙 B. 拔下颌牙

部根面的挺刃向所拔牙施力,使其受力后被挺向远中并向𬌗面方向移动。再逐渐加大牙挺旋动的幅度,并将挺刃逐渐向牙槽内插入,牙的松动度也随之增大。最后,该牙将向𬌗面与远中的合力方向松动脱位。

使用牙挺时,应严防以邻牙作支点,否则将造成邻牙损伤。

(2)推法(图 9-8):安插牙挺的方法与挺法相同,不同的是用靠近冠部的挺刃推动所拔牙,使该牙受力后被推向远中而松动。常用于拔除远中邻牙缺失或位于牙列末端、远中游离有较大空间的牙。

(3)楔法:置挺时应使挺刃长轴与患牙长轴一致,安插于牙根与牙槽骨之间。向根方楔入,边楔边旋,使牙根在牙槽窝内受力松动,直至脱出。主要用于较稳定的单根牙、残根和断根。

(4)撬法(图 9-9):将挺刃插入残根或断根根面较高一侧的牙根与牙槽骨之间,以牙槽嵴或牙槽骨壁为支点撬动残根或断根使之松动。常用于残根或断根的拔除。

在挺拔法中,上述手法常需结合使用。

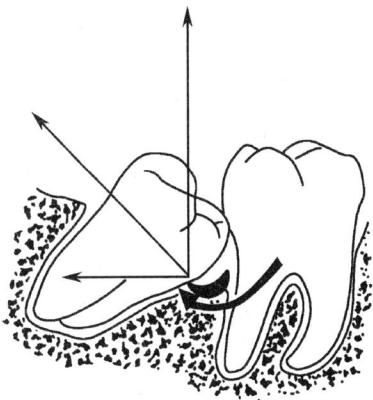

图 9-7 挺法

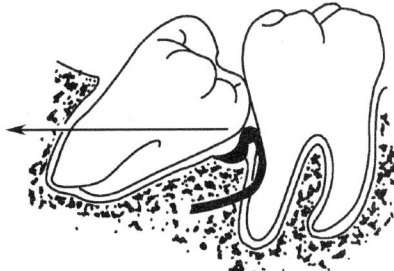

图 9-8 推法

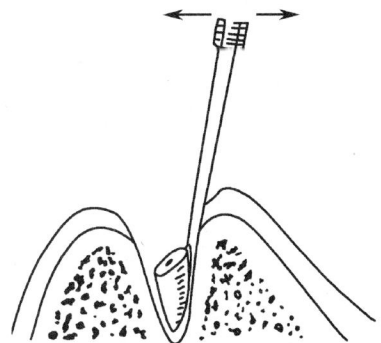

图 9-9 撬法

135

2. 注意事项

（1）核心是寻找支点。挺法和推法的支点一定要选在患牙的近中牙槽嵴顶上，不要以邻牙为支点。楔法和撬法支点可以选在患牙的牙槽嵴顶、牙槽间隔以及牙槽窝内壁上。

（2）施力要循序渐进，不可使用暴力，否则容易突然造成断根、牙挺滑脱，损伤颌周软组织。

（3）用牙挺时左手的配合也很重要。常用左手的示指放置在患牙及邻牙上，可以感觉到患牙和邻牙的动度，为右手的施力提供反馈信息，也可以防止牙挺滑脱损伤软组织。

（4）牙挺的种类很多，临床拔牙时一般根据患牙的情况来选择。一般认为窄刃的牙挺比较容易安插，也更易寻找到支点。

（三）分牙法

分牙法是指利用骨凿或涡轮钻等器械，采取劈分或截分的手段，将难以完整拔除的牙或牙根分成若干部分后，分别拔除的方法。适用于拔除阻生牙、错位牙，牙根分叉过大或异向弯曲的多根牙等。

（四）增隙法

增隙法是用增隙凿或小凹面骨凿插入牙冠或牙槽骨之间，挤压牙槽骨达到扩大牙槽窝，提供间隙的目的。该间隙主要用于安插牙挺或作为患牙倾倒的空间，减小手术阻力，有助于患牙松动脱位。适用于拔除阻生牙、残冠、残根及断根等。

（五）翻瓣去骨法

适用于埋伏牙、阻生牙等一些拔除困难的患牙。操作方法为：切开黏骨膜瓣，翻瓣暴露牙槽骨，凿除适量的骨质，显露牙或牙根后，拔牙及缝合（图9-10）。

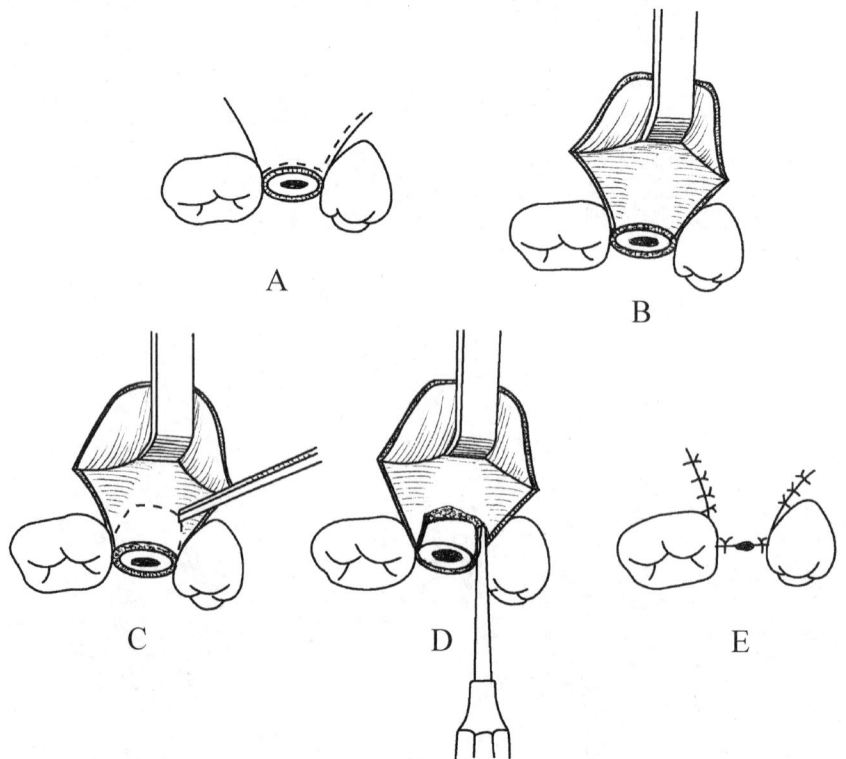

图9-10 翻瓣去骨法
A. 切口　B. 翻瓣
C. 凿骨　D. 撬出牙根
E. 缝合

💡 小知识

微创拔牙术

随着近年来口腔种植修复的发展,要求拔牙后牙槽突的吸收应尽量减小。目前,减小牙槽突吸收最基本也是最行之有效的临床环节就是减小拔牙术中的创伤,微创拔牙术的理念由此产生。达到这一目的的关键是尽力做到不去骨,减小微小骨折,不使骨膜和骨面分离。为此,已有系列微创拔牙器械在临床上应用。

五、牙拔除术的基本步骤

(一)分离牙龈

分离牙龈的目的是安放拔牙钳时,为钳喙插入龈沟下提供间隙,防止夹伤牙龈,避免拔牙时撕裂牙龈,产生术后出血和术后疼痛。

用牙龈分离器先分离唇(颊)舌侧,再分离邻面。分离时,器械必须紧贴牙面插入龈沟,直达牙槽嵴顶,并将牙龈轻轻掀离根面。

(二)挺松患牙

对于较牢固的牙、死髓牙、冠部有大充填体、冠部破坏大的牙,将患牙挺松到一定程度后,改用牙钳。

(三)安放牙钳

选择合适的牙钳,张开钳喙,沿牙面插入已被完全分离的牙龈间隙内,沿牙体长轴尽量向牙根推压,紧紧夹住患牙。必须再次核对牙位,以免错拔。

(四)拔除患牙

牙钳夹紧后,运用摇动、旋转和牵引的力量使患牙脱位。拔出患牙后应检查其是否完整,有无断根。

(五)处理拔牙创

1. 用刮匙搔刮牙槽窝,刮去碎骨片、碎牙片及炎性肉芽组织,以免引起术后出血、疼痛、感染等并发症。

2. 用咬骨钳修整过高的牙槽中隔、骨嵴等,以免引起术后疼痛,妨碍创口愈合。

3. 手指垫纱布或棉卷,向颊舌向压迫不同程度扩大的牙槽窝,使之复位。

4. 有牙槽骨骨折者,应压迫复位,骨折片已游离并与骨膜大部分脱离时应去除。

5. 拔除多个牙时,如龈缘外翻,应予缝合。

6. 在拔牙创口表面,横过牙槽嵴,放置消毒纱卷(注意勿填入牙槽窝内),嘱患者咬紧,30分钟后去除。

7. 有出血倾向的患者,应观察30分钟,止血后方可离去。

（六）拔牙后的注意事项

1. 术后 2 小时可进温软食物，避免用拔牙侧牙咀嚼。

2. 术后 24 小时内不要反复吐唾及吮吸伤口，不要用舌舔或用手指触摸伤口，不要漱口或刷牙。

3. 术后 24 小时内适当休息，避免剧烈运动。

4. 术后当日或次日，唾液内有少量血丝或唾液呈淡红色均属正常现象。如出血较多呈鲜红色，应及时就诊。

5. 对于手术创伤大、时间较长或炎症期拔牙以及全身抵抗力较差者，可酌情给予抗生素、镇痛及止血药物。

6. 留置的引流条在术后 24～48 小时撤除或更换。创口的缝线术后 5～7 日拆线。

第二节　阻生牙拔除术

阻生牙是指牙齿在发育和萌出的过程中，由于邻牙、骨或软组织障碍，只能部分萌出或完全不能萌出，且以后也不能萌出的牙。

造成阻生牙的原因有多种，主要原因是颌骨缺乏足够的空间容纳全部恒牙。临床上最常见的阻生牙为下颌第三磨牙，其次是上颌第三磨牙和尖牙。下面以下颌第三磨牙为例，叙述阻生牙的拔除方法。

一、临床分类

1. Winter 根据阻生第三磨牙牙体长轴与第二磨牙牙体长轴的位置关系分为：垂直阻生、近中阻生、水平阻生、远中阻生、颊向阻生、舌向阻生和倒置阻生（图 9-11）。

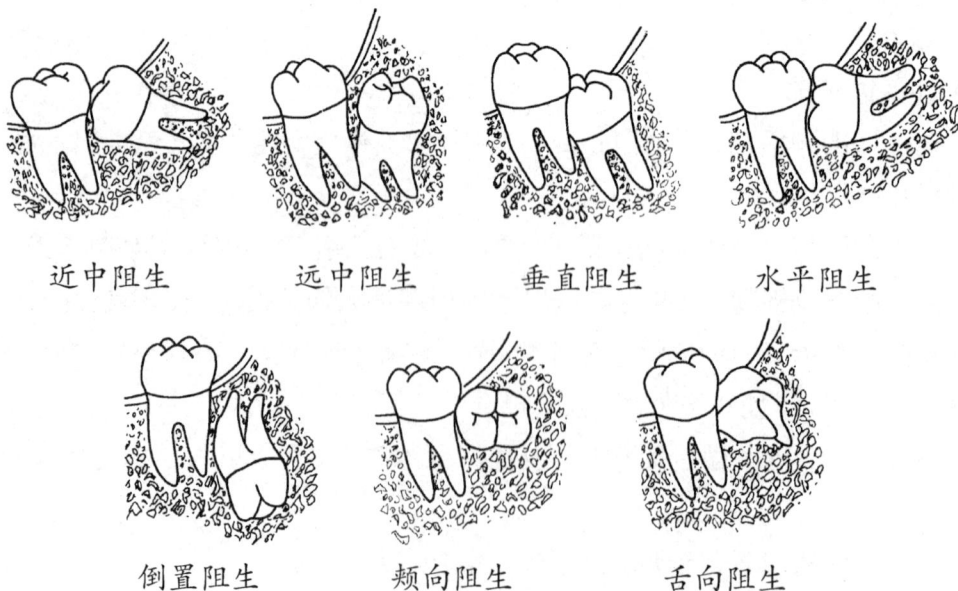

近中阻生　　远中阻生　　垂直阻生　　水平阻生

倒置阻生　　颊向阻生　　舌向阻生

图 9-11　下颌第三磨牙阻生 Winter 分类

2. 根据牙在骨内深度分为: ①高位, 牙的最高位置水平相当于或高于第二磨牙殆平面; ②中位, 牙的最高位置水平低于第二磨牙殆平面, 但高于第二磨牙的牙颈部; ③低位, 牙的最高位置水平低于第二磨牙的牙颈部(图9-12)。

3. Pell & Gregory 根据牙与下颌支及第二磨牙的关系分为:

Ⅰ类: 下颌支前缘和第二磨牙远中面之间有足够的间隙容纳第三磨牙的近远中径。

Ⅱ类: 下颌支前缘和第二磨牙远中面之间间隙不大, 不能容纳第三磨牙的近远中径。

Ⅲ类: 第三磨牙全部或大部位于下颌支内(图9-12)。

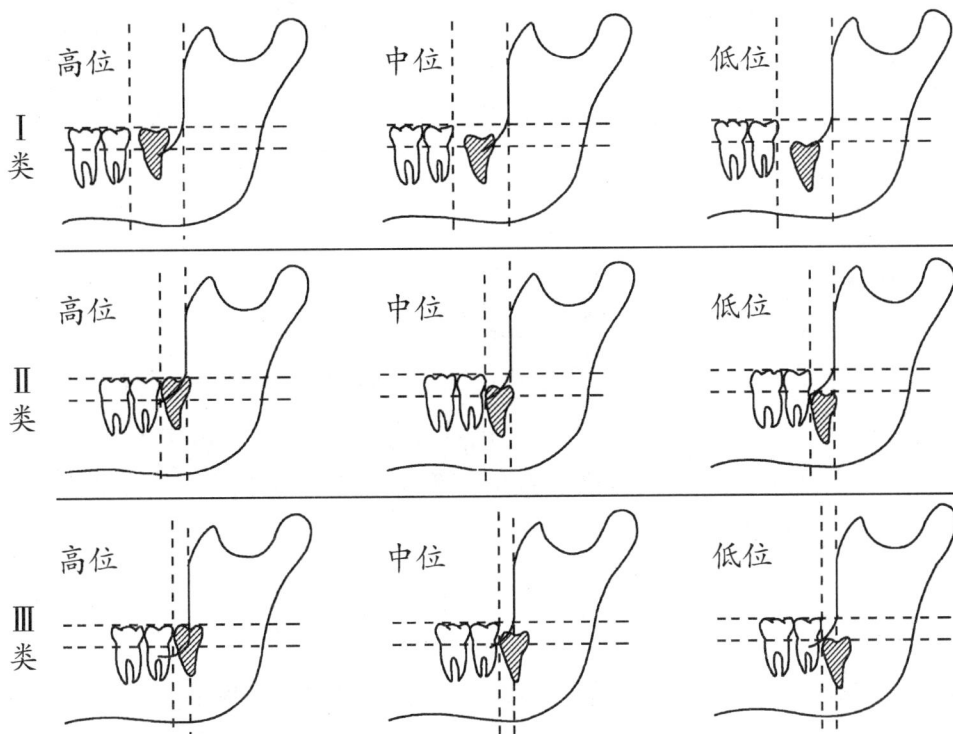

图9-12 下颌第三磨牙阻生 Pell & Gregory 分类

二、拔除适应证

1. 阻生第三磨牙引起冠周炎反复发作者。

2. 阻生第三磨牙本身龋坏严重或已引起牙髓病者。

3. 阻生第三磨牙造成第二磨牙远中食物嵌塞或已引起第二磨牙龋坏者。

4. 阻生第三磨牙被疑为某些不明原因疾病的病灶牙者。

5. 正畸治疗的预防性拔除。

三、术前准备

(一) 术前检查

详细询问病史和认真细致检查, 对把握适应证、禁忌证, 选择手术时机和手术设计至关重要。

1. 常规检查

（1）颌面部软组织有无红肿、硬结、瘘管，下颌下淋巴结有无肿大、压痛，有无张口受限。

（2）阻生牙的萌出程度和阻生类型，牙冠有无龋坏，冠周有无肿胀，盲袋有无溢脓。

（3）第二磨牙远中面有无龋坏吸收，是否松动，牙周有无炎症，第二磨牙后区有无足够间隙。

2. X 线检查　通过 X 线检查，观察阻生牙位置、萌出程度、类型，牙根的形态与数目，牙根与下颌管的关系，第二磨牙远中有无龋坏、牙槽骨吸收程度等。

（二）阻力分析

1. 软组织阻力　指阻生牙的牙冠已从骨内萌出，仅被软组织部分或全部覆盖，形成阻碍。只需切开分离，即可解除阻力。

2. 骨组织阻力

（1）冠部骨阻力：阻生牙牙冠周围有骨质覆盖，阻碍患牙从牙槽窝内脱位。拔牙时常需采用分牙法、增隙法、去骨法或三者结合来解除阻力。

（2）根部骨阻力：由于阻生牙牙根异常弯曲、根端肥大、多根或根分叉过大等原因引起的根部骨阻力。分根或增隙，或二者结合是解除根部骨阻力的常用方法。

3. 邻牙阻力　由于阻生牙牙冠嵌顿在第二磨牙外形高点以下，患牙脱位受邻牙阻挡形成的阻力。主要用分牙法和去骨法解除。

四、拔除方法

1. 麻醉　常规麻醉下牙槽神经及舌神经，颊侧及远中浸润麻醉。麻药内含有肾上腺素，翻瓣时可减少出血使手术野清晰。彻底冲洗冠周盲袋，切开翻瓣后发现仍有污染物者，要再次冲洗。

2. 切开翻瓣　常用的是角形切口（图 9-13）。远中切口从远中龈缘正中斜向后外方，勿偏舌侧。长度以充分暴露阻生第三磨牙为宜。近中颊侧切口从第二磨牙远中成 45°斜向前下，不要切到龈颊沟底部，否则出血较多，术后有明显肿胀。切开时直达骨面，全层切开黏骨膜。

翻瓣由近中切口开始，用骨膜剥离器的凹面紧贴骨面翻起，不可将骨膜与黏膜强行分离，否则出血多、手术野不清。

图 9-13　下颌阻生第三磨牙拔除术切口

3. 去骨　主要是去除颊侧及远中的骨质覆盖，凿骨量以露出牙冠的最大周径为宜。去骨可分为骨凿去骨和牙钻去骨。去骨不仅会造成牙槽突低平，还可能引发许多术后并发症，如疼痛、干槽症等。如果能用增隙法或分牙法解除阻力，尽量不采用。

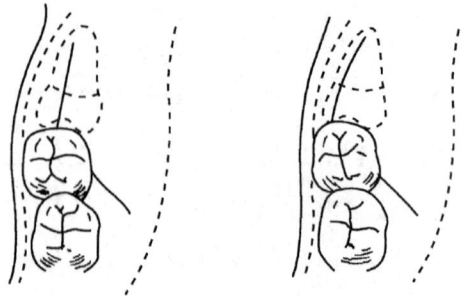

4. 分牙 其主要目的是解除邻牙阻力、减小骨阻力。常用的分牙方法有纵分、斜分和横分三种情况(图9-14)。

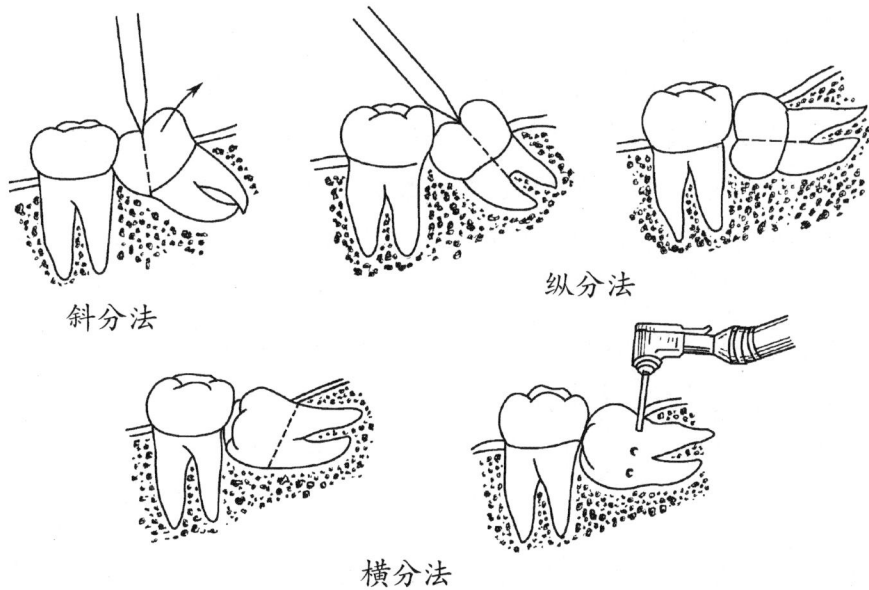

斜分法 纵分法

横分法

图9-14 下颌阻生第三磨牙分牙方法

5. 拔除患牙 劈分后分块拔除。如根部阻力仍较大,可以用增隙法解除。拔出时不可使用暴力,避免造成牙槽骨或下颌骨骨折。当阻力解除后,选择适当的牙挺,将患牙挺松或基本挺出,最后用牙钳使牙完全脱位(图9-15)。

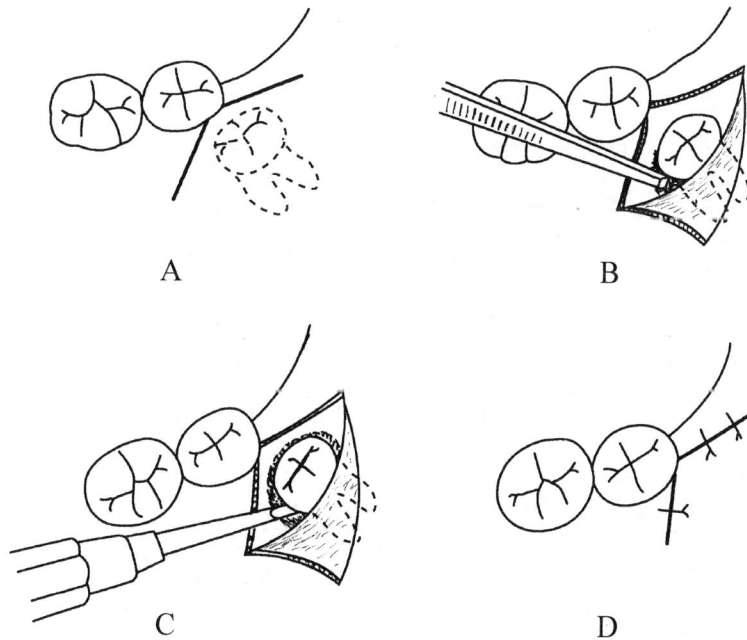

A B

C D

图9-15 下颌阻生第三磨牙拔除术基本步骤

A. 切口 B. 翻瓣去骨 C. 挺出阻生牙 D. 缝合

五、拔牙创的处理

1. 刮除遗留于牙槽窝内的碎牙片、碎骨片。

2. 刮净牙槽窝边缘部遗留的牙囊组织。

3. 牙槽窝内出血不足，应搔刮牙槽窝壁，使血液充盈牙槽窝，形成良好的血凝块，空虚的牙槽窝底不要用力搔刮，防止损伤下牙槽神经。

4. 复位变形的牙槽骨，使创口缩小。修钝锐利的牙槽骨边缘。

5. 缝合切口，但不要缝合太紧，以免术后出现肿胀。如果损伤较大，可以用碘仿纱条或碘仿海绵填塞以预防干槽症。

6. 用纱卷压迫创口止血，嘱患者咬紧，压迫30分钟，吐出纱卷。

7. 复杂的阻生牙拔除后，常伴有肿胀、疼痛、开口受限及吞咽疼痛。术后可予以冷敷，并给予抗炎、止痛药物。加压包扎1～2天可减轻术后肿胀。

第三节　牙拔除术的并发症及其防治

一、术中并发症

（一）软组织损伤

1. 原因　牙龈分离不彻底，牵引牙脱位时将牙龈撕裂。使用牙挺时，未掌握好支点，用力不当，缺乏保护，导致牙挺滑脱刺伤口腔软组织。使用牙钳夹持时，未将口角牵开，牙钳的关节夹住下唇而导致下唇损伤。翻瓣手术时，切开的深度不够，瓣过小，导致黏骨膜瓣的撕裂等。

2. 防治　拔牙前认真仔细地分离牙龈。安放牙钳时，钳喙紧贴牙面推向牙颈部，避免夹住牙龈，同时注意上下唇是否被牙钳夹住，操作时用左手防护。使用牙挺时注意掌握好支点，缓慢加力，左手加以保护，防止牙挺滑脱。翻瓣手术应设计足够大小的龈瓣，切开要深达骨面。如发生软组织撕裂伤应仔细复位缝合，防止术后出血。

（二）牙根折断

1. 原因　因牙齿龋坏严重、根尖弯曲、根分叉大、根端肥大、牙根与牙槽骨粘连等牙齿本身的原因，或拔牙操作不当，如牙钳安放不当、用力不当、牵引方向不当等造成断根。牙根折断断根是拔牙术的最常见并发症。

2. 防治　术者在熟悉牙根解剖的基础上正规操作。对有可能存在牙根解剖异常或病理改变者，需拍摄X线片检查，同时向患者交代清楚。如发现牙根折断，则根据断根的情况，用适当的方法拔除断根。

（三）牙槽骨损伤

1. 原因　在牙槽骨薄弱的部位（上下前牙唇侧骨板薄，上颌第三磨牙后方的上颌结节骨质疏松，下颌第三磨牙舌侧骨板薄）以及牙与牙槽骨板发生粘连时，由于拔牙过程中用力不当，可造成牙槽骨折断。

2. 防治　上下前牙拔除比较容易，不要过度用力，尽量避免损伤牙槽骨。上颌第三磨牙拔除使用牙挺时，如为远中阻力，不应强行用力，拍摄 X 线片后，再决定手术方法。下颌第三磨牙在劈冠和使用牙挺时，应注意用力的方向和大小，避免损伤舌侧骨板。如发现牙槽骨折断时，不要强行拉出，应先剥离黏骨膜后，再将骨板取出。如骨板与黏骨膜相连较多，可将其复位缝合。

（四）上颌窦损伤

上颌窦损伤常见于上颌磨牙及上颌前磨牙。

1. 原因　可以是操作不当，如取根时将牙挺或根尖挺置于断根的根面上，或用牙挺时楔力过大等。也可由于上颌窦本身的解剖结构所致，如上颌窦底壁过低，与牙根仅一薄层黏膜或很少的骨组织相隔，或根尖已伸入上颌窦内。

2. 防治　用牙挺取根时，应将挺刃插于牙周膜的间隙内。用楔力时应小心谨慎，避免将牙根推向上颌窦。在搔刮牙槽窝时应沿骨壁轻轻往外刮除，勿向根尖方向用力。

一旦牙根进入了上颌窦，应立即取出，必要时行上颌窦开窗取根术。如为单纯的上颌窦穿孔，轻的可于拔牙创内填塞碘仿纱条待其自愈，大的穿孔应行上颌窦穿孔修补术。

（五）其他损伤

牙拔除术中会遇到出血、神经损伤、颞下颌关节脱位以及下颌骨骨折等。

另外，在临床上由于工作的疏忽，可发生拔错牙，所以，在拔牙之前要确定患牙，并向患者交代清楚。拔牙前，安放牙钳或插入牙挺时要再次核对。如出现拔错牙，应立即进行牙再植术，并向患者做好解释工作。

二、术后并发症

（一）拔牙后出血

在正常情况下，拔牙创压迫半小时不会再出血。如在吐出消毒纱卷后仍出血不止，或拔牙后第 2 天再次出血，则为拔牙后出血。

1. 原因　出血的原因有全身因素和局部因素。全身原因包括各种血液疾病、高血压、肝胆疾病等。局部原因是牙龈撕裂、牙槽骨骨折、牙槽窝内有肉芽组织或异物、血凝块脱落或继发感染等。

2. 防治　术前详细询问病史，对有全身性疾病的患者应请有关科室的医生会诊，必要时转科治疗。拔牙操作应仔细，减少创伤。拔牙创要认真处理，向患者及家属仔细交代清楚拔牙后的注意事项。拔牙创口大、有出血倾向的患者，在拔牙创咬纱卷半小时后，经检查无异常后方可离开。

发生拔牙后出血，首先应进行局部检查。一般可见到高出牙槽窝的血凝块，并有血液从血凝块的下方渗出。处理方法：先清除高出牙槽窝的血凝块，检查出血部位，用生理盐水冲洗，局部外用止血药，再次压迫止血。如牙槽窝内有异物，可在局麻下彻底搔刮牙槽窝，让牙槽窝充满新鲜血液后，再压迫止血。若出血明显，可在牙槽窝内填塞明胶海绵或碘仿纱条，然后将创口拉拢缝合。在局部处理后，与全身因素有关者需进行化验和对症处理，如输鲜血或输凝血因子等。

（二）拔牙创感染

一般牙拔除后不易发生拔牙创感染，复杂牙拔除和阻生牙拔除易发生拔牙创感染。

1. 原因　急性感染常由于拔牙适应证掌握不当，特别是急性炎症期间拔牙而又处理不当。慢性感染常与术前根尖慢性炎症、术后有牙碎片、碎骨片、牙石及炎性肉芽组织等残留有关。

2. 防治　预防急性感染应严格掌握拔牙适应证，做好术前准备，术中坚持无菌操作，尽量减少手术创伤，术后给予有效的抗感染药物。如在急性炎症期拔牙，禁止搔刮牙槽窝，创口不应严密缝合。术前有慢性感染，切勿遗留炎性肉芽组织、碎牙片、碎骨片等。

急性感染的治疗详见第十章。慢性感染在局麻下彻底搔刮牙槽窝，去除异物及炎性肉芽组织，用生理盐水冲洗伤口后，放置碘仿纱条。

（三）干槽症

干槽症是以拔牙术后剧痛和拔牙创愈合障碍为主要临床特征的拔牙术后并发症。干槽症的病因有多种学说，目前均不能全面解释干槽症的发病及临床表现。

1. 临床表现　多发生在下颌阻生第三磨牙拔除后。拔牙后2～3天出现剧烈的疼痛，并向耳颞部、下颌下区或头顶部放射。一般的止痛药物无效。

检查可见牙槽窝内空虚，或有腐败变性的血凝块。牙槽壁暴露或有灰白色假膜覆盖。骨壁有明显探痛。创口周围牙龈红肿，口臭明显。颌面部无明显肿胀，局部淋巴结肿大、压痛，偶有张口受限。

2. 防治　干槽症可能与损伤、感染等因素有关，所以术中应严格遵守无菌操作，减少手术创伤。一旦发生干槽症，治疗原则是消炎止痛、彻底清创以及隔离外界对牙槽窝的刺激，促进肉芽组织生长。

治疗方法是在阻滞麻醉下，用3%过氧化氢液棉球反复擦拭牙槽窝，去除腐败坏死物质，直至牙槽窝清洁，棉球干净无臭味为止。然后再用3%过氧化氢溶液、生理盐水交替冲洗，在牙槽窝内填塞碘仿纱条。为防止碘仿纱条脱落，还可将牙龈缝合固定。一般愈合过程为1～2周，8～10天后可取出碘仿纱条，此时牙槽窝壁上已有一层肉芽组织覆盖，并可逐渐愈合。

第四节 牙槽外科手术

病例2

患者,男,65岁,因全口牙缺失拟行全口义齿修复。检查:全口无牙颌,24—26牙槽嵴骨嵴明显。

请问:1. 牙槽嵴上明显骨嵴对义齿修复有什么影响?

2. 该如何处理?

牙槽外科手术主要是指牙槽突及其周围软组织的手术,包括牙槽突修整术、系带矫正术等。

一、牙槽突修整术

牙槽突修整术是用手术的方式修整牙槽突上有碍义齿修复的结构,主要是骨尖、锐利骨嵴、牙槽突倒凹、异常的上颌结节等。这些结构影响义齿承托或就位,还可引起局部疼痛,修复前必须进行修整。

牙槽突修整术应在拔牙后2~3个月,拔牙创基本愈合,牙槽骨改建趋于稳定时进行。对拔牙时即发现有明显骨突时,也可拔牙同时加以修整。

手术方法与步骤:

1. 局部浸润麻醉,范围大者也可采用阻滞麻醉。

2. 切口形式范围大者采用梯形切口,范围小者以角形、弧形切口为宜。龈瓣的蒂部应放在前庭沟方,角形切口蒂部宜可靠远中设计。切口的大小根据手术范围来确定。全层切开黏骨膜。

3. 用骨膜分离器翻开龈组织瓣,显露骨突,用骨凿分层去骨,然后锉平,将龈瓣复位,用手抚摸是否平整。若不平,可再次修整,直到手感平缓。冲净碎骨屑,缝合(图9-16)。

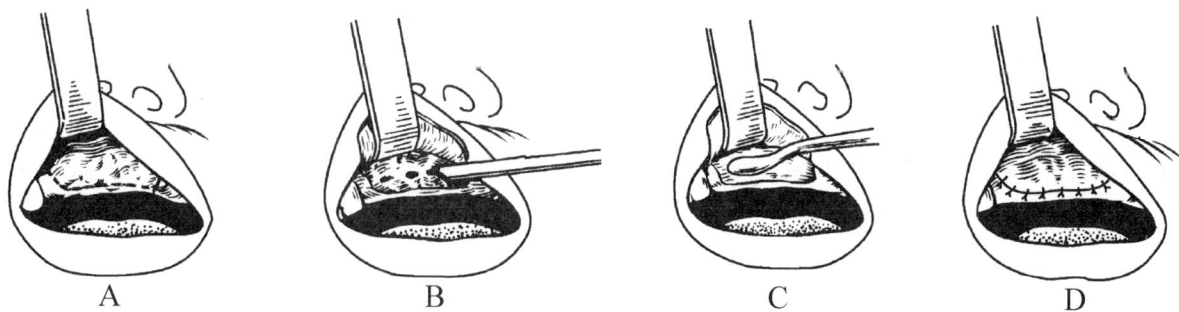

图9-16 牙槽突修整术

A. 切口　B. 翻瓣去骨　C. 锉平　D. 缝合后

4. 范围较小的骨尖, 可在麻醉下直接用锤击平, 不必缝合。

二、系带矫正术

临床上常见有舌系带过短和唇、颊系带附着过于靠近牙槽嵴顶(附着过低), 可能影响发音, 影响义齿修复, 造成切牙间隙关闭困难等, 需做手术矫正。

(一) 唇、颊系带矫正术

上唇系带附着过低, 可造成中切牙间隙。牙列缺损或缺失时, 唇颊系带由于牙槽嵴的吸收而相对附着较低会影响义齿修复, 需要矫正。

局部浸润麻醉, 中切牙有间隙者, 可作唇系带附着点切除, 黏骨膜潜行分离, 切口缝合, 牙槽嵴顶用牙周塞治剂覆盖。系带影响义齿修复者, 将系带附着点横切断, 潜行分离纵向缝合即可(图9-17)。

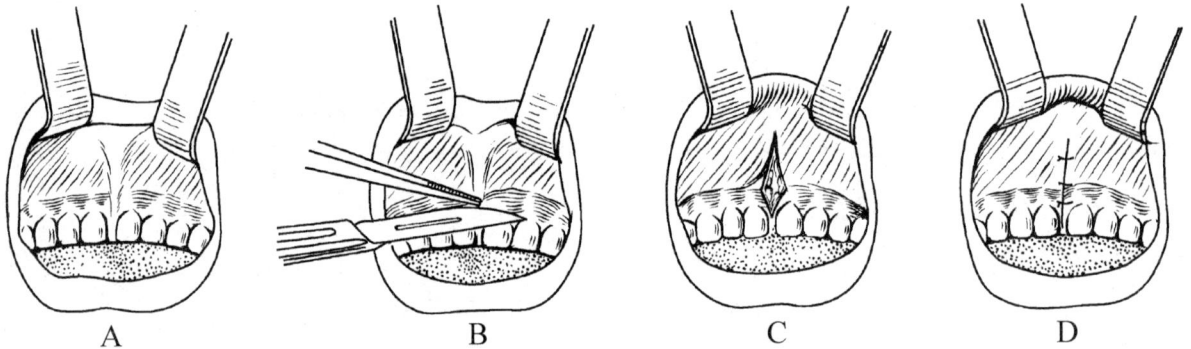

图9-17 上唇系带矫正术

A. 唇系带附着过低 B. 切开唇系带及切除中切牙间的软组织 C. 形成菱形创面
D. 缝合后

(二) 舌系带矫正术

舌系带过短, 造成舌不能自由前伸和上抬。向前伸舌时舌尖部呈 M 状, 有可能影响到舌腭音和卷舌音的发声。但有些舌系带过短的患儿可伴有其他发育障碍, 矫正后也未必都能发音清晰。

手术矫正最佳时期为 2 岁左右, 幼儿学语之前。在麻醉下直接剪开系带, 压迫止血即可。3 岁以上的患儿及成人应浸润麻醉, 夹住舌系带, 沿止血钳切开并切断系带, 不要损伤舌下肉阜的下颌下腺开口及舌腹部的小静脉。用手拉舌体向口外, 使舌尖能充分伸展。将切口纵向拉拢缝合, 术后给予抗生素预防感染(图9-18)。

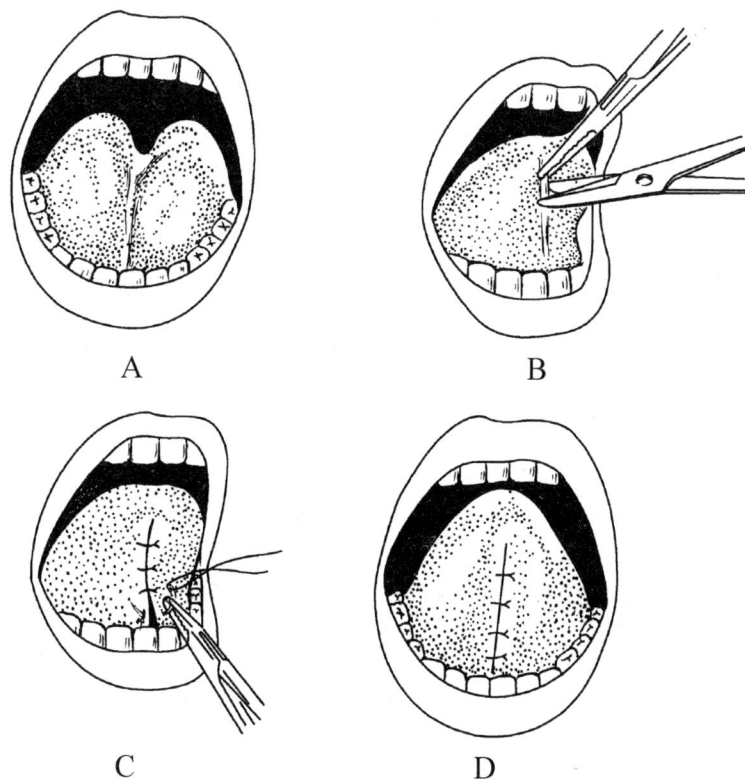

图 9-18 舌系带矫正术

A. 舌系带过短　B. 剪开舌系带　C. 缝合　D. 缝合后

练习题

选择题

1. 牙拔除术时,当患者患有下列疾病时,局麻药中应慎用肾上腺素的是

　　A. 肿瘤　　　　　　　　　　B. 血友病

　　C. 精神病　　　　　　　　　D. 甲状腺功能亢进

　　E. 肺结核

2. 下列症状是干槽症主要诊断依据的是

　　A. 拔牙后 2～3 天出现伤口疼痛

　　B. 牙龈红肿,有脓性分泌物

　　C. 拔牙创内牙槽骨裸露

　　D. 患侧面部肿胀

　　E. 吞咽困难及疼痛

3. 一个高位近中阻生牙,为锥形融合根,其存在的阻力有

　　A. 近中软组织阻力　　　　　B. 牙冠部骨阻力

　　C. 远中软组织阻力　　　　　D. 牙根部骨阻力

　　E. 邻牙阻力

4. 拔牙术后当日,不正确的方法是

    A. 不要反复吸吮创面   B. 进食柔软、温热食物

    C. 避免用拔牙侧咀嚼   D. 饭后刷牙,保持口腔清洁

    E. 避免剧烈运动

5. 妊娠期妇女,必须进行牙拔除术者,最安全的时间是

    A. 怀孕1个月时   B. 怀孕3个月时   C. 怀孕5个月时

    D. 怀孕7个月时   E. 怀孕9个月时

6. 可以主要采用旋转力量拔除的牙齿是

    A. 上颌切牙   B. 下颌切牙   C. 上颌前磨牙

    D. 上颌磨牙   E. 下颌磨牙

7. 下列对于拔牙创的处理,不正确的方法是

    A. 拔除乳牙残根后彻底搔刮牙槽窝

    B. 压迫缩小扩大的牙槽窝

    C. 撕裂的牙龈组织应予缝合

    D. 与骨膜牙龈相连的骨折片应复位保留

    E. 刮净拔牙创内的肉芽及碎片

8. 糖尿病患者,血糖低于多少且无酸中毒症状,可考虑拔牙

    A. 7.88mmol/L   B. 8.88mmol/L   C. 9.88mmol/L

    D. 10.88mmol/L   E. 11.88mmol/L

9. 下列关于牙挺使用中应遵循的原则,错误的是

    A. 使用中必须以手指保护防止滑脱

    B. 拔除上颌智齿阻力较小,可以健康的邻牙为支点

    C. 龈缘水平处的舌侧骨板不应作为支点

    D. 龈缘水平处的颊侧骨板不应作为支点

    E. 使用中注意力量的控制,不可使用过大力量

10. 阻生齿拔除时的阻力不包括

    A. 软组织阻力   B. 冠部骨阻力   C. 根部骨阻力

    D. 对颌牙阻力   E. 邻牙阻力

(杨利伟)

第十章 口腔颌面部感染

1. 熟悉：口腔颌面部感染的特点、诊断、治疗原则；智齿冠周炎病因、临床表现、诊断和治疗。
2. 了解：口腔颌面部间隙感染的感染来源、临床特点和治疗。

病例

　　患者，男，23岁。3天前加班劳累后出现右下后牙区胀痛，进食、吞咽加重。昨日起出现局部自发性跳痛，张口受限，低热、头痛。检查：右下颌角区颊部稍肿胀，无压痛，张口度两指，右下第三磨牙近中阻生，牙龈红肿充血，挤压可见远中盲袋有少量脓液溢出，颊侧前庭沟丰满、充血，压痛明显，咽侧壁稍充血，无压痛。

　　请问：1. 该患者的临床诊断是什么？应注意与哪些疾病相鉴别？
　　　　　2. 临床上常使用的治疗方法是什么？

第一节 概　　述

　　口腔颌面部感染是因致病微生物入侵引起的口腔颌面部软、硬组织局部乃至全身的复杂的炎症性疾病。虽然全身各部位的感染均有红、肿、热、痛和功能障碍等共性，但因口腔颌面部的解剖生理特点，使得感染的发生、发展和预后有其特殊性。随着人民生活水平的提高和卫生事业的发展，口腔颌面部感染也相应减少。

　　（一）感染特点

　　1. 口腔、鼻腔、鼻窦和扁桃体与外界相通，同时这些部位的温度、湿度均适宜于细菌的寄居、滋生与繁殖，当抵抗力下降时容易发生感染。

　　2. 口腔颌面部存在着较多的互相通连的潜在性筋膜间隙，内含疏松结缔组织，抗感染能力弱，感染可沿此途径扩散和蔓延。

　　3. 颜面部常缺少静脉瓣，尤其两侧口角到鼻根连线所形成的"危险三角区"内的感染，更易循面静脉系统扩散至颅内，引起严重的并发症。

4. 颌面部的汗腺、毛囊和皮脂腺也是细菌的寄居部位，其暴露在外，容易受到各种原因的损伤，细菌可经破损的皮肤、黏膜或骨折处引起局部感染。

5. 面部器官位置表浅，感染易被早期发现，可以得到及时治疗。

（二）病原菌

口腔颌面部感染多属于化脓性感染。常见的致病菌有金黄色葡萄球菌、溶血性链球菌、大肠埃希菌等。其次，由于检测技术的进步，在口腔颌面部感染中尚可检出厌氧菌属，如类杆菌属、梭杆菌属、消化链球菌。此外，还可见到特异性感染，如结核分枝杆菌、梅毒螺旋体等。口腔颌面部最多见的是需氧菌与厌氧菌的混合感染。

（三）感染途径

口腔颌面部感染主要有以下五条途径：

1. 牙源性感染 病原菌通过病变牙或牙周组织进入人体内发生的感染，称为牙源性感染。由于牙齿与颌骨直接相连，牙髓及牙周感染可向根尖、牙槽骨、颌骨以及颌面部疏松结缔组织间隙扩散。由于龋病、牙周病、第三磨牙冠周炎均为临床常见病，故牙源性感染临床上也最多见。

2. 腺源性感染 面颈部淋巴结可继发于口腔、上呼吸道感染所引起的炎症改变，称为腺源性感染。感染可穿过被膜向周围扩散，引起筋膜间隙蜂窝织炎。

3. 损伤性感染 细菌由损伤的皮肤、黏膜及拔牙创等进入。

4. 血源性感染 身体其他部位的感染病灶，通过血液循环（如败血症）引起口腔颌面部的化脓性感染，称为血源性感染。这类感染病情都比较严重。

5. 医源性感染 医务人员在口腔颌面部行局部麻醉、手术、穿刺等操作时，未严格遵守无菌技术而造成的继发性感染，称为医源性感染。

（四）临床表现

1. 局部症状

（1）急性期：病情发展迅速，病程一般几天到十几天，局部反应明显。局部主要表现为红、肿、热、痛和功能障碍，引流区淋巴结肿痛等典型症状，但其程度因发生的部位、深浅、范围大小和病程早晚而有差异。炎症累及咀嚼肌部位时，可导致不同程度的张口受限。病变位于口底、舌根、咽旁可出现进食、吞咽、语言甚至呼吸困难。

（2）慢性期：由于病变组织有大量单核细胞浸润，正常组织破坏后被增生的纤维组织代替，因此局部形成较硬的炎性浸润块，并出现不同程度的功能障碍。有的脓肿形成未及时治疗而自行溃破，则形成长期排脓的窦道口。当机体抵抗力降低或治疗不彻底时，慢性感染可再度急性发作。

2. 全身症状 因细菌的毒力及机体的抵抗力不同而有差异。

（1）急性期：主要症状有畏寒、头痛、全身不适、乏力、食欲减退、尿量减少、舌质红、苔黄等。化验检查白细胞总数增高，中性粒细胞比例上升，核左移。病情较重而时间较长者由于代谢紊乱，可导致水与电解质平衡失调、酸中毒，甚至伴有肝、肾功能障碍。如病情进一步加重,可导致多器官衰竭而致昏迷、死亡。

（2）慢性期：患者多表现为局部炎症久治不愈,长期排脓或反复发作,可伴有持续低热的全身症状。由于长期处于慢性消耗状态,患者可出现全身衰弱和营养不良,有不同程度的贫血。

（五）诊断

1. 炎症的初期,感染区的红、肿、热、痛是诊断局部感染的依据,当炎症形成局限性脓肿后,局部有波动感,这是诊断浅表脓肿形成的重要特征。

2. 深部脓肿,一般很难检查到波动感,但按压脓肿区的表面时,皮肤常出现不能很快恢复的凹陷性水肿。对于深部的脓肿可用穿刺法协助诊断,也可借助 B 超或 CT 等辅助检查,以明确脓肿的部位及大小。

3. 如怀疑败血症时,可抽血作细菌培养以明确诊断,同时做细菌药物敏感试验,为选择有效的抗菌药物作参考。X 线片对颌骨骨髓炎的诊断、病变范围、破坏程度等能提供可靠的依据。

（六）治疗

口腔颌面部感染的治疗常采用全身治疗和局部治疗相结合的方法,可收到良好的效果。但对轻度感染,仅用局部治疗也多能治愈。

1. 局部治疗 适用于感染的早期。注意保持局部清洁,避免不良刺激,特别对面部疖、痈应严禁挤压,防止感染扩散。局部外敷中草药可起到散瘀、消肿、止痛或促进炎症局限的作用。

2. 手术治疗 包括脓肿切开排脓和清除病灶两个方面。

（1）脓肿切开引流术

1）目的：使脓液或腐败坏死物质迅速排出体外,以达到消炎、解毒、解除局部肿胀、防止感染扩散和避免产生严重并发症的目的。

2）手术指征：①局部疼痛加重,并呈搏动性跳痛；炎性肿胀明显,皮肤紧张、发红、光亮；触诊时有明显压痛点、波动感或呈凹陷性水肿；深部脓肿经穿刺可抽出脓液者。②口腔颌面部急性化脓性炎症经抗生素治疗无效,同时出现全身中毒症状者。如炎症已累及多间隙,出现呼吸困难时,可以早期切开减压,能迅速缓解呼吸困难及防止炎症继续扩散。③结核性淋巴结炎经局部治疗及全身抗结核治疗无效,或皮肤发红已近自溃的寒性脓肿,必要时也可行切开引流术。

3）注意事项：①切口位置尽量低,以利于引流；②切口应隐蔽,尽量不影响愈后的美观；③颜面切口应顺皮纹方向切开,不能损伤重要的血管、神经及唾液腺导管；④手术操作应准确轻柔,颜面三角区的脓肿切开后应严禁挤压,防止感染扩散。

（2）清除病灶：口腔颌面部感染多为牙源性感染,感染控制后,病灶牙未处理,感染可能反复发作。所以,对病灶牙必须彻底治疗或拔除。颌骨骨髓炎应在急性期好转后及早进行死骨及病灶的清除。

3. 全身治疗 口腔颌面部感染并发全身中毒症状时，都应在局部处理的同时，采取积极的全身治疗。如全身给予支持疗法、维持水电解质平衡并及时有针对性地给予抗菌药物治疗。

（1）临床上一般先根据诊断、感染来源、临床表现、脓液性状和脓液涂片染色等，初步估计致病菌后选择抗菌药物。但对严重感染患者，应力争治疗前行血、脓液的细菌培养和药物敏感试验，作为治疗中药物调整的主要依据。

（2）口腔颌面部感染多为厌氧菌和需氧菌的混合感染，宜早期有针对性地应用足量的抗生素。在治疗过程中病原菌种类可发生变化，如出现耐药菌株及新的混合感染菌，应将应用药物的种类和方法作相应调整。

第二节 智齿冠周炎

智齿冠周炎是指发生在阻生智齿牙冠周围软组织的化脓性炎症，临床上以下颌第三磨牙较多见，故又称下颌第三磨牙冠周炎。上颌第三磨牙也可发生冠周炎，但发生率低，而且症状轻，并发症少，治疗简单。本节主要介绍下颌智齿冠周炎。

【病因】

1. 智齿阻生、智齿冠周盲袋形成和细菌感染是智齿冠周炎发生的主要病因。

2. 在人类的发生和演化过程中，随着食物种类的变化，带来了咀嚼器官的退化，造成颌骨长度与牙列所需长度不协调。下颌第三磨牙是牙列中最后萌出的牙，因萌出位置不足，导致程度不同的阻生。智齿萌出过程中，由于阻生牙冠的上方和其周围部分或全部为龈瓣所覆盖，龈瓣与牙冠表面之间形成较深的盲袋（图10-1）。

3. 细菌及食物极易存于盲袋内而不易清洁，加之冠部牙龈因咀嚼食物而易损伤，形成溃疡或糜烂。当全身抵抗力下降或细菌毒力增强时，可引起冠周炎急性发作。

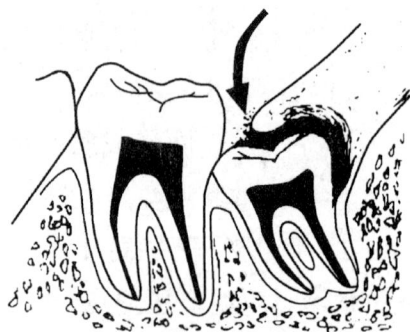

图10-1 阻生牙引起的盲袋

【临床表现】

1. 主要发生在18～30岁智齿萌出期的青年人。有全身诱发因素或反复发作史。

2. 下颌智齿冠周炎常以急性炎症形式出现。炎症初期，一般无明显全身症状，患者只感觉患侧磨牙后区胀痛不适，当咀嚼、吞咽、开口活动时疼痛加重。如病情继续发展，局部可出现自发性跳痛，疼痛向耳颞部放射。

3. 当炎症累及咀嚼肌时，可出现不同程度的张口受限，重者可发生牙关紧闭。

4. 口腔局部检查，多数患者可见智齿萌出不全。在低位阻生或牙冠被肿胀的龈瓣全部覆盖时，需用探针检查，可以查出未全萌出的智齿或阻生齿。严重者可见咽侧壁红肿，患侧下颌下淋巴结肿大、压痛。

5. 全身症状可有不同程度的畏寒、发热、头痛、全身不适、食欲减退、大便秘结和白细胞总数升高，中性粒细胞比例上升。

6. 智齿冠周炎由于未得到及时控制，感染可向周围薄弱组织直接蔓延或经由淋巴管扩散，引起邻近的组织器官或筋膜的间隙感染。常见的局部扩散途径如下：

（1）感染常向磨牙后区扩散，形成骨膜下脓肿，脓肿继续向外扩散，在咬肌前缘和颊肌后缘间形成皮下脓肿，当脓肿穿破皮肤后可形成经久不愈的面颊瘘。

（2）炎症沿下颌骨外斜线向前扩散，可在相当于第一磨牙颊黏膜处形成脓肿，穿破黏膜后可在此形成龈瘘。

（3）炎症沿下颌支外侧或内侧向后扩散，可分别引起咬肌间隙、翼下颌间隙感染。此外也可以引起下颌下间隙、舌下间隙及咽旁间隙感染（图10-2）。

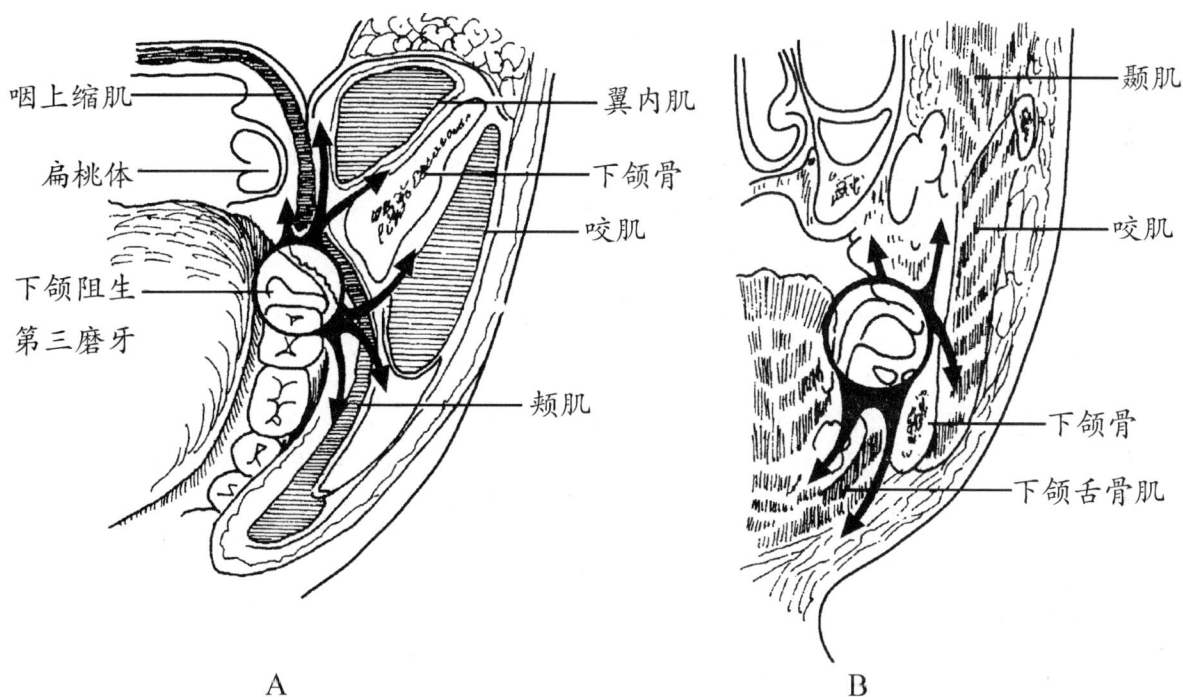

图 10-2　智齿冠周炎感染扩散的途径

A. 水平面观，向前、后、外、内扩散　B. 冠状面观，向上、下扩散

【诊断】

1. 根据病史、临床表现、口腔检查及 X 线检查等正确诊断。对于被牙龈完全覆盖的智齿，用探针可探到阻生智齿牙冠的存在。X 线检查可了解智齿的生长方向、位置、牙根形态等。

2. 值得注意的是，当下颌智齿冠周炎扩散到第一、二磨牙的颊沟时，易被误诊为下颌磨牙根尖化脓性炎症，特别是当下颌磨牙有病变时更易误诊，应仔细检查。

3. 磨牙后区的恶性肿瘤及位于下颌角部位的肿瘤也有疼痛和张口困难，应注意鉴别。

【治疗】

智齿冠周炎的治疗原则：急性炎症期以消炎、镇痛、建立引流、增强抵抗力为主；慢性期以去除病因为主，根据阻生情况决定是否拔除，以防反复急性发作或出现并发症。其主要治疗措施有：

1. 局部治疗　为智齿冠周炎的治疗重点。

（1）盲袋冲洗、上药：是局部消炎止痛引流的有效方法，可清除盲袋内的食物残渣、坏死组织、脓液等。常选用 1%～3% 过氧化氢溶液、生理盐水、1∶5 000 高锰酸钾液或 0.1% 氯己定液等，反复冲洗龈袋，擦干局部，用探针蘸 2% 碘甘油或少量碘酚液放入龈袋内，每日 1～3 次。

（2）切开引流术：如龈瓣附近形成脓肿，应当在局部麻醉下切开，并置放引流条。

（3）冠周龈瓣切除术：对于牙位正常有足够位置的正常智齿，当急性炎症消退后，在局麻下切除智齿冠面龈瓣，以消除盲袋，防止复发。

（4）智齿拔除术：是根治冠周炎的主要手段。对于牙位不正或无足够位置萌出，且冠周炎反复发作者，应尽早拔除。

2. 全身治疗　根据局部炎症及全身反应程度和有无并发症等情况，选择抗菌药物及全身支持疗法。

第三节　口腔颌面部间隙感染

口腔颌面间隙感染是指在口腔、颌面及上颈部各潜在性筋膜间隙中所发生的细菌性炎症的总称。正常的颌面部解剖结构中，存在许多潜在的筋膜间隙。这些筋膜间隙被脂肪和疏松结缔组织所充满，且各间隙之间互相通连。口腔颌面部间隙感染均为继发性，感染可局限于一个间隙，也可波及相邻多个间隙，从而形成弥散性蜂窝织炎或脓肿。若感染未得到控制，还可向颅内、纵隔等处发展，甚至导致全身化脓性感染等严重并发症。

临床上应根据感染途径、感染性质、致病菌的种类、感染的部位及波及范围、感染的发展阶段、患者的身体状况等方面作出判断与鉴别。

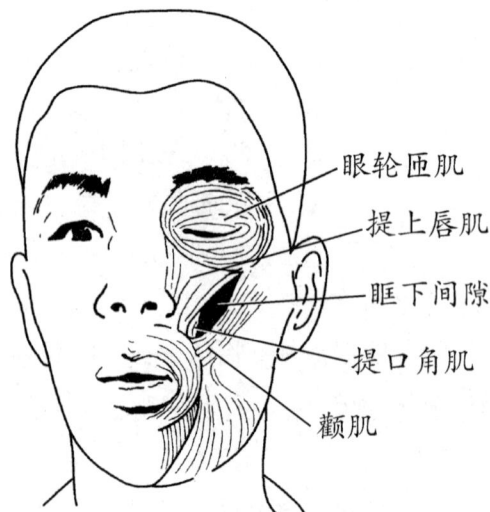

图 10-3　眶下间隙的解剖位置

一、眶下间隙感染

眶下间隙位于眼眶下方，面前部，位于皮肤、皮下组织、表情肌与上颌骨前壁骨膜之间。其上界为眶下缘，下界为上颌骨牙槽突，内界为鼻侧缘，外界为颧骨（图 10-3）。

感染来源：多数来自上颌前牙和第一前磨牙的根尖化脓性炎症，少数来自鼻侧及上唇底部的化脓性感染。婴幼儿上颌骨骨髓炎亦常伴发眶下间隙感染。

【临床表现】

1. 主要表现在眶下区，以尖牙窝为中心的红肿。常波及眼睑及颧部皮肤，表现为皮肤发红、张力增大、眼睑水肿、睑裂变窄和鼻唇沟消失。

2. 脓肿形成后，眶下区可触及波动感。感染期由于炎症激惹眶下神经，可引起不同程度的疼痛。

3. 眶下间隙感染可向上直接扩散，引起眼眶蜂窝织炎，严重者可经内眦静脉向颅内扩散引起海绵窦血栓性静脉炎。

【治疗】

感染早期应用有效的抗菌药物控制炎症的发展。一旦脓肿形成后，应从上颌尖牙区前庭沟黏膜转折处做横行切口，切开黏骨膜直达骨面，用血管钳向尖牙窝方向分离脓腔（图10-4），使脓液充分引流。炎症控制后立即处理病灶牙。

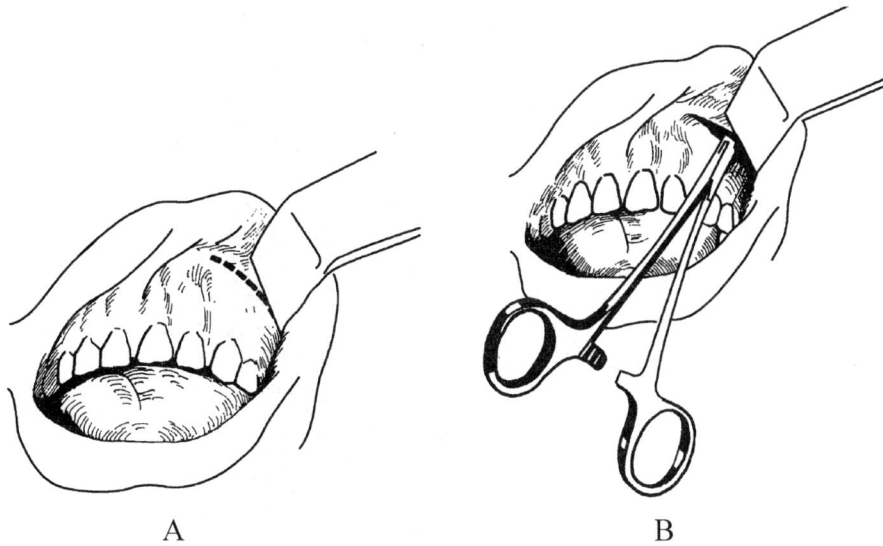

图 10-4 眶下间隙感染脓肿切开引流术
A. 口内切口线 B. 分离脓腔

二、咬肌间隙感染

咬肌间隙位于咬肌与下颌支外侧骨壁之间。其前界为咬肌前缘，后界为下颌支后缘，上界为颧弓下缘，下界为咬肌在下颌角的附着及下颌角下缘，内界为下颌支外侧壁，外界为腮腺咬肌筋膜。

感染来源：多由下颌第三磨牙冠周炎、下颌磨牙根尖周炎及牙槽脓肿蔓延至间隙所致，也可由邻近间隙感染扩散引起。

【临床表现】

1. 咬肌间隙感染是临床上最常见的间隙感染之一。典型的临床表现是以下颌支及下颌角为中心的咬肌区肿胀、压痛，伴有严重的张口受限及开口疼痛，检查常可发现阻生智齿。

2. 感染向周围扩散可导致整个腮腺咬肌区及下颌下区弥漫性肿胀，压之有凹陷性水肿，但无波动感。由于脓肿位置深且被强大的咬肌及咬肌腮腺筋膜阻挡，易造成下颌骨边缘性骨髓炎。

【治疗】

穿刺一旦证实有脓肿形成，应及时引流。咬肌间隙脓肿切开引流手术常用口外切口，在下颌骨下缘1～2cm处做与下颌角平行的弧形切口，长3～5cm，逐层切开皮肤、皮下组织及颈阔肌，扪及下颌骨下缘后，切开骨膜进入脓腔，彻底引流并冲洗脓腔后安放引流物（图10-5）。注意保护面神经的下颌缘支。如发现下颌支外侧骨面粗糙不平已并发骨髓炎，应及时进行病灶刮除术。

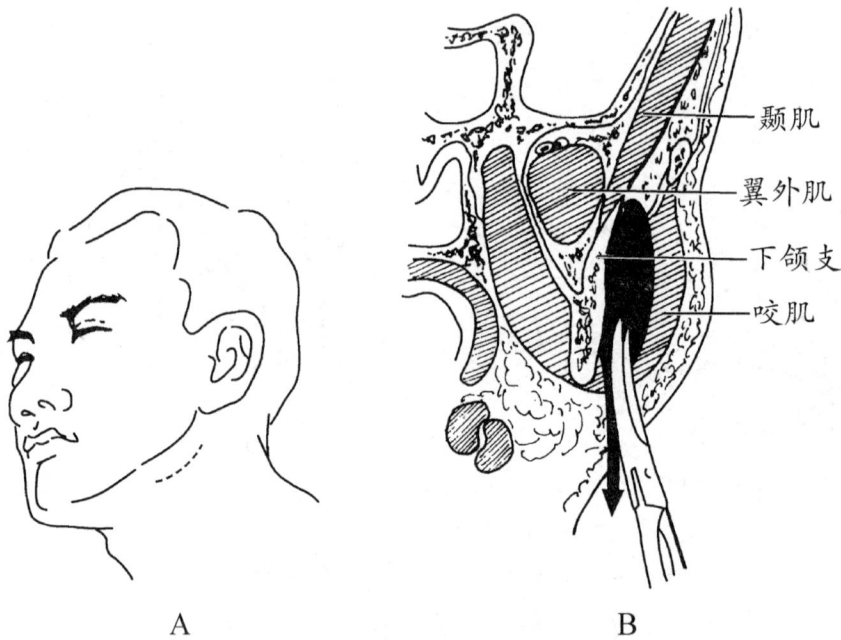

图10-5 咬肌间隙脓肿口外切开引流术

A. 口外切口线　B. 分离进入脓腔

三、翼下颌间隙感染

翼下颌间隙位于下颌骨的内侧壁与翼内肌之间。其上界为翼外肌下缘，下界为翼内肌在下颌角内侧的附着缘，内界为翼内肌，外界为下颌支内侧骨板，前界为颞肌及颊肌，后界为下颌支后缘及腮腺。该间隙内有下颌神经的分支及下牙槽动、静脉。

感染来源：主要来自下颌智齿冠周炎和下颌磨牙根尖周炎症的扩散，其次是在下牙槽神经封闭或阻滞麻醉时消毒不严或拔下颌智齿时创伤过大引起。此外，还可由邻近间隙感染所致。

【临床表现】

1. 发病急，常先有牙痛史，继而感觉面侧区疼痛，并放射致耳颞部，伴有张口受限、进食及吞咽疼痛。

2. 口腔检查可见翼下颌皱襞处黏膜水肿，下颌支后缘稍内侧可有轻度肿胀、深压痛。由于该间隙位置深，即使脓肿已形成，也不能直接触及波动，需穿刺才可确定。

【治疗】

感染的初期应全身应用足量抗生素，以控制炎症的发展和扩散。脓肿切开的切口与咬肌间隙感染切口基本相同，但在分离至下颌角下缘时，在其内侧切开部分翼内肌附着，用骨膜分离器剥开翼内肌后，进入间隙放出脓液，放置引流条引流。

四、下颌下间隙感染

下颌下间隙位于下颌骨体下方内侧，下颌下三角内（图 10-6）。该间隙向上经下颌舌骨肌后缘与舌下间隙相通，向后内毗邻翼下颌间隙、咽旁间隙，向前通颏下间隙，因此下颌下间隙感染可蔓延成口底多间隙感染。

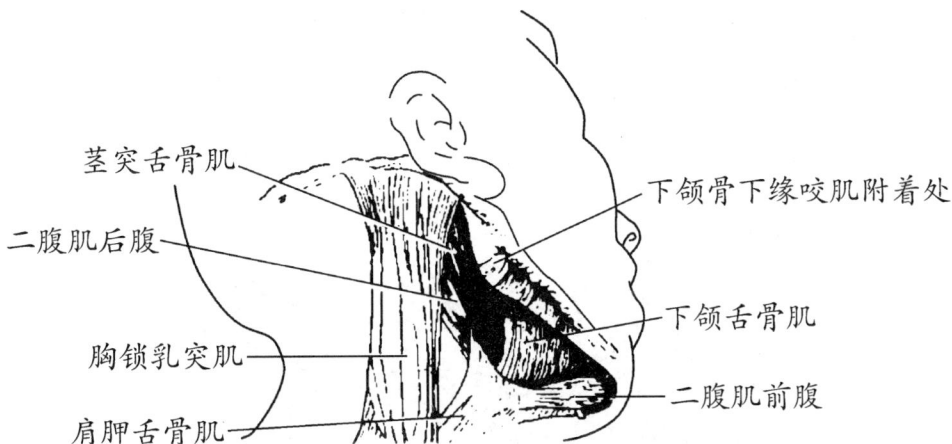

图 10-6 下颌下间隙的解剖位置

感染来源：多来自下颌智齿冠周炎、下颌后牙的根尖周炎和牙槽脓肿等牙源性感染。婴幼儿常继发于化脓性下颌下淋巴结炎。

【临床表现】

1. 多数下颌下间隙感染早期表现为下颌下淋巴结炎，主要表现为下颌下区丰满，淋巴结肿大、压痛，继而下颌下三角区肿胀。脓肿形成后，中心区皮肤充血，可触及明显波动。

2. 下颌下间隙与舌下间隙相连续，感染易向舌下间隙扩散形成下颌下、舌下多间隙感染（图 10-7）。此时可出现口底后份肿胀、舌体抬高、舌运动异常和吞咽不适等症状。

3. 牙源性感染者发病较急，腺源性感染者发病缓慢。

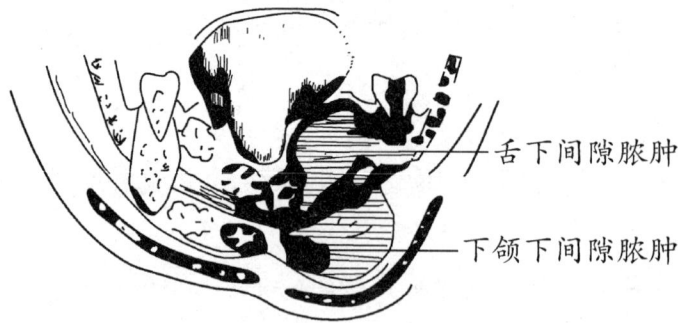

图 10-7　下颌下间隙感染引起舌下间隙脓肿的解剖关系

【治疗】

脓肿形成后应切开引流，其切开的部位应参照脓肿部位、皮肤变薄的区域等决定。手术切口一般在下颌骨下缘下 1.5～2cm，做 3～5cm 长与下颌骨下缘平行的切口，切开皮肤、皮下组织及颈阔肌后，用血管钳钝性分离进入脓腔，引流出脓液。手术时注意保护面神经下颌缘支及血管。腺源性感染还需分离至淋巴结内才能使脓液流出。

五、口底蜂窝织炎

口底蜂窝织炎是口底弥漫性多间隙感染，一般指双侧下颌下、舌下和颏下间隙同时受累（图 10-8）。感染可以是金黄色葡萄球菌引起的化脓性口底蜂窝织炎，也可能是厌氧菌或腐败坏死性细菌为主引起的腐败坏死性口底蜂窝织炎，又称路德维咽峡炎。临床症状极其严重，曾被认为是颌面部最严重、治疗最困难的感染之一。

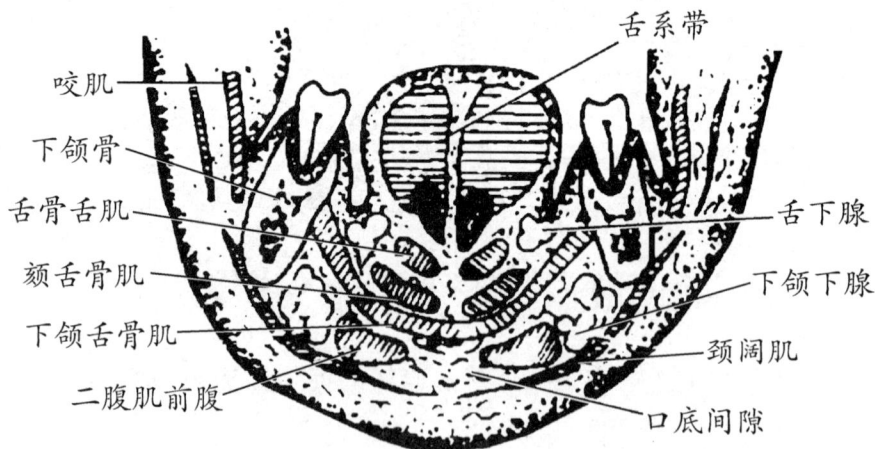

图 10-8　口底间隙的解剖位置

感染来源：主要来自下颌牙的根尖化脓性炎症、牙周脓肿、冠周炎和颌骨骨髓炎，或急性淋巴结炎、下颌下腺炎和急性扁桃体炎等，也可以来自口底软组织和颌骨的损伤。

【临床表现】

1. 化脓性口底蜂窝织炎　全身常常表现为高热、寒战和白细胞数升高，早期多从一侧舌下或下颌下间隙开始红肿,逐渐波及整个口底间隙,双侧下颌下、舌下、口底及颏部均有弥漫性肿胀。

2. 腐败坏死性口底蜂窝织炎 全身中毒症状严重,患者表情淡漠,脉搏快弱,呼吸急促,血压下降,呈中毒性休克状态。局部软组织广泛肿胀,肿胀区皮肤呈紫红色,明显凹陷性水肿及无弹性,扪之坚硬如木板,触之有捻发感。病情发展,肿胀加重,可出现舌体被抬高致吞咽、呼吸困难,甚至发生窒息。容易发生严重的并发症,如败血症、心肌炎、纵隔炎等而危及生命。

【治疗】

应积极防治窒息和中毒性休克,进行全面及时的抢救。用足量的抗生素和适量的激素以控制感染,改善患者的全身状况。通过输血、输液及吸氧等积极抗休克治疗。根据患者呼吸困难程度考虑是否做气管切开术。局部应尽早做切开引流以减轻张力。

化脓性口底蜂窝组织炎的切开引流,应选择在红肿及波动感最明显的部位做切口。腐败坏死性口底蜂窝组织炎的切开引流则应做广泛性切口。切开引流在局部麻醉下进行,由一侧下颌角至对侧下颌角,做平行于下颌骨下缘的衣领形切口。有时还可在颏下至舌骨前做一纵行切口,使切口呈倒 T 形(图 10-9)。切开皮肤、皮下组织及颈阔肌,广泛剥离每个间隙,以保证充分引流,并用 3% 过氧化氢溶液或 1∶5 000 高锰酸钾溶液冲洗,每日 4～6 次,以改善厌氧环境。创口内以橡皮管引流或盐水纱条填塞引流。

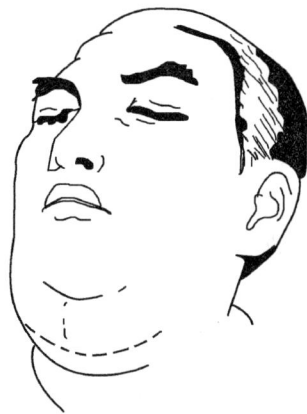

图 10-9　口底蜂窝织炎广泛切开的倒 T 形切口

练习题

选择题

1. 口腔颌面部感染的主要途径是

　　A. 牙源性感染　　　　　　B. 腺源性感染　　　　　C. 损伤性感染

　　D. 血源性感染　　　　　　E. 医源性感染

2. 面部的"危险三角区"是指

　　A. 口角至两侧外眦的三角区　　　　B. 鼻尖至两侧内眦的三角区

　　C. 鼻翼至两侧口角的三角区　　　　D. 鼻根至两侧口角的三角区

　　E. 鼻根至两侧鼻翼的三角区

3. 冠周炎最好发于

　　A. 上颌尖牙　　　　　　　B. 上颌第三磨牙　　　　C. 下颌尖牙

　　D. 上颌第一前磨牙　　　　E. 下颌第三磨牙

4. 口腔颌面部常见的致病菌为

    A. 结核杆菌　　　　　　B. 放线菌　　　　　　　C. 金黄色葡萄球菌

    D. 梅毒螺旋体　　　　　E. 大肠埃希菌

5. 通常不会引起张口受限的间隙感染是

    A. 下颌下间隙感染　　　B. 眶下间隙感染　　　　C. 翼下颌间隙感染

    D. 咬肌间隙感染　　　　E. 口底蜂窝织炎

6. 急性冠周炎早期局部治疗应首先采用

    A. 拔除患牙　　　　　　B. 龈袋烧灼　　　　　　C. 龈袋冲洗上药

    D. 切开引流　　　　　　E. 开髓引流

7. 急性智齿冠周炎的治疗方法不包括

    A. 局部冲洗上药　　　　B. 切开引流　　　　　　C. 配合口服抗生素

    D. 拔除患牙　　　　　　E. 使用漱口液

8. 下颌第三磨牙冠周炎并发的龈瘘常出现于

    A. 上颌第三磨牙　　　　B. 上颌第一磨牙　　　　C. 下颌第一磨牙

    D. 下颌第二前磨牙　　　E. 下颌第一前磨牙

9. 咬肌间隙感染最常见的病灶牙是

    A. 下颌尖牙　　　　　　B. 下颌前磨牙　　　　　C. 下颌中切牙

    D. 下颌侧切牙　　　　　E. 下颌磨牙

10. 眶下间隙感染最常见的病灶牙是

    A. 上颌磨牙　　　　　　B. 上颌前牙　　　　　　C. 上颌第三磨牙

    D. 下颌磨牙　　　　　　E. 下颌前磨牙

（刘玉峰）

第十一章　口腔颌面部损伤

📝 **学习目标**

1. 熟悉：口腔颌面部损伤的特点；清创术的操作步骤；下颌骨骨折的解剖特点及颌骨骨折的临床表现。
2. 了解：口腔颌面部损伤伤员急救的防治原则；牙槽骨骨折的诊断要点；上、下颌骨骨折后常用的复位与固定方法。

📖 **病例**

　　患者，男，35岁，建筑工人。1周前在工作时发生意外，建筑工地上的钢筋突然弹击在其左侧下颌骨区，满口鲜血，出现短暂昏迷，被工友紧急送到附近医院急救。

　　检查：伤处软组织挫裂伤，同时伴有下颌骨体部异常活动，颏孔部活动明显，同时口腔内34、35、36脱落。

　　请问：1. 在对患者进行急救时，如何正确做到序列治疗？

　　　　　2. 从口腔修复工艺专业角度考虑，针对缺失牙，应如何进行及时正确的修复？

第一节　口腔颌面部损伤的特点

　　口腔颌面部处于人体的暴露部位，在日常生活中多因工伤、交通事故和意外等受到损伤。口腔颌面部损伤的特点主要有以下几方面。

　　1. 口腔颌面部血管丰富，伤后出血较多，易形成血肿。口底舌根或下颌等部位损伤后，可因水肿、血肿而影响呼吸道通畅，甚至引起窒息，应特别注意。但同时，因其血运丰富，组织抗感染能力与再生修复能力较强，故创口易于愈合。因此初期清创缝合的期限较其他部位延长。

　　2. 口腔颌面损伤时常伴牙损伤，有时牙碎片可刺入周围的组织内，造成二次碎片伤，加重组织损伤，并把细菌带入创口引起感染，影响愈合。另一方面，牙齿移位、缺失所造成的咬合关系错乱，有助于颌骨骨折的及时诊断，恢复原有咬合关系是治疗时复位的重要标准。

3．口腔颌面部损伤，尤其是上颌骨或面中 1/3 部损伤时容易并发颅脑损伤，包括脑震荡、脑挫伤、颅内血肿和颅底骨折等，严重时可能危及生命，在急救时要注意序列治疗。

4．口腔颌面部是呼吸道的起始端，损伤时可因组织移位、舌后坠、肿胀、血凝块和分泌物等阻塞而影响呼吸或发生窒息。

5．口腔是消化道的入口，损伤后可能会影响张口、咀嚼和吞咽功能，妨碍正常进食。在护理时要注意口腔卫生的清洁。

6．口腔颌面部腔窦多，在口腔、鼻腔及鼻窦等处常寄居大量细菌，口腔颌面部损伤时如伤口与这些腔窦相通，则易发生感染。在清创处理时，要关闭与窦、腔相通的创口，以减少感染的机会。

7．口腔颌面部有唾液腺、面神经和三叉神经等重要组织器官。口腔颌面部损伤累及唾液腺时可发生唾液腺瘘。损伤面神经时，可发生面瘫。三叉神经受损伤时，可出现其分布区的麻木感觉。

8．口腔颌面部损伤时，如果组织缺损较多或缝合处理不当，常造成面部畸形。治疗时应尽量恢复其外形，减少畸形发生，以免加重患者精神和心理负担。

第二节　口腔颌面部损伤伤员的急救

一、防治窒息

（一）窒息的原因

分为阻塞性窒息和吸入性窒息两类。

1．阻塞性窒息　主要见于异物阻塞咽喉部，尤其是昏迷伤员。颌骨骨折时骨折块移位压迫舌根或使舌后坠而阻塞呼吸道。软组织损伤时，可发生血肿或组织水肿，压迫呼吸道引起窒息。

2．吸入性窒息　主要见于昏迷伤员，直接将血液、唾液、呕吐物或其他异物吸入气管、支气管或肺泡内引起窒息。

（二）窒息的临床表现

前驱症状为伤员烦躁不安、出汗、口唇发绀、鼻翼扇动和呼吸困难。严重者在呼吸时出现"三凹"征，即锁骨上窝、胸骨上窝及肋间隙凹陷。如抢救不及时，可出现脉搏减弱或加快、血压下降及瞳孔散大等危象以致死亡。

（三）窒息的急救处理

急救的关键在于及早发现和及时处理。

1．阻塞性窒息的急救　及早清除口、鼻腔及咽喉部异物，将后坠的舌牵出，对咽部和舌根部肿胀压迫呼吸道的伤员，可经口或鼻腔插入通气导管，以解除窒息。如呼吸已停止，应行气管切开术紧急抢救。

2．吸入性窒息的急救 应立即行气管切开术，充分吸出进入下呼吸道的血液、分泌物及其他异物。

二、止血

1．压迫止血 是一种临时的应急处理方法，对于较大血管的出血还需要进一步处理，可采用指压、包扎及填塞止血。

2．结扎止血 是常用而可靠的止血方法。可用血管钳夹住出血的血管断端进行结扎止血。紧急情况下，也可先用止血钳夹住血管断端，连同止血钳妥善包扎后送伤员至医院。

3．药物止血 适用于组织渗血、小动脉和小静脉出血。常用的止血药物有各种止血纱布、止血粉和止血海绵等，如明胶海绵常用于拔牙创的止血。可将药物直接置于出血处，然后外加干纱布加压包扎。可辅助使用肾上腺素和酚磺乙胺等药物。

三、抗休克

损伤所致的休克主要为创伤性休克和失血性休克两种。创伤性休克的处理原则为保持安静、镇痛、止血和补液。失血性休克以补充血容量为根本措施。

四、防治感染

口腔颌面部损伤的伤口常常容易被微生物和异物等污染，从而增加伤口的感染概率，所以防止感染非常重要，有条件时应尽早行清创缝合术，防止致病微生物继续污染。同时尽早使用广谱抗生素，并尽快注射破伤风抗毒素。

五、伴发颅脑损伤的急救

对于口腔颌面部损伤的伤员，应当充分估计合并颅脑损伤的可能性，做到早期诊断、合理转诊、序列治疗。常见的颅脑损伤并发症包括脑震荡、硬脑膜外血肿及颅底骨折。

第三节 口腔颌面部软组织损伤

一、损伤类型

1．擦伤 擦伤是皮肤或黏膜与粗糙物品摩擦所形成的表浅损伤。其特点是皮肤表层破损、伤口深浅不一、边缘不齐、局部有擦痕及小出血点、常附有泥沙或其他异物。由于皮肤感觉神经末梢暴露，十分疼痛。擦伤的治疗主要是清洗创面、去除异物，以防止感染。

2．挫伤及挫裂伤 挫伤是皮下组织及深部组织遭受损伤而无开放性创口，伤处的小血管和淋巴管破裂，使血液溢入组织内。其主要特点是局部皮肤变色、肿胀和疼痛。挫裂伤是由较大力量的钝器撞击和跌倒所造成的软组织裂开,可伴有组织破碎、水肿、血肿及骨折。挫伤和挫裂伤的治疗主要是清创、止血、止痛、促进血肿吸收、骨折复位固定和恢复功能。

3. 刺伤 为尖锐物所造成的损伤,刺伤的伤口小而伤道深,常为盲管伤或贯通伤。刺入物可将泥沙和细菌带入创口深处引起感染,刺入物的末端可因其折断而留入伤道内。处理刺伤时应彻底清除各种异物、充分止血、防止感染。

4. 切割伤 多由刀具、玻璃等锐器造成,临床特点是创口边缘整齐,伤及大血管时可大量出血。治疗应尽早行清创缝合术。清创时应注意探查面神经分支和腮腺导管有无断裂,防止漏诊,有血管损伤时应认真止血。

5. 撕裂伤或撕脱伤 为较大的机械力量将组织撕裂或撕脱,如长发辫被卷入机器中,可将大块头皮撕脱,严重者甚至可将整个头皮连同耳郭、眉毛及上睑同时撕脱。其主要特点是创缘不整齐,皮下及肌组织均有损伤,常有骨面裸露,偶有骨组织缺损,伤情严重,出血多,易出现休克。治疗撕脱伤时,应视伤情分别处理。如有休克,首先纠正休克,及时清创,将组织复位。

6. 咬伤 常见被狗等动物咬伤,偶见被人咬伤。咬伤后可造成面颊或唇组织撕裂或缺损,甚至骨组织暴露,外形和功能毁损严重。处理咬伤时要根据伤情,清创后将移位的组织复位缝合,如有缺损可用邻近皮瓣及时修复,缺损过大时可进行游离植皮修复创面。对动物咬伤的病例,应预防狂犬病。

二、清创术

清创术是对局部伤口进行的早期外科处理,防止伤口感染及促进伤口愈合的基本方法。操作步骤包括冲洗创口、清理创口和缝合创口。

1. 冲洗创口 创伤的早期细菌停留在损伤组织的表面,未进行大量繁殖,机械冲洗容易清除。首先用消毒纱布敷盖在创口表面,用肥皂水、生理盐水清洗创口周围的皮肤,然后在麻醉下用1%~3%过氧化氢液和生理盐水交替冲洗创口,同时用纱布团或软毛刷反复擦洗,尽可能清除伤口内的组织碎片及其他异物。

2. 清理创口 其原则是应尽可能保留颌面部软组织,也应尽可能清除异物。可用刮匙、刀尖或止血钳去除组织内异物,深部异物有时需通过 X 线定位后取出。创缘不齐时可略作修整,对于唇、舌、鼻、耳及眼睑等处的撕裂伤,即使大部分游离或完全离体,只要没有感染和 / 或坏死,也应尽量保留,争取原位缝合。

3. 缝合创口 要尽早关闭与口、鼻腔和上颌窦相通的创口,以防感染,对于裸露的骨面要争取用软组织覆盖。由于口腔颌面部血管丰富,即使在伤后24~48 小时,只要伤口无明显化脓性感染均可在清创后进行严密缝合。对于已有明显感染的创口,可采用局部湿敷,待感染控制后,再进行处理。

三、各类软组织损伤的处理原则

1. 舌损伤 舌体血供丰富、质地脆弱、活动度大。舌损伤缝合时应尽量保留舌体的长度和活动度，将创口按前后纵行方向缝合，以免舌体短缩，影响舌的功能。

2. 颊部损伤 多为贯通伤。早期处理以关闭创口和消灭创面为原则。如无组织缺损可分层缝合；如组织缺损过大，可根据具体情况适当处理，如皮瓣移植等。

3. 唇损伤 唇损伤后多见唇红缘错位愈合而影响美观。清创缝合最好在阻滞麻醉下完成，以免因组织肿胀影响唇红对位。

4. 腭损伤 多为刺伤，处理时应尽量关闭创口。若组织缺损过大，可暂做腭护板，使之与鼻腔隔离，以后再行手术修复。

5. 腮腺和腮腺导管损伤 多见于砍伤，治疗的重点在于防止唾液腺瘘形成。

第四节　牙和牙槽骨损伤

牙和牙槽骨损伤在颌面部损伤中较常见，可以单发，也可以伴发于颌面部及其他部位的损伤。

一、牙损伤

牙损伤详见第三章。

二、牙槽骨骨折

牙槽骨骨折是外力直接作用于牙槽突所致，多见于前牙。牙槽骨骨折常伴牙、唇和牙龈的损伤，如发生在上颌部，还可伴有腭部骨折和上颌骨骨折。确诊方法为当摇动骨折区某一牙时，可见邻近数牙及骨折块随之移动。骨折块可移位，引起咬合错乱。治疗应将移位的牙槽骨及牙复位到正常解剖位置，然后选用两侧邻牙作固位基牙，用牙弓夹板固定。

第五节　颌 骨 骨 折

颌骨骨折有一般骨折的共性，如肿胀、疼痛、出血、移位、感觉异常以及功能障碍等。但由于颌骨解剖生理上的特殊性，其骨折后的临床表现及治疗方法也有与一般骨折的不同之处。

一、解剖特点

下颌骨是颌面部体积最大、位置较突出的骨骼，损伤的发生率较高。下颌骨占据面下 1/3 及两侧的面中 1/3，面积大、位置突出。下颌骨发生骨折的部位常与解剖结构有关，如正中联合部、颏孔区、下颌角区及髁突颈部，这些都是下颌骨骨折易发生的部位（图 11-1）。下颌骨有强大的升颌肌群和降颌肌群附着，骨折时由于附着在骨块上的肌群牵引力方向不同，常使骨折发生移位，导致咬合错乱。

上颌骨是面中部最大的骨骼，左右各一，两侧上颌骨在中线处连接构成鼻腔基本的梨状孔，内有上颌窦。上颌骨解剖形态不规则，骨缝连接多，四周与眼

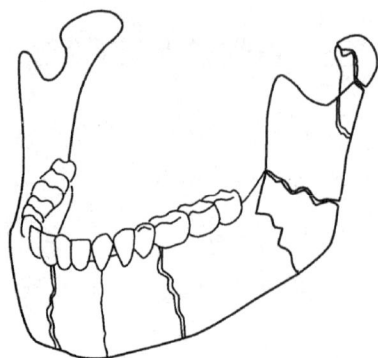

图 11-1　下颌骨骨折的好发部位

眶、鼻腔、口腔和眶下裂相邻。上颌骨与各颅骨相连处有许多骨缝，这些腔窦、裂隙和骨缝都是较薄弱的部位，易在外力作用下发生骨折，常形成高、中、低位的横断型骨折。

二、临床表现

（一）下颌骨骨折

1. 骨折段移位　影响下颌骨骨折段移位的主要因素有：①骨折部位；②外力大小和方向；③骨折线方向和倾斜度；④骨折段附着的肌肉牵拉，其中咀嚼肌的牵拉作用是主要的，常因不同部位骨折、不同方向的肌牵拉而出现不同情况的骨折位移。

（1）正中联合部骨折：①单发的正中骨折，由于骨折线两侧肌牵引力相等，一般无明显移位（图 11-2A）；②双发骨折，正中骨折段可因降颌肌群的作用向后下方退缩（图 11-2B）；③粉碎性骨折或有骨质缺损，两侧骨折段可向中线移位，使下颌牙弓变窄。后两种骨折可引起舌后坠，出现呼吸困难甚至窒息。

（2）颏孔区骨折：一侧颏孔区骨折时，前骨折段因所附降颌肌群的牵引而向下方移位，并稍偏外侧；后骨折段则因升颌肌群的牵引使骨折段向上前方移位，且稍偏向内侧。双侧颏孔区骨折时，两侧后部骨折段由于升颌肌群的牵引向上前方移位；前部骨折段则因降颌肌群的牵引向后下移位，可致颏后缩和舌后坠（图 11-2C）。

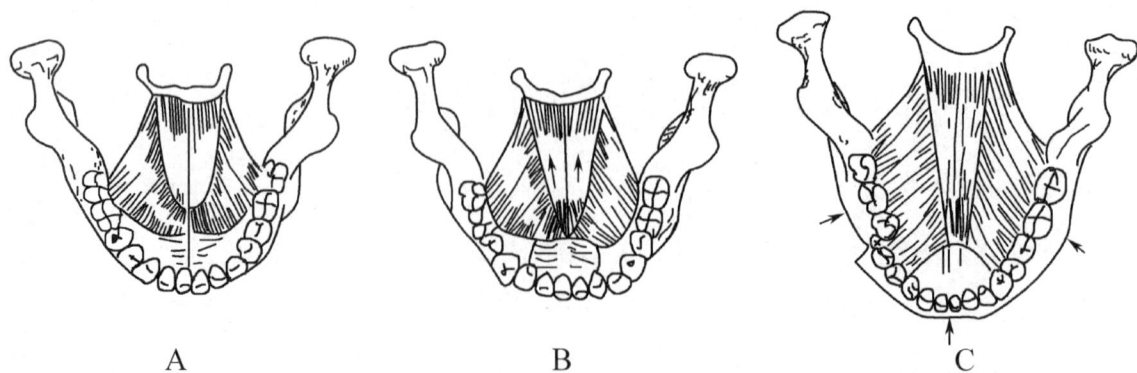

图 11-2　下颌骨骨折的移位

A. 颏部正中单发骨折　B. 颏部双发或粉碎性骨折　C. 颏孔区骨折

（3）下颌角区骨折：骨折线位于下颌角，且骨折线两侧都有咬肌和翼内肌附着时，骨折段不移位。如骨折线位于下颌角前部时，前部骨折段可因降颌肌群的牵引向下内移位，后部骨折段受升颌肌群牵引向上前方移位。

（4）髁突颈部骨折：多发生在翼外肌附着下方的髁突颈部。单侧髁突颈部骨折，患侧下颌向外侧及后方移位，不能做侧方运动。由于升颌肌群的牵引使患侧下颌向后上移位，后牙早接触，前牙开𬌗。双侧髁突颈部骨折时，双下颌被升颌肌群牵引向后上移位，双侧后牙早接触，前牙开𬌗，不能做前伸及侧方运动（图11-3）。

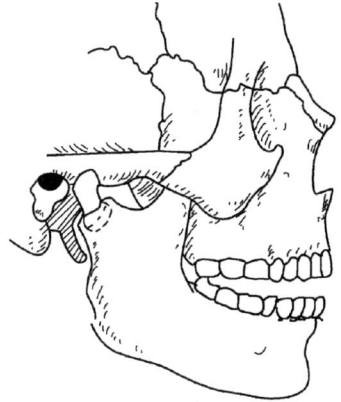

2. 咬合关系错乱　是颌骨骨折最常见的症状，也是诊断颌骨骨折最主要的依据。即使骨折段只是轻度移位，也可以出现咬合错乱而影响功能。常见的咬合错乱有开𬌗、反𬌗及早接触等。

图 11-3　髁突颈部骨折的移位

3. 下唇麻木　下颌骨骨折伴有下牙槽神经损伤时，会出现下唇麻木。

4. 骨折段活动异常　正常情况下，下颌骨运动是整体运动，在骨折后可出现分段活动。

（二）上颌骨骨折

1. 骨折的类型　上颌骨与鼻骨、颧骨和其他颅面骨相连，并有鼻腔及上颌窦，骨折线易发生在骨缝和薄弱区的骨壁处。Le Fort 医师根据骨折线的位置将其分为三型（图11-4）。

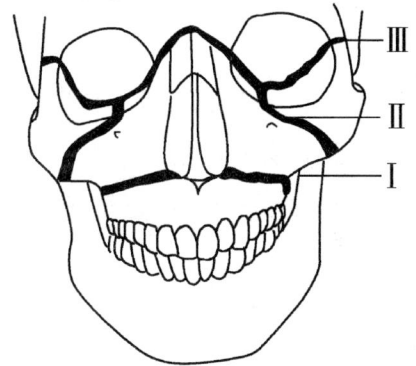

Le Fort Ⅰ型骨折：又称上颌骨低位骨折或水平骨折，骨折线从梨状孔下方开始，经牙槽突上方向两侧水平延伸至翼上颌缝。

Le Fort Ⅱ型骨折：又称上颌骨中位骨折或锥形骨折。骨折线自鼻额缝向两侧横过鼻梁、眶内侧壁、眶底、颧上颌缝，再经上颌骨侧壁至翼突。

图 11-4　上颌骨横断骨折的类型

Le Fort Ⅲ型骨折：又称上颌骨高位骨折或颅面分离骨折。骨折线自鼻额缝向两侧横过鼻梁、眶部，经颧额缝向后达翼突，形成颅面分离，使面中部凹陷、变长。此型骨折常伴有颅底骨折或颅脑损伤，可出现耳、鼻出血或脑脊液漏。

上颌骨骨折线可发生单侧骨折或两侧骨折线不在同一平面，还可以发生上颌骨纵行骨折等，这要取决于所受外力的大小、方向和部位。

2. 骨折块移位　上颌骨无强大的咀嚼肌附着，骨折块可因重力而下垂或随外力方向而发生移位，多向下后方移位。

3. 咬合关系错乱　上颌骨骨折后由于骨块向下、向后方移位，可出现后牙早接触，前牙开𬌗。

4. 眶及眶周症状　中位及高位上颌骨骨折,常伴眶内及眶周组织内出血,水肿,眶周瘀斑,睑、球结膜下出血,形成特有的"眼镜症状"。也可因眼球移位而出现复视、眼球运动受限等。

5. 颅脑损伤　上颌骨骨折时常发生颅脑损伤或颅底骨折,出现脑脊液漏等。

三、诊断

通过询问病史,了解受伤原因特别是外力的方向和作用部位。检查面部有无畸形、骨折处存在的创口、肿胀或瘀斑、张口是否受限、下颌运动有无异常、咬合关系有无错乱及颌骨异常运动等。

X 线检查可作为骨折的主要辅助检查方法,可了解骨折的部位、数目、方向、类型、骨折段移位情况以及牙与骨折线的关系等。

四、治疗

(一)治疗原则

1. 对危重患者,首先抢救生命。

2. 病情稳定后及时复位固定,恢复正常咬合关系。

3. 对骨折线上的牙应尽量保留,但如牙齿已松动、折断、龋坏或有炎症,则应予以拔除。

4. 防止感染、止痛、合理营养,增强全身抵抗力,为骨折的愈合创造条件。

(二)治疗方法

颌骨骨折的治疗方法包括复位与固定。正确的复位与良好的固定对颌骨骨折的愈合非常重要。

1. 复位方法

(1)手法复位:用手将移动的骨折片恢复到正常位置,适用于早期单纯性骨折。

(2)牵引复位:适用于下颌骨有明显移位的骨折段,用橡皮圈等做牵引。

(3)切开复位:适用于陈旧性骨折或开放性骨折等情况,可采取手术切开复位。

2. 固定方法

(1)单颌牙弓夹板固定法:是利用骨折段两端稳固牙齿,借牙弓夹板将复位的骨折段固定在正常位置上。本法适用于牙槽骨骨折和移位不大的颏部线性骨折。

(2)颌间固定法:是在上、下牙列上分别安置带钩牙弓夹板,在夹板的挂钩上套上胶皮圈做牵引(图 11-5)使其逐渐恢复到正常咬合关系。本法主要适用于下颌骨骨折,用上颌骨作为固位体固定下颌骨。

(3)坚固内固定:是近 20 年发展起来的治疗颌骨骨折新技术。其通过手术切开显露骨折断端后,用生物相容性好的钛制作成螺板和螺钉进行固定,能坚固地抵消影响愈合的各种不良应力,并能维持骨折在正常位置上愈合(图 11-6)。坚固内固定适用于有明显移位的骨折、多发性或粉碎性颌骨骨折、有骨缺损的骨折、无牙颌的骨折及其他复位固定困难的骨折。

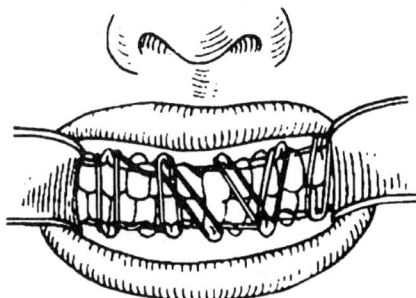

图 11-5　颌间牵引固定法

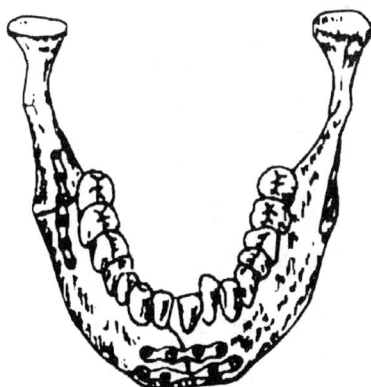

图 11-6　切开复位内固定

练习题

选择题

1. 造成阻塞性窒息最常见的原因是
   A. 异物 　　　　　　 B. 骨折块移位 　　　 C. 舌后坠
   D. 血肿 　　　　　　 E. 水肿

2. 最常用最可靠的止血方法是
   A. 指压止血 　　　　 B. 包扎止血 　　　　 C. 堵塞止血
   D. 结扎止血 　　　　 E. 药物止血

3. 治疗失血性休克最根本的措施是
   A. 安静 　　　　　　 B. 镇痛 　　　　　　 C. 止血
   D. 补液 　　　　　　 E. 补充血容量

4. 以下损伤没有形成开放性创口的是
   A. 挫伤 　　　　　　 B. 挫裂伤 　　　　　 C. 刺伤
   D. 切割伤 　　　　　 E. 咬伤

5. 牙槽骨骨折最常见的部位是
   A. 上颌前牙区 　　　　　　 B. 下颌前牙区
   C. 上颌后牙区 　　　　　　 D. 下颌后牙区
   E. 无特殊性

6. 牙槽骨骨折的治疗首选是
   A. 压迫止血 　　　　　　　 B. 牙槽骨复位固定
   C. 全身支持治疗 　　　　　 D. 应用抗生素
   E. 拔除松动牙

7. 颌面部骨折中发生率最高的是

　　A. 颧骨骨折　　　　　　B. 上颌骨骨折　　　　　C. 上、下颌联合骨折

　　D. 下颌骨骨折　　　　　E. 鼻骨

8. 下颌骨骨折中,影响骨折移位的主要因素是

　　A. 咀嚼肌的牵引作用　　　　　B. 骨折线走行的方向

　　C. 牙弓上有无牙齿　　　　　　D. 暴力作用

　　E. 牙齿的移位

9. 颌骨骨折固定方法最常用的是

　　A. 单颌固定　　　　　　B. 颌间固定　　　　　C. 骨内固定

　　D. 颅颌固定　　　　　　E. 坚固内固定

10. 上颌 Le Fort Ⅰ型骨折可出现

　　A. 复视　　　　　　　　B. 开𬌗　　　　　　　C. 耳鼻出血

　　D. 脑脊液鼻漏　　　　　E. 脑脊液耳漏

（徐晓东）

第十二章　颞下颌关节疾病

第一节　颞下颌关节紊乱病

　　颞下颌关节紊乱病是口腔科常见的疾病之一，也是颞下颌关节疾病中最为常见的一种疾病。

【病因】

　　颞下颌关节紊乱病的发病原因比较复杂，目前尚未明了。多数学者根据实验和临床研究，认为本病是多因素发病。

　　1. 精神因素　颞下颌关节紊乱病患者常有心理不稳定和神经衰弱的表现，如精神紧张、易怒、焦虑和失眠等。有的患者明显存在精神因素与发病之间的因果关系。在慢性患者中，也可以发现精神因素对症状反复发作的影响。

　　2. 殆因素　异常的咬合可改变髁突在关节窝内的正常位置，使髁突向前或向后移位，以至破坏关节的正常结构而引起本病。造成异常咬合的原因有错殆畸形、牙或牙列缺损、牙缺失后未能及时修复使对颌牙伸长，导致对颌牙干扰或颌间距离缩短、不良修复体中的早接触、偏侧咀嚼习惯以及两侧关节发育不对称等。

　　3. 关节负荷过度　过重的关节负荷超过其正常的生理限度，便可造成关节损伤，甚至引起关节器质性破坏。如经常咀嚼坚硬食物或过大张口、有夜磨牙症或工作紧张时咬牙习惯等,均可造成关节负荷过度。

4．关节解剖因素　随着人类的进化,颞下颌关节和颌骨的解剖结构更为灵巧,以适应更为复杂的语言和表情等下颌运动。其特点是:①上下颌骨明显变小,使下颌骨更为轻便,利于运动;②关节结节变低,关节窝变浅而前后径变长,使髁突能更多向前滑动;③髁突变小,相应髁突颈部变细,相对地,关节窝明显大于髁突。因此,颞下颌关节是人类关节中发生半脱位和脱位概率最高的关节。临床上发现张口过大和大开口时间过长等,可诱发颞下颌关节紊乱病。

5．其他　颞下颌关节区受到意外损伤或突然的寒冷刺激等,也常常是本病的诱发因素。此外,职业性劳损及不良姿势,如教师讲课说话过多、用手支撑下颌的不良习惯和长期低头驼背工作也可诱发本病。不正确的正畸治疗和时间过长的口腔治疗等医源性因素均可诱发颞下颌关节紊乱病。

【临床表现】

颞下颌关节紊乱病的病程一般较长,几年或十几年,并经常反复发作。好发于青壮年,以20～30岁患病率最高。女性多于男性。

颞下颌关节紊乱病的病程发展可分为三期:功能紊乱期、结构紊乱期以及器质紊乱期。颞下颌关节紊乱病的临床表现比较复杂,归纳起来有以下几个主要症状。

1．疼痛　主要表现是开口和咀嚼运动时关节区或关节周围肌群疼痛。一般无自发痛,但在急性滑膜炎时,偶有自发痛。如关节有器质性破坏或肌痉挛时,相应的关节区和肌组织有压痛。此外,一些经久不愈、病程迁延的患者,常常有关节区发沉、酸痛,咀嚼肌容易疲劳以及面颊、颞区、枕区等慢性疼痛和感觉异常。

2．下颌运动异常　正常成人自然开口度为3.7～5.0cm,开口型不偏斜,呈"↓"。下颌运动异常包括开口度异常、开口型异常及开闭口运动出现关节绞锁等。

(1)开口度异常:包括开口度过大或过小,如两侧翼外肌功能亢进,在开口运动时,髁突可超越关节结节而发生半脱位,使开口度过大。如慢性滑膜炎则出现开口度过小。

(2)开口型异常:如一侧翼外肌痉挛或不可复性关节盘前移位,可出现开口型偏向患侧。

(3)开闭运动出现关节绞锁:如关节盘脱出、破裂已成为运动中的障碍物,在开口运动时,髁突要做一个特殊动作,绕过关节盘的障碍后才能完成大开颌运动,出现关节绞锁症状。

3．弹响或杂音

(1)弹响音:在开口运动中有"咔咔"的声音,多为单音,有时为双音。如可复性关节盘前移位时可出现这类弹响。

(2)破碎音:开口运动中有"咔叭、咔叭"的破碎声音,多为双声或多声。如关节盘穿孔、破裂或移位可出现这类杂音。

（3）摩擦音：在开口运动中有连续的似揉玻璃纸样的摩擦音,骨关节病、骨软骨面粗糙可出现这类杂音。

【诊断】

根据病史,存在上述主要症状,诊断颞下颌关节紊乱病并不困难。但在诊断时需做以下必要的检查。

1. 一般检查　张口度及张口型有无异常;关节有无弹响或杂音;关节周围咀嚼肌或其附着部位有无压痛;患者咬合关系是否正常、有无紊乱;面部外形左右是否对称;头颈部的姿势有无异常以及全身其他关节的健康情况等。

2. 特殊检查　主要是影像学检查等。X线片可发现有关节间隙改变和骨质改变,如硬化、骨质破坏、增生和囊样变等。关节造影可发现关节盘移位、穿孔,关节盘附着的改变以及软骨面的变化等。有条件的可进行关节内镜检查,可发现本病的早期表现,并可同时进行治疗。

【鉴别诊断】

虽然关节弹响和杂音为颞下颌关节疾病特有的症状,但疼痛和张口受限是许多疾病的共有症状。因此还必须与以下疾病鉴别。

1. 肿瘤　颌面深部肿瘤常常出现开口困难或牙关紧闭的症状,容易被误诊为颞下颌关节紊乱病。

2. 耳源性疾病　如化脓性中耳炎、外耳道炎症等,常引起关节区疼痛及张口受限,但无弹响和杂音。检查可见中耳积脓、鼓膜穿孔、外耳道溢脓或外耳道前壁有疖肿等。

3. 颞下颌关节炎　①急性化脓性颞下颌关节炎:关节区出现红肿、压痛,尤其后牙不能上下咬合,稍用力即可引起关节区剧痛;②类风湿性颞下颌关节炎:常常伴有全身游走性、多发性关节炎。

4. 癔症性张口受限　此病多见于青年女性,患者常有癔症病史且有特殊的性格特征,一般在发病前有精神诱因,然后突然发生开口困难或牙关紧闭。此病用语言暗示治疗常可使症状缓解。

5. 破伤风牙关紧闭　破伤风的早期症状表现为开口困难或牙关紧闭。患者一般均有开放性损伤史,开始由于咀嚼肌紧张表现为张口受限,随之出现强直性痉挛,表现为牙关紧闭,同时还因表情肌紧缩使面部表情特殊,形成"苦笑"面容,有角弓反张和呼吸困难等症状。

【防治】

1. 防治原则

（1）以保守治疗为主:①减少和消除各种可能造成关节内微小创伤的因素;②减弱和消除自身免疫反应,如清洗关节腔内免疫复合物、皮质激素类药物关节腔内注射等。

（2）改进全身状况和患者的精神状态,包括积极的心理治疗。

（3）进行科普教育:应对患者宣传医疗知识,使患者能理解本病的性质、发病因素以及有关的下颌运动知识，以便患者进行自我保护及自我治疗。

（4）遵循合理的、合乎逻辑的治疗程序：先用可逆性保守治疗，如服药、理疗、封闭和𬌗垫等；然后用不可逆性保守治疗，如调𬌗、正畸矫治等；最后进行关节镜外科等手术治疗。

2. 治疗方法

（1）心理治疗：颞下颌关节紊乱病患者常有心理不稳定和神经衰弱的病史，所以在治疗关节局部症状的同时应改善患者的精神状态。如告诉患者精神紧张及不良情绪均能引起或加重颞下颌关节紊乱病，是诱发本病的重要因素；解释本病的性质及预后，消除患者的焦虑、恐惧和紧张情绪。

（2）对因治疗：避免长时间头颈部姿势异常、关节局部寒冷、关节承受过大负荷，纠正不良习惯。

（3）𬌗垫治疗：用𬌗垫覆盖整个牙弓，使颞下颌关节保持相对稳定，可以治疗疼痛、关节弹响等症状。

（4）药物治疗：主要起解除肌痉挛和调整肌张力的作用，同时消除由肌痉挛引起的疼痛。

1）口服药物：常用的药物有：①地西泮，每次 2.5mg，每日 1～3 次；②吲哚美辛，每次 25mg，每日 2 次。

2）药物封闭：即将药物注射于局部以达到治疗的目的。常用的方法有咀嚼肌封闭、痛点封闭（又称阿是穴封闭）、关节上腔封闭与关节后区封闭等。

（5）物理疗法：主要是利用红外线、超短波、激光和生物频谱仪等常用的物理疗法，使局部组织温度升高、血管扩张、局部代谢改善及神经兴奋性和传导速度降低，起到解除肌痉挛、消炎和镇痛作用。

（6）手术治疗：应严格掌握适应证。各种非手术治疗均无效，且严重影响患者的工作和生活时，采用手术方法缓解症状和改善功能是唯一有效的方法。常用的手术有：关节囊紧缩术、关节盘复位术、关节盘修补术、关节盘摘除术及髁突高位截除术等。

第二节　颞下颌关节脱位

颞下颌关节脱位是指下颌骨髁突超越了关节运动的正常范围，滑出关节窝以外而不能自行复位的情况。脱位按部位可分为单侧脱位和双侧脱位；按性质可分为急性脱位、复发性脱位和陈旧性脱位；按髁突脱出的方向、位置又可分为前方脱位、后方脱位、上方脱位以及侧方脱位。临床上以急性前脱位最常见，本章主要介绍急性前脱位。

【病因】

1. 突然大张口，如打哈欠、唱歌、咬大块的食物和癫痫发作等。

2. 外伤。

3. 长时间的开口过度或不正确的口腔治疗,如阻生牙拔除时拔牙时间过长,开口器、气管镜和食管镜使用不当等。

4. 关节囊松弛。

5. 药物引起的肌功能紊乱等。

【临床表现】

1. 双侧脱位

(1)下颌运动失常,患者呈半开口状,下颌既不能闭合,也不能张大,因此出现语言不清、咀嚼和吞咽困难及流涎。检查可见前牙开𬌗、反𬌗,仅在磨牙区有部分牙接触。

(2)下颌前伸,出现脸形变长、两颊变平现象。

(3)双侧耳屏前均不能触及髁突而呈现凹陷,而在颧弓下方可触到脱位的髁突。

(4)X线片可见双侧髁突脱位于关节结节前上方。

2. 单侧脱位 是指一侧髁突滑至关节结节前上方,不能自行复位,而另一侧髁突在正常位置者。其临床表现类似双侧脱位,只是脱位的表现仅限于患侧。

(1)患者开闭口困难,颏部中线及下前切牙中线偏向健侧。

(2)患侧后牙早接触,健侧后牙反𬌗。

(3)患侧耳屏前出现凹陷,不能触及髁突,健侧正常。

(4)X线片可见患侧髁突脱位于关节结节前上方,而健侧正常。

【诊断与鉴别诊断】

颞下颌关节脱位患者的病史与临床表现一般比较典型,其诊断并不困难,但因暴力所致的脱位,应与下颌骨髁突颈部骨折相鉴别。后者耳前区常有肿胀和明显的压痛。双侧髁突骨折者,前牙呈开𬌗状态,下颌运动时可有摩擦音。单侧髁突骨折者,下颌中线偏向患侧。当诊断有疑难时,可拍关节侧位片以协助确诊。

【治疗】

颞下颌关节急性脱位后,应立即进行复位,否则在脱位周围逐渐有纤维组织增生并发生纤维性粘连,再复位就相当困难。复位后应限制下颌运动。

1. 复位 复位时,一般不需麻醉。如果患者过于紧张或疼痛剧烈,可行咀嚼肌阻滞麻醉。脱位时间长达数日,一般复位方法无效者,可配合肌松剂或在全麻下进行复位。手法复位的方法有口内法、口外法。

(1)口内法:让患者坐于治疗椅上或头背靠墙坐于桌椅上,下颌𬌗平面的位置应低于手术者两臂下垂时肘关节水平的位置。术者站在患者的前方,两拇指用纱布缠绕伸入患者口内,放在下颌磨牙𬌗面上(牙列缺失者放于相应的牙槽嵴上),并应尽可能向后,其余手指在口外握住下颌体前部的下缘。复位时拇指压下颌骨向下,四指将颏部慢慢上推,当髁突移至关节结节水平以下时,再轻轻将下颌向后推动,同时术者必须迅速将大拇指自𬌗面向颊侧前庭沟滑出,以免咬伤,此时髁突即可自行滑入关节窝而得以复位(图12-1)。如果是双侧脱位,有时可先复位一侧,紧接着再复位另一侧。

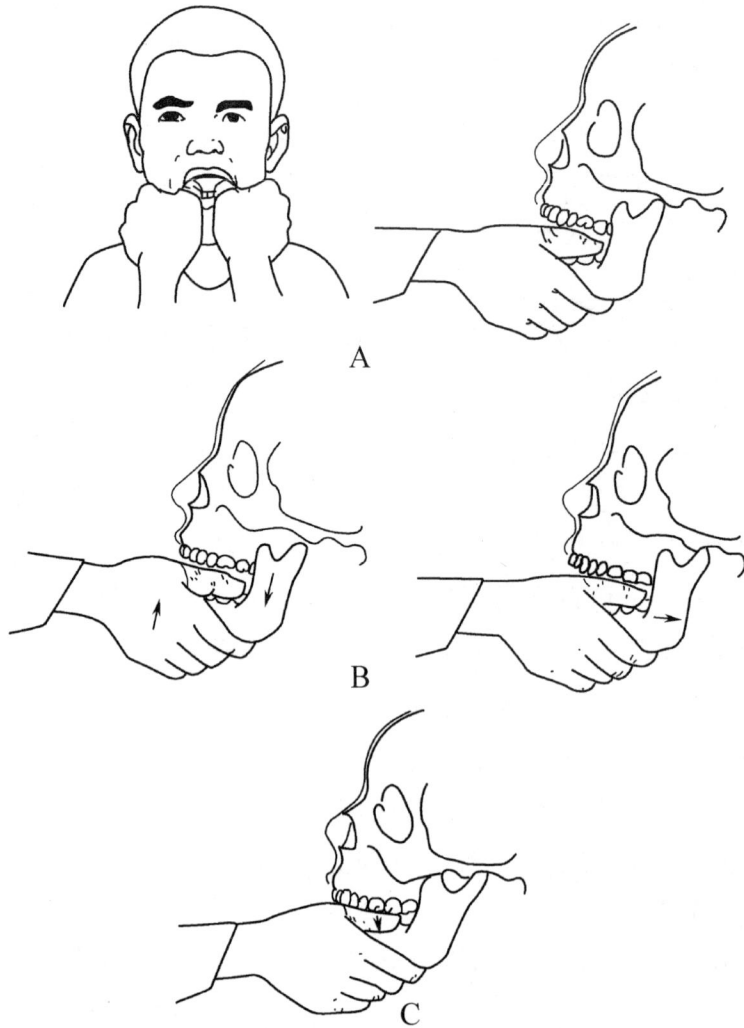

图 12-1 颞下颌关节前脱位口内复位法
A. 术者手指的位置 B. 用力方向 C. 复位

（2）口外法：复位时，术者两拇指放在患者髁突前缘，然后用力将髁突向下、后方挤压，各指配合，将下颌角和下颌体部推向上前方，使髁突下降并向后方滑入关节窝而得以复位。

2. 限制下颌运动 下颌复位后，为了使被牵拉过度受损的韧带、关节盘及其诸附着和关节囊得到修复，可采用颅颌绷带固定下颌 20 天左右，限制开颌运动（开口度不宜超过 1.0cm），以免导致复发性脱位及颞下颌关节紊乱病。

练习题

选择题

1. 以下不是颞下颌关节组成的是

A. 髁突 B. 下颌窝 C. 下颌隆突

D. 关节盘 E. 关节韧带

2. 最常见的颞下颌关节疾病是

    A. 颞下颌关节紊乱病   B. 颞下颌关节脱位

    C. 颞下颌关节强直   D. 颞下颌关节肿瘤

    E. 颞下颌关节囊肿

3. 颞下颌关节紊乱病最主要的病因是

    A. 精神因素   B. 骀因素   C. 关节负荷过度

    D. 关节解剖因素   E. 其他

4. 颞下颌关节紊乱病的好发年龄是

    A. 10～20 岁   B. 20～30 岁   C. 30～40 岁

    D. 40 岁以上   E. 没有年龄限制

5. 以下不是颞下颌关节紊乱病常见临床表现的是

    A. 疼痛   B. 下颌运动异常   C. 关节弹响

    D. 关节杂音   E. 咀嚼异常

6. 下颌运动异常不包括

    A. 开口度过小   B. 开口度过大   C. 开口型偏斜

    D. 关节绞锁   E. 牙关紧闭

7. 颞下颌关节紊乱病治疗的首选方法为

    A. 可逆性保守治疗   B. 不可逆性保守治疗

    C. 关节镜外科   D. 手术治疗

    E. 正畸治疗

8. 按性质分，以下颞下颌关节脱位最常见的是

    A. 急性脱位   B. 慢性脱位   C. 复发性脱位

    D. 习惯性脱位   E. 陈旧性脱位

9. 按脱位的方向分，以下颞下颌关节脱位最常见的是

    A. 前方脱位   B. 后方脱位   C. 上方脱位

    D. 下方脱位   E. 侧方脱位

（徐晓东）

参 考 文 献

1. 毛珍娥. 口腔疾病概要. 2版. 北京：人民卫生出版社, 2008

2. 樊明文. 牙体牙髓病学. 3版. 北京：人民卫生出版社, 2008

3. 樊明文. 牙体牙髓病学. 4版. 北京：人民卫生出版社, 2012

4. 孟焕新. 牙周病学. 4版. 北京：人民卫生出版社, 2012

5. 陈谦明. 口腔黏膜病学. 4版. 北京：人民卫生出版社, 2012

6. 李秉琦. 口腔黏膜病学. 2版. 北京：人民卫生出版社, 2003

7. 胡砚平, 万前程. 口腔颌面外科学. 3版. 北京：人民卫生出版社, 2015

8. 张震康, 俞光岩. 口腔颌面外科学. 2版. 北京：北京大学医学出版社, 2013

9. 张志愿. 口腔颌面外科学. 7版. 北京：人民卫生出版社, 2012

10. 万前程. 口腔颌面外科学. 2版. 北京：人民卫生出版社, 2009

11. 顾长明, 杨家瑞. 口腔内科学. 3版. 北京：人民卫生出版社, 2015

12. 郑燕. 口腔内科学. 2版. 北京：人民卫生出版社, 2009

13. 周传瑞. 口腔内科学. 北京：高等教育出版社, 2005

14. 彭玉英, 李周胜. 口腔内科学. 南京：江苏科学技术出版社, 2014

15. 王美青. 口腔解剖生理学. 7版. 北京：人民卫生出版社, 2012

16. 张志愿, 俞光岩. 口腔科学. 8版. 北京：人民卫生出版社, 2013

17. 王斌全, 黄健. 眼耳鼻喉口腔科学. 7版. 北京：人民卫生出版社, 2014

18. ODELL E W. 牙科临床问题解答. 邓峰, 译. 3版. 北京：人民卫生出版社, 2011

附录：实验指导

实验一　口腔检查和病历书写

【实验目的】

1. 能独立运用口腔检查器械进行一般检查。

2. 初步学会牙髓活力测试方法（冷热诊）和口腔门诊病历书写。

3. 培养学生的爱伤观念和无菌观念。

【实验准备】

1. 物品　消毒棉球、消毒手套、牙胶条、小冰棒、无水酒精、酒精灯等。

2. 器械　口腔综合治疗机、检查盘、口镜、探针、镊子等。

3. 环境　干净整洁、空气流通、布局合理的口腔临床实验室。

【实验学时】　2学时。

【实验方法与步骤】

1. 检查学生着装情况和手的消毒情况　工作服、工作帽和口罩穿戴整齐，剪短指甲，洗净双手后戴一次性医用手套。

2. 指导学生准备好口腔常用检查器械，调整好椅位和光源。

3. 介绍常用口腔检查器械的基本结构和正确的使用方法。

4. 示教口腔及颌面部检查方法

（1）一般检查方法：按问诊、视诊、探诊、叩诊、扪诊等顺序依次进行，重点检查牙体、牙周和口腔黏膜。动作要轻柔，勿伤及患者。

（2）牙髓温度测试：选用小冰棒或无水酒精为冷刺激源，热牙胶或烧热的金属器械柄部为热刺激源，作用于牙面颈1/3区，观察并记录患者反应。

5. 学生2人一组，相互口腔检查，书写一份完整的口腔门诊病历。要求简明扼要，重点突出，项目齐全，文字工整，表述准确。

6. 教师巡回指导。

【注意事项】

做温度测试时要注意：

1. 测试前应向患者说明检查目的和可能出现的感觉，并嘱患者有感觉时抬手示意。

2. 先测对照牙（首选对侧正常的同名牙或邻牙），再测可疑患牙。

3. 避免在有病损的部位或修复体上做温度测试。

4. 用牙胶热诊时，牙面应保持湿润，以防止牙胶粘于牙面。牙胶应在烤软但尚未冒烟时使用。

5. 用冷、热水做温度测试时应注意隔离未被测试的牙齿。小冰棒做冷诊时，如有多个可疑牙，应从牙列后部向前逐个测试。

【实验评价】

考核项目（分值）	评分标准	得分
口腔检查和病历书写（10分）	1. 准备口腔检查器械（1分） 2. 正确调整椅位和光源（1分） 3. 器械使用规范，检查方法正确（4分） 4. 书写一份完整的口腔门诊病历（4分）	

（李　娜）

实验二　银汞合金充填术

【实验目的】

1. 能在教师指导下进行磨牙Ⅰ类洞形制备。

2. 初步学会银汞合金的充填方法。

【实验准备】

1. 物品　银汞合金粉与汞（或银汞合金胶囊）、75% 酒精、消毒棉球、涤棉布等。

2. 器械　仿头模、装有右侧下颌第一磨牙的石膏模型、涡轮机、高速手机、各型钻针、检查器械、挖器、银汞合金调拌器、银汞合金输送器、银汞合金充填器、银汞合金雕刻器、银汞合金磨光器等。

3. 环境　干净整洁的临床实验室，学生在仿头模上操作。

【实验学时】 2学时。

【实验方法与步骤】

1. 操作前准备

（1）固定模型：将石膏模型固定于仿头模上，装好手机。

（2）调整椅位：调整仿头模为下颌治疗位，操作者位于仿头模的右前方。

2. 制备磨牙Ⅰ类洞

（1）设计洞形：用铅笔沿离体磨牙𬌗面窝沟画出洞形轮廓线，要有适当扩展。

（2）器械的使用：术者左手持口镜，牵拉仿头模右侧橡皮面颊向外，右手持手机，用无名指以下前牙作为支点。

（3）开扩洞口：选用锐利的裂钻或柱形金刚砂车针从𬌗面中央窝钻入，垂直于𬌗面穿过牙釉质达牙本质内约 0.5mm，此时窝洞深度为 1~1.5mm。由于牙釉质和牙本质硬度的差别，钻针进入牙本质时术者手指可感觉阻力减小，且磨下的牙本质粉末也明显增多。

（4）扩展洞形：钻针与𬌗面垂直，保持其深度，向近远中及颊舌侧扩展至所设计的外形。术中应及时清洁窝洞，保持术界清楚。此步骤完成后即基本形成底平壁直、外形圆缓的盒形洞。

（5）修整洞形，检查抗力形和固位形：窝洞形成后，检查洞底是否平直，洞壁是否直而光滑且与洞底垂直，点线角是否清晰圆钝，洞缘有无空悬釉柱，抗力形和固位形是否适当，如有缺陷，应修整以符合Ⅰ类洞要求。洞壁用平头裂钻修整，洞底用倒锥钻修整，线角用小圆钻修整。

3. 调拌银汞合金　电动调制：取一银汞合金粉胶囊，然后放入银汞合金调拌器的固位卡中，开动机器振荡 10～20 秒，取下并拧开胶囊，将其中调制好的银汞合金倒在涤棉布上即可使用。

4. 洞形的隔湿和干燥　用两条棉卷分别置于患牙颊舌侧隔湿，然后用一小棉球吸干窝洞内的水分，再用气枪吹干。

5. 充填　用银汞合金输送器分次将银汞合金送入洞内，先用小号银汞合金充填器将合金向洞壁点、线角处加压，使之充满点、线角，然后换用较大的充填器，将合金逐层填压，直至充满窝洞，并略超出洞缘。充填时应有支点，压力应较大，以使银汞合金与洞壁密合，挤压出的多余的汞，要用挖器取出放入饱和盐水瓶中。充填应 2～3 分钟完成。

6. 刻形　充填完成后，即可用银汞合金雕刻器除去表面多余的合金并雕刻出应有的解剖外形。雕刻边缘时，雕刻器应由牙体组织向充填体方向进行雕刻，或将雕刻器的工作端同时置于牙体组织和充填体上，以免露出洞缘或出现菲边。初步修整后将仿头模轻轻咬合，出现的亮点即为高点，应除去，重复检查，直至咬合完全正常为止。

7. 磨光　充填 24 小时后，检查充填体表面有无发亮高点。如有高点，应选用形状、大小与充填体相适应的砂石针磨除，再用磨光钻以中等速度研磨充填体表面，最后用磨光杯蘸少许抛光剂抛光。

【注意事项】

1. 制备洞形扩展时注意只向侧方加压，不向深部加压，以免加深窝洞。

2. 银汞合金充填时，刻形应在 15 分钟内完成，刻形完毕后用银汞合金磨光器磨光充填体表面，嘱患者 24 小时内不能用患牙咀嚼。

【实验评价】

考核项目（分值）	评分标准	得分
银汞合金充填术的方法与步骤（10分）	1. 准备器械和材料（1分） 2. 窝洞制备方法（4分） 3. 隔湿与消毒（1分） 4. 垫底和充填（4分）	

（杜秋红）

实验三　复合树脂充填术

【实验目的】

1. 能在教师指导下进行 V 类洞形制备。

2. 初步学会复合树脂的充填方法。

【实验准备】

1. 物品　比色板、光固化复合树脂、酸蚀剂（30%～50% 磷酸）、75% 酒精、消毒棉球、气冲等。

2. 器械　仿头模、装有右侧上颌第一前磨牙的石膏模型、涡轮机、高低速手机、检查器械、光固化机、树脂充填器、各型钻针、砂石针、橡皮轮等。

3. 环境　干净整洁的临床实验室，学生在仿头模上操作。

【实验学时】 2学时。

【实验方法与步骤】

1. 操作前准备

(1) 固定模型：将石膏模型固定于仿头模上，装好手机。

(2) 调整椅位：调整仿头模为下颌治疗位，操作者位于仿头模的右前方。

2. 制备前磨牙V类洞

(1) 设计洞形：用铅笔沿离体前磨牙颊面画出洞形轮廓线，洞外形呈圆缓曲线，距颈缘线约1mm。

(2) 器械的使用：术者左手持口镜，牵拉仿头模右侧橡皮面颊向上外，右手持手机，用无名指以右侧上颌前牙唇面作为支点。

(3) 制备洞形方法：选择大小合适的裂钻，从牙颊面颈1/3外形线内钻入牙本质，深达釉牙本质界下0.5mm左右，钻针垂直于牙面，并保持其深度，向近远中扩展。使洞底成一弧形面，与所在牙面弧度一致。龈壁与颈曲线一致，宽约1mm，离开颈缘约1mm。𬌗壁不超过颊面颈1/3，也与颈曲线一致。近远中壁与釉柱方向一致，略向外敞开，不超过轴面角。

(4) 修整洞形：用小倒锥钻修整洞底线角，使线角清晰。最后在龈轴线角和𬌗轴线角的中份制备倒凹。

3. 色度选择 在自然光及牙面湿润的条件下，用比色板比色，选择与正常邻牙相近颜色的光固化复合树脂，供患牙修复。

4. 酸蚀 用小毛刷将酸蚀剂涂布于洞缘牙釉质壁上，注意不能涂到牙本质及牙龈上。约1分钟后用清水冲洗30秒，并及时吸出冲洗液，防止处理后的牙面与唾液再接触。吹干牙面，见酸蚀后的牙釉质面呈白垩色。

5. 洞形的隔湿和干燥 可用两条棉卷分别置于患牙颊舌侧隔湿，然后用一小棉球吸干窝洞内的水分，再用气枪吹干。

6. 涂粘接剂 用清洁小毛刷将粘接剂涂布于酸蚀过的洞壁上，用气枪轻吹成均匀的一薄层，用光固化灯照射20秒即可固化。涂粘接剂不可过多，且应均匀，厚度以不超过0.2mm为宜。

7. 充填 用非金属树脂充填器取适量光固化复合树脂，放置于窝洞的最深处，但厚度不可超过2mm，用光固化灯照射40秒即可固化，再填入，再照射，直至略超填。

8. 修整外形和抛光 用金刚砂石针修整外形，将牙釉质与树脂结合的边缘修平，再用细砂针打磨，最后用磨光杯蘸少许抛光剂抛光。

【注意事项】

1. 固化灯工作端距充填材料应为2~5mm，并使光柱垂直于充填体。

2. 照射时注意保护眼睛。

【实验评价】

考核项目（分值）	评分标准	得分
复合树脂充填的方法和步骤（10分）	1. 材料和器械准备（2分）	
	2. 窝洞制备（4分）	
	3. 复合树脂充填（4分）	

（杜秋红）

实验四　离体前牙开髓术

【实验目的】

1. 学会离体前牙的开髓方法。

2. 认识前牙髓腔各部分的名称及前牙髓腔的解剖特点。

3. 能够正确运用开髓器械。

【实验准备】

1. 物品　离体牙、消毒棉球、橡胶手套、前牙髓腔标本、前牙开髓标本。

2. 器械　仿头模、高速手机、低速手机、各型钻针、一次性口腔检查器械盘等。

3. 环境　干净整洁的口腔临床实验室。

【实验学时】 2学时。

【实验方法与步骤】

1. 观看录像　首先观看开髓术的录像、光盘和多媒体课件。

2. 教师示教　教师在仿头模上示教上中切牙和下中切牙开髓法。

3. 学生操作　在教师指导下,学生在仿头模上进行离体上中切牙或离体下中切牙开髓术操作练习。

(1) 调整仿头模的体位:使仿头模高度平肘关节,上颌牙殆平面与地平面成45°角,操作者坐在仿头模右侧面,左手持口镜,右手持手机,以中指和无名指在邻牙上作支点。

(2) 设计开髓的部位和形态:离体上中切牙开髓在舌面窝近舌隆突处,洞形为圆三角形。三角形的底边与切缘平行,三角形的顶位于舌隆突处,两腰分别与近远中边缘嵴平行。离体下中切牙开髓在舌面窝近舌隆突处,外形与其舌面外形相似,呈切端近远中径略大于近舌隆突处近远中径的椭圆形。

(3) 钻针的选择与开髓:用小球钻或裂钻在上颌中切牙的舌面窝中央靠近舌隆突处开钻,钻针方向与舌面垂直,钻磨成圆三角形洞形,钻至釉牙本质界进入牙本质时,阻力感减小,立即改变钻针方向,使之与牙长轴平行,继续向深层钻入进入髓腔,手有明显落空感,然后揭去髓室顶,使窝洞与根管成近似直线的通路。

(4) 修整洞形:根据髓腔外形揭尽髓室顶,用小球钻修整洞壁,充分暴露髓室及根管口。

(5) 检查:用生理盐水冲洗洞内残屑,再用棉球吸净,气冲吹干。观察髓室及根管口。然后用扩大针或光滑髓针插入根管内,体会进入的路线是否有阻碍。

【注意事项】

1. 钻针钻入时与牙长轴垂直,钻入牙本质层立即改变钻针方向与牙长轴平行,防止唇侧形成台阶或侧穿。

2. 开髓过程中要有稳固的支点,防止钻针滑动。

3. 注意开髓的洞形不宜过大,以免形成台阶或者侧穿,开髓的洞形不宜过小,以免无法充分显露髓腔,但不能破坏舌隆突。

4. 钻针进入髓腔后,更换小球钻,向颊舌向稍微扩展,去净髓室顶,形成进入髓腔近似直线的通道,充分显露根管口。

【实验评价】

考核项目（分值）	评分标准	得分
离体前牙开髓术（10分）	1. 握持器械方法正确，支点牢固（1分）	
	2. 洞口外形正确（2分）	
	3. 髓室顶揭除完全无台阶（2分）	
	4. 根管口暴露充分，根管锉可顺畅进入根尖部（3分）	
	5. 最大限度保存了牙体组织，无操作缺陷（2分）	

（熊均平）

实验五　离体上颌第一磨牙开髓术

【实验目的】

1. 学会离体上颌第一磨牙的开髓方法。

2. 认识上颌第一磨牙髓腔各部分的名称及髓腔的解剖特点。

3. 能够正确使用开髓器械。

【实验准备】

1. 物品　离体牙、消毒棉球、橡胶手套、上颌第一磨牙髓腔标本、上颌第一磨牙开髓标本。

2. 器械　仿头模、高速手机、低速手机、各型钻针、一次性口腔检查器械盘等。

3. 环境　干净整洁的口腔临床实验室。

【实验学时】　2学时。

【实验方法与步骤】

1. 观看录像　首先观看开髓术的录像、光盘和多媒体课件。

2. 教师示教　教师在仿头模上示教上颌第一磨牙开髓法。

3. 学生操作　在教师指导下，学生在仿头模上进行离体上颌第一磨牙开髓术操作练习。

（1）调整仿头模的体位：使仿头模高度平肘关节，上颌牙殆平面与地平面成45°角，操作者坐在仿头模右侧面，左手持口镜，右手持手机，以中指和无名指在邻牙上作支点。

（2）设计开髓的部位和形态：开髓部位在殆面中央窝处，洞口外形是与髓室顶相应的颊舌稍长于近远中径的三角形，三角形的底在颊侧，尖向腭侧，洞偏近中。

（3）钻针的选择与开髓：先用裂钻在殆面中央窝下钻，钻入牙本质深层时，向颊舌方向扩展为一与髓室顶相应的颊舌较长于近远中径的三角形的深洞，钻针略向腭侧倾斜，在洞的近中舌尖处穿通髓角，钻针进入髓腔时可有明显的落空感。

（4）修整洞形：使用锥形裂钻，以髓室顶到殆面距离为深度，从里向外，从腭侧向颊侧依次揭除髓室顶。此时钻针不能太深，以免损伤髓室底。使颊侧洞缘接近颊尖，腭侧洞缘接近腭尖，制备成底在颊侧、尖指向腭侧的圆三角形。用小球钻修整洞壁，充分暴露髓室底及根管口。

（5）检查：用生理盐水冲洗洞内残屑，再用棉球吸净，气冲吹干。观察髓室底及根管口。然后用扩大针或光滑髓针插入根管内，体会进入的路线是否有阻碍。能够顺利找出颊侧近、远中根管及腭侧根管。

【注意事项】

1. 离体上颌第一磨牙开髓部位在𬌗面略靠近中处，外形似圆三角形，颊舌径长，近远中径短。

2. 开髓术操作时，练习使用正确体位、术式和支点，学会使用口镜观察上颌牙齿的情况。

3. 髓顶既要揭除完全，不能遗留髓角，又要尽量保留健康的牙体组织，不能破坏斜嵴。

4. 开髓口应充分暴露各根管口，不影响根管内的操作，不能有台阶及侧穿，不能伤及髓室底。

【实验评价】

考核项目（分值）	评分标准	得分
离体上颌第一磨牙开髓术（10分）	1. 握持器械方法正确，支点牢固（1分） 2. 洞口外形正确（2分） 3. 髓室顶揭除完全无台阶（2分） 4. 根管口暴露充分，根管锉可顺畅进入根尖部（3分） 5. 最大限度保存了牙体组织，无操作缺陷（2分）	

（熊均平）

实验六　离体前牙根管治疗术

【实验目的】

1. 学会正确使用根管治疗器械。

2. 能完成前牙根管治疗术。

【实验准备】

1. 物品　氧化锌粉、丁香油酚、氢氧化钙、根管冲洗液（如 0.5%～5.25% 次氯酸钠、3% 过氧化氢溶液）、牙胶尖、小棉球、磷酸锌黏固粉、复合树脂。

2. 器械　仿头模、已开髓的离体前牙石膏模型、前牙根管治疗录像片、口腔常用检查器械、水门汀充填器、球钻、裂钻、光滑髓针、拔髓针、K 型器械、H 型器械、冲洗器、小尺、酒精灯、调刀、玻璃板、G 钻、螺旋充填器、侧向加压器、垂直加压器等。

3. 环境　干净整洁的临床实验室。

【实验学时】 2 学时。

【实验方法与步骤】

1. 观看录像　观看前牙根管治疗录像片。

2. 教师讲解示教　教师首先讲解根管治疗器械的使用方法和操作注意事项，然后示教。

3. 学生操作　在教师的指导下，学生完成实验操作。

（1）开髓：方法步骤已在前面实验完成。

（2）拔髓：拔髓针插入根尖 1/3 处，顺时针转动 180°，拔出牙髓。

（3）根管预备

1）确定工作长度：采用 X 线片法、电测法或指感法。

2）选择初尖锉：常为 10 号或 15 号锉。

3）根尖 1/3 预备：从初尖锉开始依次将根尖部预备到比初锉大 3 号，每支锉均需要到达工作长度，每更换一次器械型号均要冲洗一次根管。

4）根管中 1/3 预备：采用逐步后退法。如主尖锉为 25 号，工作长度是 20mm，则预备过程为 30 号（19mm）→25 号（20mm）→35 号（18mm）→25 号（20mm）→40 号（17mm）→25 号（20mm）。每次均需用主尖锉回锉至根管工作长度，以保持根管通畅，消除根管壁上形成的台阶，使根管壁平滑。每换一根锉都要进行冲洗。

5）根管上 1/3 预备：可以用 G 钻预备，顺序使用 1～3 号钻。每换用大一号 G 钻时，操作长度减少 2mm 左右，并用主尖锉回锉冲洗。

6）最后，用主尖锉 25 号锉平根管中、冠 1/3 细微的台阶。

（4）侧方加压充填法进行根管充填：

1）隔湿、干燥根管。

2）选择主牙胶尖：主牙胶尖应与主尖锉大小一致，在根管内能到达操作长度或稍短 0.5mm。

3）选择侧压器：侧压器插入主尖和根管壁之间的理想深度比工作长度少 0～1mm。

4）放置根管充填剂：用扩孔钻或螺旋充填器将根管封闭剂送入根管。

5）侧方加压充填牙胶尖

①插入主牙胶尖：将已消毒及标记好的主牙胶尖尖端蘸上根管封闭剂，缓慢插入至标记长度。

②侧方加压：沿主牙胶尖的一侧插入侧压器，并将主牙胶尖压向一侧，停留 15 秒。将相应的副牙胶尖尖端蘸少许封闭剂，插入至侧压器进入的长度。反复进行侧压，加入相应的副牙胶尖，直到侧压器只能进入根管口 2～3mm。

6）完成根管充填和髓室充填：用烧热的水门汀充填器齐根管口切断牙胶尖，在根管口向根尖方向做垂直加压，以使根管冠方的牙胶与根管壁更贴合。用酒精擦净髓腔，用暂封剂封窝洞。

【注意事项】

1．使用 K 型扩大锉时，正反旋转角度不要超过 90° 的范围。

2．根管预备过程中，器械要按号顺序使用，不要跳号，否则易形成台阶。

3．边扩锉边冲洗，有利于清除根管内残余组织碎片和微生物，并可润滑根管壁。

4．冲洗时避免加压。

【实验评价】

考核项目（分值）	评分标准	得分
离体前牙根管治疗术（10分）	1．准备实验物品及器械（2分）	
	2．准确完成根管预备（4分）	
	3．准确完成根管充填（4分）	

（姚 丹）

实验七　离体上颌第一磨牙根管治疗术

【实验目的】

1．学会正确使用根管治疗器械。

2. 能完成上颌第一磨牙根管治疗术。

【实验准备】

1. 物品　氧化锌粉、丁香油酚、氢氧化钙、根管冲洗液（如 0.5%～5.25% 次氯酸钠、3% 过氧化氢溶液）、牙胶尖、小棉球、磷酸锌黏固粉、复合树脂。

2. 器械　仿头模、已开髓的离体上颌第一磨牙石膏模型、后牙根管治疗录像片、口腔常用检查器械、水门汀充填器、球钻、裂钻、光滑髓针、拔髓针、K 型器械、H 型器械、冲洗器、小尺、酒精灯、调刀、玻璃板、G 钻、螺旋充填器、侧向加压器、垂直加压器等。

3. 环境　干净整洁的临床实验室。

【实验学时】　2 学时。

【实验方法与步骤】

1. 观看录像　观看离体第一磨牙根管治疗录像片。

2. 教师讲解示教　教师首先讲解根管治疗器械的使用方法和操作注意事项，然后示教。

3. 学生操作　在教师的指导下，完成实验操作。

（1）开髓：方法步骤已在前面实验完成。

（2）拔髓：拔髓针插入根尖 1/3 处，顺时针转动 180°，拔出牙髓。

（3）根管预备

1）确定工作长度：采用 X 线片法、电测法或指感法。

2）选择初尖锉：常为 10 号或 15 号锉。

3）根尖 1/3 预备：从初锉开始依次将根尖部预备到比初锉大 3 号，每支锉均需要到达工作长度，每更换一次器械型号冲洗一次根管。

4）根管中 1/3 预备：采用逐步后退法。如主尖锉为 25 号，工作长度是 20mm，则预备过程为 30 号（19mm）→25 号（20mm）→35 号（18mm）→25 号（20mm）→40 号（17mm）→25 号（20mm）。每次均需用主尖锉回锉至根管工作长度，以保持根管通畅，消除根管壁上形成的台阶，使根管壁平滑。每换一根锉都要进行冲洗。

5）根管上 1/3 预备：可以用 G 钻预备，顺序使用 1～3 号钻。每换用大一号 G 钻时，操作长度减少 2mm 左右，并用主尖锉回锉冲洗。

6）最后，用主尖锉 25 号锉平根管中、冠 1/3 细微的台阶。

（4）侧方加压充填法进行根管充填：

1）隔湿、干燥根管。

2）选择主牙胶尖：主牙胶尖应与主尖锉大小一致，在根管内能到达操作长度或稍短约 0.5mm。

3）选择侧压器：侧压器插入主尖和根管壁之间的理想深度比工作长度少 0～1mm。

4）放置根管封闭剂：用扩孔钻或螺旋充填器将根管封闭剂送入根管。

5）侧方加压充填牙胶尖

①插入主牙胶尖：将已消毒及标记好的主牙胶尖尖端蘸上根管封闭剂，缓慢插入至标记长度。

②侧方加压：沿主牙胶尖的一侧插入侧压器，并将主牙胶尖压向一侧，停留 15 秒。将相应的副牙胶尖尖端蘸少许封闭剂，插入至侧压器进入的长度。反复进行侧压，加入相应的副牙胶尖，直到侧压器只能进入根管口 2～3mm。

6）完成根管充填和髓室充填：用烧热的水门汀充填器齐根管口切断牙胶尖，在根管口向根尖方向做垂直加压,以使根管冠方的牙胶与根管壁更贴合。用酒精擦净髓腔,用暂封剂封窝洞。

【注意事项】

1. 使用 K 型扩大锉时,正反旋转角度不要超过 90°的范围。

2. 根管预备过程中,器械要按号顺序使用,不要跳号,否则易形成台阶。

3. 边扩锉边冲洗,有利于清除根管内残余组织碎片和微生物,并可润滑根管壁。

4. 冲洗时避免加压。

5. 要仔细探查根管,扩大和充填每个根管,不能遗漏。

【实验评价】

考核项目(分值)	评分标准	得分
离体上颌第一磨牙根管治疗术(10分)	1. 准备实验物品及器械(2分) 2. 准确完成根管预备,无遗漏根管(4分) 3. 准确完成根管充填(4分)	

（姚　丹）

实验八　手用器械龈上洁治术

【实验目的】

1. 能运用手用洁治器械进行龈上洁治。

2. 准确识别手用龈上洁治器械并说出其用途。

【实验准备】

1. 物品　消毒棉球、消毒手套、抛光用品、含漱剂、3% 过氧化氢溶液、1% 碘酊、碘甘油等。

2. 器械　口腔综合治疗机、手用龈上洁治器、口腔检查器械。

3. 环境　口腔临床实验室。

【实验学时】 2 学时。

【实验方法与步骤】

1. 教师讲解手用龈上洁治器的类型、结构及正确使用方法。

2. 教师进行龈上洁治术示教。

3. 学生在教师指导下进行龈上洁治术的操作。学生 3 人一组,轮换作为术者、患者及助手。

4. 洁治要点

(1) 操作前先用漱口液含漱,消毒术区。调整好椅位,选用合适的器械。

(2) 改良握笔式握持器械,以无名指作支点,支点要稳固,以免伤及软组织。

(3) 刀刃的工作面与牙面成 80°角左右,使用腕部力量,以垂直、水平或斜向等方向刮除牙石。

(4) 将全口牙分为上、下颌前牙及左右上、下颌后牙 6 个区段,分区进行洁治。

(5) 洁治后用橡皮杯抛光牙面。

(6) 冲洗口腔,擦干牙面,龈沟内涂碘甘油。

【注意事项】

1. 术前询问有无出血性疾病或传染病病史。

2．要按一定的顺序进行操作，避免遗漏牙石及频繁更换器械。

3．握持器械要正确，支点要稳固，力量要使用得当，防止器械滑动伤及牙龈。

4．洁治完成后，要仔细检查术区是否遗留有牙石和色素。

【实验评价】

考核项目（分值）	评分标准（分值）	得分
手用器械龈上洁治术（10分）	1．医患体位（1分） 2．器械选择（1分） 3．握持方式及支点（2分） 4．操作方式（4分） 5．洁治后检查和处理（1分） 6．洁治效果（1分）	

（王　冰）

实验九　口腔局部麻醉

【实验目的】

1．初步学会下牙槽神经阻滞麻醉的注射方法和麻醉效果判断。

2．通过实验让学生体会麻醉后的感觉，学会分析麻醉失败的原因。

【实验准备】

一次性无菌口腔器械盘、注射器、局部麻醉药、1%碘酊、无菌棉签、头颅标本及模型、药物过敏的应急抢救药品及器具等。

【实验学时】　2学时。

【实验方法与步骤】

1．结合头颅模型、标本讲授口腔局部浸润麻醉、上牙槽后神经阻滞麻醉、下牙槽神经阻滞麻醉、腭前神经阻滞麻醉、鼻腭神经阻滞麻醉的注射标志及麻醉方法。

2．示教下牙槽神经阻滞麻醉的操作步骤及方法。

（1）准备好麻醉药物及器械，询问有无药物过敏史及全身系统性疾病史。

（2）调节椅位及光源，使受试者大张口，下颌牙的殆平面与地面平行。受试者头部与术者肘部平齐。术者戴无菌手套，严格消毒进针部位。

（3）按正确的麻醉方法进行操作，注意方向、角度与深度。注射前应排除针筒内的气泡，回抽无血后再缓慢注射，且应边注射边观察受试者面色。

（4）注射完毕立即询问受试者是否有不适，并密切注意观察有无晕厥等麻醉并发症，随时做好各项抢救准备。

（5）检查麻醉效果：询问受试者下唇、舌尖是否有麻木感，刺激下颌牙龈有无疼痛。

3．同学之间相互进行下牙槽神经阻滞麻醉的注射操作，并检查麻醉效果。

4．教师结合学生麻醉操作步骤和麻醉效果进行讲评，分析麻醉失败原因。

【注意事项】

1. 操作前再次核对药品名称及使用有效期。

2. 严格无菌操作，如针头触及未消毒部位，应更换针头。

3. 进针点、进针角度及深度不正确可导致麻醉失败，所以要严格按要求操作，进针点一定要选择准确，并应注意观察下颌形态，注射时适当调整方向，确保麻醉成功。

4. 注射局麻药前须先回抽无血再注射，注射速度应缓慢，不宜过快，防止发生并发症和麻醉失败。

5. 注射过程中要密切观察受试者，如有意外立即停止注射，并采取进一步抢救措施。

6. 实验室应准备药物过敏的应急抢救药品及器具。

【实验评价】

考核项目（分值）	评分标准	得分
口腔局部麻醉（10分）	1. 麻醉前的准备（2分） 2. 正确选择进针部位（2分） 3. 正确把握进针角度与深度（2分） 4. 有无回抽动作（2分） 5. 评判麻醉效果（2分）	

（张翠翠）

实验十　拔牙器械的识别与辨认

【实验目的】

1. 说出各种拔牙器械的名称和用途。

2. 描述各种拔牙器械的结构特点。

3. 学会各种拔牙器械的握持手法。

【实验准备】

1. 器械　大方盘，各种牙钳、牙挺，牙龈分离器，骨膜分离器，刮匙，骨凿，骨锤，骨锉等。

2. 环境　口腔临床实验室，要求光线良好。

【实验学时】　2学时。

【实验方法与步骤】

1. 指导教师结合实物讲解各种器械的名称、结构特征、用途、使用方法等。

（1）牙钳

1）结构：钳喙、关节、钳柄。

2）类型：

根据形态分：直钳、反角式钳、枪刺式钳、钝角式钳、鹰嘴式钳等。

根据用途分：上颌前牙钳、上颌前磨牙钳、上颌第一二磨牙钳、上颌第三磨牙钳、上颌根钳、下颌前牙钳、下颌前磨牙钳、下颌第一二磨牙钳、下颌第三磨牙钳、下颌根钳、下颌牛角钳等。

3）握持方法：右手握钳，掌心向上，紧握钳柄，拇指按在关节处，示指和中指把握钳柄，靠在大鱼际上,无名指及小指深入两柄之间。夹住牙齿后,无名指和小指退出两柄之间,与示指和中指同居一侧,紧握钳柄。

4)使用方法:通过腕部及前臂的力量使用摇动、旋转及牵引力。

(2)牙挺

1)结构:挺刃、挺杆、挺柄。

2)类型:

根据形态分:直挺、弯挺、横柄挺(三角挺)。

根据用途分:牙挺、根挺、根尖挺。

3)握持方法:右手掌心握住挺柄,示指固定在挺杆上,拇指伸平。

4)使用方法:以近中牙槽嵴作为支点,通过三大力学原理(杠杆原理、轮轴原理及楔原理)挺动牙齿。

(3)辅助器械:

牙龈分离器:凹面朝向牙面,凸面朝向牙龈,用以分离牙龈。

骨膜剥离器:凹面朝向骨面,凸面朝向黏膜面,用以剥离黏骨膜。

刮匙:用以刮除牙槽窝内的碎骨片、碎牙片、肉芽组织等。

骨凿和骨锤:用以凿去骨质或劈开牙齿。一般单面凿去骨,双面凿分牙。

骨锉:用以锉平细小的骨突起和锐利的骨缘。

2.学生分组识别、辨认器械,练习握持及使用方法。

3.指导教师提问,学生能够根据器械名称找出该器械,或者是根据器械说出器械名称。描述其结构特点,演示使用方法和握持方法。

【注意事项】

1.拔牙器械多是金属制品,部分器械还比较尖锐,教学过程中要注意安全。

2.牙钳使用时,不能使用上臂和肩部的力量。

3.牙挺使用时,不能以邻牙作支点,左手示指支持在被拔牙和邻牙上,以保护邻牙和口腔软组织。

4.牙钳和牙挺使用时,力量和幅度要从小到大,循序渐进,切忌暴力。

【实验评价】

考核项目(分值)	评分标准	得分
拔牙器械的识别与辨认(10分)	1.根据要求准确识别出拔牙器械(5分)	
	2.正确握持拔牙器械(5分)	

(杨利伟)

教 学 大 纲

一、课程性质和任务

《口腔疾病概要》是中等卫生职业教育口腔修复工艺专业的一门临床相关课程。本课程主要内容包括口腔内科、口腔颌面外科常见疾病的病因、临床表现、诊断、治疗及预防。本课程结合口腔修复工艺专业特点，将口腔疾病与口腔修复工艺有机结合，主要任务是使学生初步学习口腔常见病、多发病的基本理论、基本知识，具有相应的基本技能，为学习后续主干课程，增强应对职业变化能力和接受继续教育能力奠定基础，逐步培养学生解决实际问题的能力，养成良好的职业道德习惯，提高学生的职业素质。

二、教学目标

1. 熟悉口腔常见病、多发病的临床表现、诊断要点。
2. 熟悉口腔常见病、多发病的基本治疗方法和预防措施。
3. 具有初步的口腔临床医学知识，并能加以运用解决实际问题。
4. 初步具备口腔常见病、多发病防治的基本操作技能。
5. 具有开展口腔常见病、多发病预防保健和健康教育的能力。
6. 具有严谨认真的职业态度和良好的职业道德。

三、教学时间分配

教学内容	学时		
	理论	实验	合计
一、口腔检查	2	2	4
二、龋病	6	4	10
三、牙体硬组织非龋性疾病	2	0	2
四、牙髓病	6	4	10
五、根尖周病	8	4	12
六、牙周组织病	6	2	8
七、口腔黏膜病	2	0	2
八、口腔局部麻醉	4	2	6
九、牙与牙槽外科	8	2	10

续表

教学内容	学时		
	理论	实验	合计
十、口腔颌面部感染	3	0	3
十一、口腔颌面部损伤	3	0	3
十二、颞下颌关节疾病	2	0	2
合计	52	20	72

四、教学内容和要求

单元	教学内容	教学要求	教学活动参考	参考学时	
				理论	实验
一、口腔检查	1. 口腔检查前的准备	熟悉	理论讲授 多媒体演示 情景模拟	2	
	2. 口腔检查方法（一般检查法、特殊检查法）	熟悉			
	3. 病历书写				
	（1）病历记录项目	了解			
	（2）牙位记录	熟悉			
	实验一：口腔检查和病历书写	熟练掌握	技能实践		2
二、龋病	1. 概述	了解	理论讲授 多媒体演示	6	
	2. 龋病的发病因素	熟悉			
	3. 龋病的分类和临床表现	熟悉			
	4. 龋病的诊断和鉴别诊断	熟悉			
	5. 龋病的治疗（充填治疗、深龋的治疗、龋病治疗的并发症及处理）	熟悉			
	实验二：银汞合金充填术	学会	技能实践		2
	实验三：复合树脂充填术	学会	技能实践		2
三、牙体硬组织非龋性疾病	1. 牙发育异常（牙釉质发育不全、氟牙症、四环素牙、畸形中央尖）	熟悉	理论讲授 多媒体演示 案例分析	2	
	2. 牙损伤（牙急性损伤、牙慢性损伤）	熟悉			
	3. 牙本质敏感症	熟悉			
四、牙髓病	1. 牙髓组织结构与髓腔解剖的临床应用	熟悉	理论讲授 多媒体演示 案例分析	6	
	2. 牙髓病的病因	熟悉			
	3. 常见牙髓病的分类、临床表现和诊断				
	（1）急、慢性牙髓炎的临床表现和诊断要点	熟悉			
	（2）残髓炎、逆行性牙髓炎、牙髓坏死的临床表现	了解			

续表

单元	教学内容	教学要求	教学活动参考	参考学时 理论	参考学时 实验
四、牙髓病	4. 治疗				
	（1）治疗原则	熟悉			
	（2）应急治疗	熟悉			
	（3）盖髓术	熟悉			
	（4）牙髓切断术	了解			
	（5）儿童牙髓病的诊治特点	了解			
	实验四：离体前牙开髓术	学会	技能实践		2
	实验五：离体上颌第一磨牙开髓术	学会	技能实践		2
五、根尖周病	1. 根尖周组织的解剖生理特点	了解	理论讲授 多媒体演示 案例分析	8	
	2. 根尖周病的病因	了解			
	3. 根尖周病的分类、临床表现与诊断（急、慢性根尖周炎）	熟悉			
	4. 治疗				
	（1）应急处理	熟悉			
	（2）根管治疗术	了解			
	（3）儿童根尖周病的诊治特点	了解			
	实验六：离体前牙根管治疗术	学会	技能实践		2
	实验七：离体上颌第一磨牙根管治疗术	学会	技能实践		2
六、牙周组织病	1. 牙周组织病的临床分类	了解	理论讲授 多媒体演示 案例分析	6	
	2. 牙周组织病的病因	熟悉			
	3. 常见牙周组织病的临床表现与诊断				
	（1）慢性龈炎、慢性牙周炎的临床表现与诊断要点	熟悉			
	（2）青春期龈炎、侵袭性牙周炎、牙周脓肿的临床表现	了解			
	（3）常见牙周疾病的鉴别诊断	了解			
	4. 牙周组织病的治疗				
	（1）龈上洁治和龈下刮治	熟悉			
	（2）治疗程序及其他治疗方法	了解			
	实验八：手用器械龈上洁治术	学会	技能实践		2
七、口腔黏膜病	1. 常见口腔黏膜病的主要临床表现	熟悉	理论讲授 多媒体演示	2	
	2. 复发性阿弗他溃疡的诊断	熟悉			
	3. 常见口腔黏膜病的病因及防治方法	了解			
	4. 艾滋病的口腔表现	了解			

续表

单元	教学内容	教学要求	教学活动参考	参考学时 理论	参考学时 实验
八、口腔局部麻醉	1. 常用口腔局部麻醉方法	熟悉	理论讲授 多媒体演示 案例分析	4	
	2. 常用局麻药物及临床应用	了解			
	3. 局部麻醉的并发症及其防治	熟悉			
	实验九：口腔局部麻醉	学会	技能实践		2
九、牙与牙槽外科	1. 牙拔除术的基本知识		理论讲授 多媒体演示	8	
	（1）适应证和禁忌证	了解			
	（2）拔牙前准备				
	（3）拔牙器械	了解			
	（4）牙拔除术的基本方法	熟悉	案例分析		
	（5）牙拔除术的基本步骤	熟悉			
	2. 阻生牙拔除术	了解			
	3. 牙拔除术的并发症及其防治	了解			
	4. 牙槽外科手术	了解			
	实验十：拔牙器械的识别与辨认	学会	技能实践		2
十、口腔颌面部感染	1. 概述（口腔颌面部感染的特点、诊断、治疗原则）	熟悉	理论讲授 多媒体演示 案例分析	3	
	2. 智齿冠周炎	熟悉			
	3. 口腔颌面部间隙感染（眶下间隙感染、咬肌间隙感染、翼下颌间隙感染、下颌下间隙感染、口底蜂窝织炎）	了解			
十一、口腔颌面部损伤	1. 口腔颌面部损伤的特点	熟悉	理论讲授 多媒体演示 案例分析	3	
	2. 口腔颌面部损伤伤员的急救	了解			
	3. 口腔颌面部软组织损伤				
	（1）损伤类型	了解			
	（2）清创术（操作步骤）	熟悉			
	（3）各类软组织的处理原则	了解			
	4. 牙和牙槽骨损伤	了解			
	5. 颌骨骨折				
	（1）下颌骨骨折的解剖特点及颌骨骨折的主要临床表现	熟悉			
	（2）颌骨骨折常用的复位与固定方法	了解			
十二、颞下颌关节疾病	1. 颞下颌关节紊乱病的病因、临床表现；颞下颌关节脱位的复位方法	熟悉	理论讲授 多媒体演示 案例分析	2	
	2. 颞下颌关节紊乱病的诊断与治疗；颞下颌关节脱位的病因与临床表现	了解			

五、大纲说明

（一）适用对象与参考学时

本教学大纲主要供中等卫生职业教育口腔修复工艺专业教学使用。总学时 72 学时，其中理论教学 52 学时，实验教学 20 学时。

（二）教学要求

1. 本课程对理论部分教学要求分为熟悉、了解两个层次。熟悉指能够领会基本知识、基本理论，以及概念和原理的基本涵义，能运用所学的知识和技能解决实际问题。了解指对基本知识、基本理论有一定的认识，能够记忆所学的知识要点。

2. 本课程突出以能力为本位的教学理念，在实验教学方面分为熟练掌握、学会两个层次。熟练掌握指能独立、正确、规范地完成常用基本技能的操作。学会即在教师的指导下独立进行较为简单的技能操作。

（三）教学建议

1. 在教学中，教师要理论联系实际，利用现代教学媒体，提高学生的学习兴趣，充分调动学生学习的主动性和积极性，引导学生综合运用所学知识独立分析和解决实际问题。

2. 教师应采用灵活多样的教学方法，结合案例分析，阐明知识点，分解难点，突出重点，使学生形成系统化的能力体系。

3. 本课程重点强调对学生能力水平的测试。评价方法可采用理论测试和实验操作考核相结合，必考与抽查相结合，培养学生良好的职业道德和基本的职业能力。